社区神经康复学

（第 2 版）

主编 励建安 项 洁 倪 隽

科学出版社

北 京

内 容 简 介

本书根据社区康复的特点，分别对脑卒中、脑外伤、脊髓损伤、外周神经损伤、脑性瘫痪、老年期痴呆、帕金森病等疾病的临床表现、功能障碍、康复评定、康复治疗目标、治疗原则和疾病不同发展时期的具体治疗方法进行了系统讲解。内容涵盖了从基本概念到国内外神经康复的最新进展，重点放在康复评定和康复治疗，并配有大量图片。

本书是社区医生、治疗师培训用书，也可作为神经内科、神经外科、骨科及康复医学科医师的参考书。

图书在版编目（CIP）数据

社区神经康复学/励建安，项洁，倪隽主编. —2版. —北京：科学出版社，2019.5
  ISBN 978-7-03-061147-5

Ⅰ.①社… Ⅱ.①励… ②项… ③倪… Ⅲ.①神经系统疾病－康复医学 Ⅳ.①R741.09

中国版本图书馆CIP数据核字（2019）第084525号

策划编辑：张利峰 / 责任校对：郭瑞芝
责任印制：赵　博 / 封面设计：龙　岩

科 学 出 版 社 出版
北京东黄城根北街 16 号
邮政编码：100717
http://www.sciencep.com

北京建宏印刷有限公司 印刷
科学出版社发行　各地新华书店经销
*

2019 年 5 月第　二　版　开本：787×1092　1/16
2024 年 1 月第三次印刷　印张：19 1/2
字数：419 000
定价：158.00 元
（如有印装质量问题，我社负责调换）

编著者名单

主 编 励建安 南京医科大学第一附属医院
项 洁 徐州医科大学附属医院
倪 隽 南通大学附属医院

编 者（按姓氏汉语拼音排序）

卞 荣 南京医科大学第一附属医院
蔡可书 南京医科大学第一附属医院
陈思婧 南京医科大学第一附属医院
陈伟观 南通大学附属医院
范亚蓓 南京医科大学第一附属医院
冯 涛 徐州医科大学附属医院
高 晶 淮安市妇幼保健院
胡筱蓉 南京医科大学第一附属医院
李 林 南京医科大学
李 凝 中南大学附属湘雅二医院
李勇强 南京医科大学第一附属医院
罗 豫 南京医科大学第一附属医院
倪国新 福建医科大学附属第一医院
孙乐影 徐州医科大学附属医院
王 盛 南京医科大学第一附属医院
王志勇 福建医科大学附属第一医院
温华聪 南京医科大学
夏 楠 南京医科大学
姚 刚 南京医科大学第一附属医院
袁俊英 郑州大学第三附属医院
张 霞 南京医科大学第一附属医院
张庆莎 南京医科大学
张文通 南京医科大学
郑 瑜 南京医科大学
朱 静 南京医科大学第一附属医院
朱 毅 南京中医药大学
朱红军 苏州大学附属第一医院
周业青 徐州医科大学附属医院
周月珠 福建医科大学附属第一医院

随着社会的发展，危害人类健康的脑血管病、脑外伤、脊髓损伤、脑性瘫痪、帕金森病、老年痴呆症、周围神经损伤有着很高的发生率，而这些疾病治愈的较少，幸存者中留有功能障碍的比率很高。康复是一个长时间多层次的工程，为适应三级康复体系的发展，满足社区康复层面对神经康复专业指导的需求，2014年2月出版了《社区神经康复学》，其采用大量插图较为详细、直观地为社区康复工作者、住院医师、康复专业入门者提供了专业支持，出版后受到广大读者欢迎。为了使本书更好地服务于读者，2018年我们组织编者在原有内容的基础上，结合最新指南、临床评估诊疗经验、病患反馈、读者意见等多方面信息，更新了部分内容，使内容更加实用，更适宜社区开展工作。本书也可以作为神经内科、神经外科、儿科、老年科、骨科、创伤科住院医师的工具书。

借本书再版之际，感谢所有作者的辛勤付出，感谢所有对本书出版给予关心帮助的同仁，感谢患者给予的积极配合和珍贵的建议。

南京医科大学第一附属医院　**励建安**

2019 年 1 月

目　录

第1章 概　论

康复医学与临床医学、预防医学、保健医学共同构成医学主体，成为现代医学的基本内容。社区神经康复是康复医学中的一个重要组成部分，本章将论述神经康复的基本概念、范畴、工作内容、基本原则、神经康复相关基础、残疾分类及国内相关政策法令等。

第一节　概　述

一、定义与意义

（一）康复

世界卫生组织（WHO）1981年提出新的康复的定义："康复是应用所有措施，旨在减轻残疾和残障状况，并使他们有可能不受歧视地成为社会的整体。"综合WHO的定义，康复的含义主要包括四个层面：①采用综合措施；②以功能障碍为核心；③强调功能训练、再训练；④以提高生活质量、回归社会为最终目标。

（二）社区神经康复学定义

社区神经康复是指以社区为基地，围绕以改善神经系统损伤造成的身体功能和结构障碍，增加患者活动、促进社会参与为目标所开展的一系列康复工作。其顺利实施除了需要患者个人和家庭的积极参与，还需依靠社区卫生、教育、民政、劳动和社会保障等多部门的共同支持。

社区康复是康复治疗的最后一环。由于伤残患者不可能长期住院，最终必然回归到家庭和社区。社区康复通过功能评估和社区内积极有效的康复治疗，对慢性病患者预防残疾的发生和残疾程度加重，减少残障的发生起着重要作用。近年来，社区康复在发展中国家日益受到重视，通过借鉴在发达国家已形成的比较健全的组织形式，不断为残疾人争取更多平等权益。

（三）神经康复的分期及意义

1. *疾病早期*　康复早期介入，可有效地预防和治疗因伤、病所致的二级伤残。如防止偏瘫后出现的肩关节炎症、肩关节脱位、关节挛缩；失用性肌肉萎缩；肺功能下降；深静脉血栓等。

2. *疾病临床恢复期*　即使某些疾病已造成残疾，康复医疗仍可通过综合措施，发挥其自身潜力，进行功能训练、功能增强和功能代偿，避免因制动而造成的并发症或继发残疾，同时可明显缩短住院周期,从而改变无功能生命状态,降低残疾程度,减少医疗费用,减轻社会和家庭的负担,提高生命质量。

3. 疾病后期 社区康复是医院康复的延续。社区康复主要对相关功能障碍患者进行后续治疗,既可以在社区康复中心进行后续康复治疗,也可以制订家庭社区康复计划,指导患者及其家人有效地进行自我康复。社区康复更加注重解决患者的社会回归和参与问题。在社区,康复患者可以接受回归工作前的职前培训,让患者获得技能贮备以适应社会需求,重新享受就业权益。

二、评定与治疗

(一)神经康复评定

康复评定是神经康复治疗的基础,评定须细致且详尽。康复评定不是对疾病进行诊断,而是客观、准确地评定神经功能障碍的原因、性质、部位、范围、严重程度、发展趋势、预后和转归,为康复治疗计划的制订提供科学依据。康复评定可以用或不用仪器,这种评定应在治疗的前、中、后期至少各进行一次,根据评定结果,制订、修改治疗计划,并且对康复治疗的效果和结局做出客观评价。

1. 运动学评定:包括肌力评定、关节活动范围评定、步态分析等。

2. 电生理学评定:包括肌电图、诱发电位、神经传导速度等。

3. 心肺功能评定:包括心电图分级运动试验、肺功能测试等。

4. 有氧活动能力评定:包括能量消耗、最大吸氧量、代谢当量测定等。

5. 平衡能力评定:包括静态和动态平衡功能评定等。

6. 医学心理学评定:包括精神、心理、行为、感知和认知功能评定等。

7. 言语和吞咽功能评定。

8. 日常生活能力和就业能力鉴定。

(二)神经康复治疗

1. 神经康复治疗技术 主要包括物理治疗、作业治疗和言语/吞咽治疗。此外,康复生物工程、心理治疗和我国的传统康复治疗技术也有重要价值。

(1)物理治疗:包括运动治疗和理疗,是目前应用最多的康复治疗,如各种主动和被动运动(有氧训练、肌力训练、关节活动训练等)及声、光、电、热、磁等治疗。

(2)作业治疗:包括木工、金工、各种工艺劳动(编织、陶土、绘画),日常生活(衣食住行和个人卫生)的基本技能。职业性劳动包括修理钟表、缝纫、车床劳动等。

(3)言语治疗:对因听觉障碍造成的言语障碍、构音障碍、脑血管意外或颅脑外伤所致的失语症等进行治疗,尽可能恢复其相关功能。

(4)吞咽治疗:对因神经损伤所致的吞咽障碍进行治疗,如促进咽反射的冷刺激法、声带内收训练、喉上提训练等。

(5)心理治疗:对心理、精神、情绪和行为存在异常的患者进行个别或集体心理治疗。有时这种治疗可与咨询教育相结合进行。心理治疗可以渗透到各种康复治疗中,是涉及面最广的治疗措施。

（6）康复生物工程：指矫形器和辅助器具的应用，以弥补患者功能的不足，包括假肢、矫形器、助听器、导盲杖及轮椅等。这是康复医学与现代科技的结合点，也是多学科合作的交叉点。

（7）中国传统康复治疗：最常用的有按摩、针灸、拳、功、操等。中国传统康复治疗方法已经有数千年历史，是中国医药宝库的组成部分，有其独特的疗效。

2.康复治疗原则

（1）因人而异：强调在康复评估和治疗时根据患者的个体差异具体情况具体分析，切忌简单地套用公式或程序。

（2）循序渐进：强调康复治疗的强度和负荷要逐步增加，让患者逐步适应，其功能改善也需经历由量变到质变的过程。

（3）持之以恒：多数情况下康复治疗见效较慢，需长期坚持才能有效维持疗效，并取得满意的结果。

（4）全面康复：强调综合各种治疗手段，并且覆盖躯体、生理、心理、职业、教育等各方面，避免只关注某一方面的提高。

（5）主观能动：这是康复治疗和临床治疗的重要区别。多数康复治疗措施是患者主动参与的过程，因此必须调动患者康复治疗的主观能动性。

3.康复治疗途径

（1）改善：强调通过训练改善功能，如肌力训练、关节活动训练、平衡训练和心肺功能训练等。

（2）代偿：强调通过各种矫形器和辅助器具，使减弱的功能得到放大或增强，如助听器、矫形器、拐杖和助行器等。

（3）替代：强调通过某些器具，代替丧失的功能，如轮椅、假肢等。

三、康复服务方式

1.医疗机构康复　包括综合医院中的康复科、康复医院（中心）及特殊康复机构等。配备有完善的康复设备和较高专业技术水平的各类专业康复人员，康复服务水平高，能解决多种康复问题。患者必须至该机构方能接受康复服务。

2.社区康复　指依靠配备有较完善康复设备、人才的社区为患者提供康复服务。社区、家庭和患者三位一体，以提供医疗、教育、社会参与、就业等服务为目标，并应建有固定的转诊系统。

3.上门康复　指具有相关资格的康复人员，到患者家庭或社区进行康复服务。其所能提供的服务数量和内容均有一定限制。

三种服务方式相辅相成，形成紧密的网络体系。社区康复作为患者康复的最后一个环节任重而道远，也将为我国康复服务水平的提升起到重要的作用。

（郑　瑜　朱红军　倪　隽　胡筱蓉）

第二节 理论基础

一、神经系统基本结构和功能

神经系统疾病的临床表现与其解剖和生理特点密切相关。病因相同但损害的部位不同时，症状表现可迥然不同；相反，病因不同但损害同一部位时，症状表现又可基本或完全相同。因此，在进行神经系统相关疾病的康复治疗前，必须具备神经解剖学的基础知识。

（一）运动系统

1. 上运动神经元   其胞体主要位于大脑皮质额叶中央前回和中央旁小叶运动细胞，这些细胞的轴突组成锥体束。锥体束经内囊、大脑脚下行，分为以下两支。

（1）皮质脑干束：来自中央前回，纤维到达两侧脑神经运动核，但面神经核下部及舌下神经核受对侧支配。

（2）皮质脊髓束：来自中央前回和中央旁小叶，到达延髓下端腹侧时，大部分交叉到对侧，终止于脊髓的前角细胞；小部分下降到脊髓不同平面时再交叉到对侧。

上运动神经元支配下运动神经元，使肌肉收缩成为受意识支配、有目的的自主运动，并调节下运动神经元的过度活动。

2. 下运动神经元   由脊髓前角细胞和脑干脑神经运动核及两者的运动纤维组成，是各脊髓节段反射弧的通路。不但支配目标肌的运动，还参与所支配肌肉的营养供应及肌张力调节。

3. 锥体外系   包括基底节、黑质、红核、丘脑底核等结构，经过网状结构及顶盖的神经通路，支配下运动神经元。锥体外系是原始运动中枢，受皮质的抑制调节，参与肌张力的形成。

4. 小脑系统   通过三对小脑脚（绳状体、桥臂、结合臂）与大脑、基底节、脑干、脊髓等相联系。主要通过红核及网状结构的下行通路支配下运动神经元，以维持躯体的平衡和自主运动的协调。

（二）感觉系统

感觉系统包括特殊感觉（视、听、味、嗅）和躯体感觉。后者又分为浅感觉（痛觉、触觉、温度觉）、深感觉（运动觉、位置觉和振动觉）和复合感觉（即皮质感觉，包括实体觉、图形觉、两点辨别觉、定位觉和重量觉）。此处主要讨论躯干和四肢的本体感觉传导通路。

1. 意识性本体感觉传导通路   由 3 级神经元组成。第 1 级神经元是脊神经节细胞，其周围突分布在肌、腱、关节等处的本体觉感受器和皮肤的精细触觉感受器，中枢突经脊神经后根的内侧部进入脊髓后索，分为长的升支和短的降支，来自第 4 胸节段以下的升支行走于后索的内侧部，形成薄束；来自第 4 胸节段以上的升支行走于后索的外侧部，形成楔束。两束上行，分别止于延髓的薄束核和楔束核。第 2 级神经元的胞体在薄束核和楔束核内，由这两个核团发出的纤维向前绕过中央灰质的腹侧，在中线上与对侧的纤维交叉，称为内侧丘系交叉。交叉后的纤维呈前后排列行走在延髓中线两侧、锥体束的背侧，再转折向上，称为内侧丘系。内侧丘系在脑桥被盖的前缘，在中脑被盖红核的外侧，最后止于背侧丘脑的腹后外侧核。第 3 级神经元胞体从腹后外侧核发出纤维后，经内囊后支投射至中央后回的中、上部和中央旁小叶后部，部分纤维投射至中央前回。

2. 非意识性本体感觉传导通路　实际上为反射通路的上行部分，为传入小脑的本体感觉。

（三）自主神经系统

自主神经分为交感神经和副交感神经，支配内脏器官、腺体、血管和立毛肌等。其中枢包括大脑皮质、丘脑下部、脑干及脊髓侧角细胞。丘脑下部是自主神经系统重要的皮质下中枢，调节机体的水、盐、脂肪代谢和垂体内分泌功能等。脑干部位则有控制呼吸、心跳和血管运动等的中枢。

（四）神经细胞

神经细胞主要有神经元细胞和神经胶质细胞两大类。神经元细胞（简称神经元）是构成神经系统和发挥功能的基本单位。神经元的主要功能是接收刺激和传递信息。大多数神经元包括突起和胞体两部分，突起又有树突和轴突之分，一个神经元可以有一个或多个树突，但一般只有一个轴突。轴突的末端分成许多分支，每个分支末端的膨大部分称为突触小体，并与其他神经元相互联系形成突触。轴突和感觉神经元的长树突统称为轴索，轴索外有神经膜和髓鞘，称为神经纤维。神经纤维分为有髓神经纤维和无髓神经纤维，其主要功能是传导兴奋。不同神经纤维传导兴奋的速度不同，这与神经纤维的直径、有无髓鞘、髓鞘的厚度及温度高低等因素有关。有髓神经纤维（跳跃式传导）的传导速度比无髓神经纤维传导的速度快。测定神经纤维的传导速度有助于对神经系统疾病患者进行评估，同时估计神经损伤的程度和预后。

神经纤维具有功能性作用和营养性作用。前者是神经系统对组织器官的调节作用；后者是通过神经元释放某些营养因子来维持所支配组织的正常代谢和功能。因此当神经损伤后，完全或部分失去神经营养作用，其支配的肌肉糖原合成减慢，蛋白质分解加快，最终肌肉逐渐萎缩。

二、神经损伤反应

引起神经损伤的因素有物理损伤、化学损伤、感染、遗传性疾病及老化和营养代谢障碍引起的神经退行性变。神经系统对损伤的反应取决于其损伤的性质、部位和损伤因素作用时间的长短。然而，无论是中枢神经系统还是外周神经系统，其神经轴突损伤后都会发生下列反应：①受损轴突的近侧、远侧端肿胀；②兴奋性氨基酸释放增加；③远端神经末梢退变及轴突传递消失；④胞体肿胀、胞核移位，胞核周围的尼氏体分解，染色质降解；⑤跨神经元或跨突触变性；⑥血 - 脑或血 - 神经屏障破坏，引起炎症、免疫反应。

周围神经损伤后，远侧端轴突发生沃勒（Waller）变性，轴突肿胀，外形呈不规则串珠状，随后出现断裂和溶解。数小时后，郎飞结两端的髓鞘收缩，髓鞘的板层裂松开。轴突终末溃变，可见施万细胞吞噬轴突终末的现象。损伤近侧段的神经纤维同时也发生溃变。轴索损伤后，神经元胞体肿胀，核偏位，尼氏体消失，出现变性或坏死。中枢神经损伤后，除损伤区域的神经组织直接受损外，由此继发的动力性损伤也应受到关注，如脑卒中引起的缺血、缺氧继发的神经元胞膜变性，细胞膜内外的离子交换失衡，Ca^{2+} 大量进入细胞内，随后会出现细胞内级联事件，加重脑损伤，继而影响脑功能。脊髓损伤早期主要是局部出现水肿和神经元的变性，胶质细胞浸润。晚期出现瘢痕增生、囊肿、硬膜粘连、溶血性硬脊膜炎、神经胶质化。

三、中枢神经康复理论基础

（一）中枢神经可塑性理论

神经系统通过产生适应性的结构和功能改变来反映外界的环境变化，这种变化就是神经的可塑性，包括后天的差异、损伤、环境及经验对神经系统的影响。神经系统的可塑性反映了机体对内外环境刺激发生行为改变的反应能力。可塑性主要表现为短期功能的改变和长期结构的改变。短期功能的改变表现为突触效率和效力的改变，长期结构的改变表现为神经连接的数量和组织的改变。感觉的传入和运动的传出都需要经过突触连接来完成，因此突触的可塑性成为神经功能和结构恢复的核心。突触可塑性包括突触传递可塑性、突触发育可塑性和突触形态可塑性，表现为突触连接、突触数目、突触传递效率的改变。

中枢神经损伤后主要表现为，活动依赖性的功能重组、脑损伤区周围皮质的功能重组、脑损伤对侧相应部位代偿性的功能重组、其他皮质功能替代性重组、潜伏通路启用、神经轴突发芽和新任务的学习与记忆等。神经功能重组，可分为系统内重组和系统间重组。前者指神经轴突发芽、轴突上离子通道的改变和突触效率的改变，后者指由功能上不完全相同的另一个系统来承担损伤系统的功能。正常情况下，中枢神经系统对双侧运动功能的支配表现为同侧支配处于次要地位，但当中枢神经损伤后，健侧大脑半球功能代偿可能是运动功能恢复的神经学基础之一。轴突发芽是神经系统产生适应性变化的表现之一，它指受损轴突的残端向组织或神经元延伸，或损伤区邻近的正常神经元轴突的侧支发芽，向靶组织或神经元延伸形成新的突触。神经轴突发芽是中枢神经系统可塑性的重要形态学基础，一般 2 ～ 6 个月完成，但理想的功能恢复则需数月或 1 年以上。研究表明长期的运动训练可以促进神经轴突发芽。潜伏通路是指动物或人在发育过程中形成并存在的，但其在正常情况下不起主要作用或未发挥作用，处于备用状态，当主要通路存在障碍时，它会成为承担主要功能的神经通路。因此潜伏通路在中枢神经系统损伤后的功能恢复中发挥着重要作用。学习是指人或动物获取知识的神经活动过程，是一种对经验产生反应和改变行为的能力。记忆则是对获得的知识储存和输出的神经过程，是把学习所获得的知识加以保存的能力。这两者都是通过神经回路中的突触变化而实现的。研究表明突触效率的增强或减弱，数目的增加或减少，是学习和记忆产生的基本机制。

（二）丰富环境在中枢神经康复中的相关理论

丰富环境是相对人和动物生存的单调环境而言的，指具有可操作的多个物品、社会整合因素刺激和体力活动的联合体环境。丰富环境中动物大脑皮质的重量和体积增加，神经元胞体增大，树突分支多而长，轴突上突触密度大等。研究表明丰富环境可以促进中枢神经损伤患者神经的再支配。另外，丰富环境也能促进某些神经生长因子的表达。

（三）运动控制理论

运动控制系统包括神经系统中的相关组织结构和参与运动实施的骨、关节、肌肉、组织等。运动可分为反射运动、随意运动和节律运动。这些运动控制都必须在中枢神经系统的参与下才能完成，中枢神经系统在运动控制中起主导作用。控制机构由低级到高级分别为脊髓、脑干和大脑皮质。小脑和基底节调节大脑皮质和脑干对运动的控制，而并不直接参与运动的产生。这 3 层控制必须从内环境中获得有效的感觉信息，它们包括环境中发生的事件、躯体和机体的位置及趋向，以及肌肉的收缩程度。中枢神经系统接收这些信息的变化，同时做出准确的应答，或产生合适的运动，或对正在进行的运动进行调整。

1. **反射理论**　正常情况下，神经系统各部分相互协调，整合各种简单的反射从而产生完整的动作，最终构成个体行为，中枢神经损伤后，患者可以通过反射刺激运动的产生。反射理论在神经康复中应用广泛，并且可以通过反射评定功能和预后。

2. **分级理论**　以往认为神经系统是一个分级控制系统，随着对中枢神经系统认识的深入，人们发现运动控制的结构在一定程度上也是平行的。大脑损伤后有一定的可塑性和功能重组，而下位水平结构也可承担大脑的部分功能。此外，小脑、脑干及脊髓都有一定的学习和记忆能力，因此神经康复治疗中要注重运动的学习和记忆，以及各水平的运动协调。此外，还可以通过重建运动控制能力的方法来促进神经功能的改善。

3. **运动程序理论**　当由反射引起某些固定的运动模式时，去掉刺激和传入冲动，仍会有模式化的运动产生，这被称为运动程序理论。

4. **系统理论**　在运动过程中，人体可看作一个系统，在这个系统内有内力和外力，这些力相互作用，改变人体的动能。整个运动过程是各个子系统相互作用的结果。系统理论要求我们在治疗和评估患者时要考虑系统内的相互作用。

四、周围神经康复理论基础

在神经轴突再生过程中，施万细胞会分泌多种神经营养因子和细胞外基质，参与构成周围神经再生的微环境，从而影响神经的再生。神经损伤后神经元胞体肿胀，尼氏体消失，细胞核偏移，运动终端和髓鞘因变性而崩解，但施万细胞却很少坏死，相反呈肥大增殖，形成 Büngner 带，远端轴突开始以 1 ~ 4mm/d 速度逆行生长。同时神经元胞体开始逐渐产生轴突反应，合成轴突生长所需的物质，通过轴突运输到达断端的回缩球，在回缩球的表面长出许多再生的轴突支芽，称为终末再生。轴突支芽有许多分支，其末端膨大处称为丝足。当丝足遇到 Büngner 带时，则深入带的中央，被施万细胞包裹，此后轴突再生向靶组织生长。

（倪　隽　郑　瑜　朱红军　胡筱蓉）

第三节　残疾与预防

残疾是指由于各种躯体、身心、精神疾病或损伤及先天异常所致的人体解剖结构和功能的异常和（或）丧失，造成机体长期、持续或永久性的处于功能障碍状态，这种功能障碍会不同程度地影响个体的身体活动、日常生活、工作、学习和社会交往活动能力。残疾与疾病的概念不同，它主要涉及的是那些影响活动能力的疾病，这些疾病可以导致不同程度的肢体残缺、感觉障碍、活动障碍、内脏器官功能不全、精神情绪和行为能力异常、智能缺陷。

一、残疾分类

WHO 在 1980 年推行的"国际病损、失能与残障分类"（International Classification of Impairment，Disabilities and Handicaps，ICIDH），已被康复医学界普遍采用。它从 3 个层面上反映身体、个体及社会的功能损害程度。近年来，国际上形成了 ICIDH-2 分类系统，即反映所有与人体健康有关的功能和失能的功能状态分类，作为一个重要的健康指标，广泛应用于卫生保健、预防、人口调查、保险、社会安全、劳动、教育、经济、社会政策、法律制定等领域。

（一）国际新残疾分类标准

WHO 于 2000 年 12 月对 ICIDH 分类进行了修订改编，最终将其定名为《国际功能、残疾与健康分类》（International Classification of Functioning，Disability and Health，ICF），简称《国际功能分类》。该分类已于 2001 年 5 月 22 日在第 54 届世界卫生大会上讨论，并以决议 WHA5421 通过。该分类也是从三个水平获取与残疾有关的资料。关于残疾评定，可以用残损、活动受限、参与受限来表示。关于反映健康功能状态，可以用身体功能、个体功能、社会功能来表示。该分类为研究与健康有关的功能状况提供了科学依据；有利于医护人员、健康人、患者之间的相互交流；更有利于促进社会对患者的理解和沟通。

1. 身体功能和结构病损或残损

（1）身体功能：手的功能是使用工具劳动；足的功能是支撑体重和步行；胃的功能是消化食物；脑的功能是思维等。它们各自的功能是不能相互取代的。身体的功能和身体的结构是两个不同但又平行的部分，如眼结构组成视觉功能。身体除指各个器官外，还包括各器官所具有的功能，如脑是身体的一部分，它所具有的意识功能（心理功能）也是身体的一部分。

（2）结构病损：指身体解剖结构上的异常，在身体各系统功能和结构水平上评价肢体功能障碍的严重程度。各种原因导致的身体结构、外形、器官或系统生理功能及心理功能损害，仅限于器官、系统水平的功能障碍，不涉及组织、细胞、分子水平的病损。它是病理状态在身体结构上的表现。病损比疾病或紊乱的范围更广泛，如截肢是身体结构的残损，并不是疾病，也不代表患者处在疾病或身体虚弱状态。病损可以是暂时的，也可以是永久的；可以是进行性的，也可以是静止不变的；可以是持续性出现，也可以是间断性出现的。同时对功能活动、生活和工作的效率、质量可能有一定影响，会干扰个人正常的生活活动，如进食、个人卫生、步行等，但仍能实现日常生活自理。

2. 活动和活动受限

（1）活动：是指个体从事的活动或任务，涉及与生活有关的所有个体活动，是一种综合应用身体功能的能力。这些活动从简单到复杂（走路、进食或从事多项任务），不包括个人对完成活动的态度和潜力。身体功能和基本活动可以在个体水平上得到体现。

（2）活动受限：指日常活动能力和工作能力的受限，从个体水平评价功能障碍的严重程度。活动受限建立在病损的基础上，包括行为、交流、生活自理、运动、身体姿势和活动、技能活动及环境处理等方面的活动受限。活动受限可以由活动的量或活动的性质变化所致。辅助设备的使用和他人辅助可以从某种程度上解除活动受限，但不能消除残损。如患者进食困难可以通过吸管改变进食方式来完成。但并非所有病损都会引起活动受限，如一只眼球摘除或一个小指被截去的患者，从器官水平上看属于残损，但并未影响到患者的日常生活。

3. 参与和参与受限

（1）参与：是指与健康状态、身体功能和结构、活动及相关因素有关的个人生活经历；是与个人生活各方面功能有关的社会状态，包括社会对个体功能水平的影响，这种影响既可以起促进作用，也可以起阻碍作用；是个人健康、素质及其生存的外在因素之间复杂关系的体现。参与需要解决的是个体如何在特定的健康和功能状况下生存，环境因素是否妨碍或促进个体参与。

（2）参与受限：从社会水平上评价功能障碍的严重程度，指由于残损、活动受限或其他原因导致个体参与社会活动受限，影响和限制个体参与社会交往，导致工作、学习、社交不能独立进行。常见的参与受限包括定向识别（时、地、人）、身体自主、行动、就业、社会活动、经济自主受限。如瘫痪患者，在生活完全不能自理的情况下，同时完全丧失了工作和社交能力，他们必须依靠家人和社会的救济才能维持生活。参与受限直接受社会环境影响，即使个体无残损或活动受限也有可能存在参与受限。例如，无症状肝炎病毒携带者不存在残损或活动受限，但他会受到社会的排斥或工种的限制。此外，环境因素会对残损或活动受限的个体产生影响，如某个体可以在移动方面表现为活动受限和参与受限，活动受限是由于其不能行走所致，参与受限是由于环境障碍物或无便利交通工具所致。

4. 情景因素　指个体生活和生存的全部背景，包括环境因素和个人因素。环境因素指社会环境、自然环境、家庭及社会支持，它与身体功能和结构、活动、参与之间是相互作用的。个人因素指个体生活和生存的特殊背景，如性别、年龄、生活方式、习惯、教育水平、社会背景、教养、行为方式、心理素质等。由此可见，健康情况、功能和残疾状况及情景性因素之间存在一种双向互动的统一体系。

（二）健康与残疾的关系

健康、健康相关状态及功能和残疾状态之间的关系，见图 1-3-1。

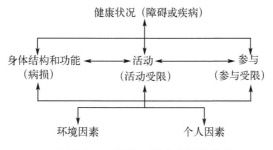

图 1-3-1　健康、残疾之间的关系

二、残疾预防

（一）医师与康复

1. 临床医师须及时更新观念　在患者的全面康复过程中，临床医师起着非常重要的作用，临床医师应充分掌握康复医学理论，从而为患者提供全面康复服务。临床医师应该：①熟悉完整的医学构架。完整的医疗体系由预防、临床、康复、保健四者构成。临床医疗必须和康复治疗紧密衔接。②建立早期康复观念。改变康复只服务于残疾人的陈旧观念，在疾病早期，就积极地开展康复工作，其进行得越早，效果越好，且能够节约大量医疗支出。③掌握三级康复服务理念。从综合医院康复科到专业康复机构再到社区康复，完整的三级康复医疗服务，将提高整个医疗体系的综合服务能力。④康复是有益的投资。转变康复增加医疗消耗的思维，应正确认识到康复能够提高多学科临床服务的效率，减轻残疾程度。

2. 临床医师和社区医师有康复职责　康复是所有医师的责任，临床阶段是康复的最佳时期，社区康复又是整个康复过程的归宿。临床医师肩负着建议患者进行早期康复的使命，早期康复侧重于身体功能和结构的改善上。同时应做好多学科系统康复的组织实践工作。社区医师所承担的康复工作则应更加注重患者离开医院回归社区后的生活独立和适应，帮助患者协调各有关方面的资源并进行进一步康复，促使其更好地做到回归社会，提高其社会参与度。

（二）神经康复相关残疾的三级预防

神经康复相关残疾的三级预防与普通残疾的三级预防相似，预防应在国家、地方、社区、家庭等不同层次展开，同时在胎儿、儿童、青年、成年、老年不同时期进行。

1. 一级预防

（1）目的：减少各种病损的发生。

（2）效果：最为有效，可降低残疾发生率70%。

（3）措施：预防各种致残因素。优生优育、严禁近亲结婚、加强遗传咨询、产前检查、孕期及围生期保健；预防接种，积极防治老年病、慢性病；合理营养；合理用药；防止意外事故；加强卫生宣教、注意精神卫生。

2. 二级预防

（1）目的：限制或逆转由病损造成的残疾。

（2）效果：可降低残疾发生率10%～20%。

（3）措施：早发现、早治疗，包括适当的药物治疗和手术治疗，如降糖药、降压药，创伤、骨折后的手术治疗等。

3. 三级预防

（1）目的：防止残疾转化为残障（废）。

（2）效果：减少残疾残障（废）给个人、家庭和社会所造成的影响。

（3）措施：包括康复医疗、教育康复、职业康复、社会康复，还包括应有的社会教育。

残疾预防需卫生、民政、教育、司法、残联多部门共同努力，我国所实行的残疾分类，必将随着国内情况的改变、国际残疾分类的执行而有所变化。

（朱红军　倪　隽　郑　瑜）

第四节　康复医学发展机遇与挑战

一、康复医学发展机遇

我国在 20 世纪 80 年代初期引进现代康复医学。自从 2008 年"5·12"汶川地震以来，中国康复医学的发展正面临着前所未有的机遇，也面临着重大的挑战。我国在"5·12"汶川地震时完成的医疗大救治、大转移和大康复已经成为国际自然灾害医疗处理的典范。地震伤员的康复激发了政府和公众对康复医疗的重视。此后卫生部领导提出康复医疗是我国医疗体系的短板，是完善国家医疗体制不可忽视的重要内容。这就奠定了今后我国对于康复医疗发展的政府基调。

国务院在 2009 年 4 月颁布了国家医疗体制改革方案。在新的医疗体制改革方案中，与康复医学密切相关的要点是：①强调预防、治疗、康复并举，确认康复医疗的地位。康复医学作为 WHO 界定的现代医学的四大支柱之一，能够在我国的医改文件中得到正式认可，是今后我国康复医学发展的新里程碑。②确认医药分开，凸现康复医疗的价值观。尽管康复医疗的社会价值和效益得到社会的认可，但是我国医院"以药养医"的现象在很大程度上掩盖了康复医疗的经济价值，从而限制了医院发展康复医疗工作的积极性。而在医药分开之后，康复医疗作为以医疗技术服务为特征的项目，其经济价值也将得以凸现。③启动医生多点执业探索，有利于解决康复医疗高层次人才不足的困境。我国康复医学发展起步较晚，高层次人员有限，这是康复医疗迅速发展的瓶颈。一旦多点执业可以实施，我国有限的康复高层次人才资源可以释放，从而大大促进我国康复医疗发展的进程。

中国共产党第十八次全国代表大会以来，康复迎来了全面提速和发展的大好时机。2012 年卫生部发布的《"十二五"时期康复医疗工作指导意见》指出，康复医疗是医疗服务的重要组成部分，在"十二五"时期全面加强康复医学能力建设，将发展康复医学事业和建设康复医疗服务体系纳入公立医院改革总体目标。2016 年全国卫生与健康大会提出，让广大人民群众享有公平可及、系统连续的预防、治疗、康复、健康促进等健康服务。习近平总书记在中国共产党第十九次全国代表大会的报告中指出要实施健康中国战略。《"十三五"卫生与健康规划》要求提高基层医疗卫生机构康复、护理床位占比，完善治疗－康复－长期护理服务链，勾勒出康复是健康服务的组成部分。2016 年，中华人民共和国人力资源和社会保障部、中华人民共和国国家卫生和计划生育委员会等多部门联合印发的《关于新增部分医疗康复项目纳入基本医疗保障支付范围的通知》，从 2016 年 6 月 30 日开始，纳入社会医疗保险的康复项目由此前的 9 项增加至 29 项，并且各地原已纳入社会医疗保险支付范围的医疗康复项目继续保留。不少地方政府更是结合自身情况推出康复医疗发展政策，如 2016 年北京市卫生和计划生育委员会等 9 个部门联合印发《关于加强北京市康复医疗服务体系建设的指导意见》，明确部分公立医院将转型为康复医院，一些医院的部分治疗床位还要转换为康复床位。2017 年 8 月 10 日，中华人民共和国卫生和计划生育委员会将康复医疗中心列为独立设置的机构类别。所有这些都体现了国家对康复医学"短板"现象的重视，也揭开了康复医学发展新的一页。

二、康复医疗技术的挑战

1. **运动控制**　指运动器官（肌肉、骨关节、血管与神经）基本完整的情况下，患者完成特定运动/活动任务的功能，即无法控制动作的精确性和靶向性。运动控制障碍是神经疾病最常见的问题之一。运动控制的评定和训练已经成为大家关注的焦点。相关基础理论和临床实践研究将是未来 5～10 年的热点。

2. **运动反馈**　是指患者了解自身运动状态的方式。姿势镜是运动反馈最典型的模式。运动反馈分为前馈和后馈。运动反馈是新型运动训练器材的基本性能要求，也是提高运动训练水平的关键环节之一。运动反馈训练是神经功能重塑的治疗基础。目前最引人注目的运动反馈训练器材包括虚拟情景训练系统、动态平衡训练系统、智能运动控制训练系统等。

3. **康复工程**　康复工程的发展趋向于高度智能化、高度实用化、机电一体化。其发展包括材料学、人体功效学和生物工程学、电子学等方面。其中发展比较突出的新方向包括新型假肢/矫形器、人性化的康复辅助器材、环境适应体系、个性化轮椅等。康复工程与细胞和分子生物学的结合也令人瞩目，包括分子生物支架、微型机器人、器官与组织修复重建材料和支架等。

4. **干细胞**　干细胞研究是 21 世纪的热门方向，在康复医学领域也不例外。干细胞的应用不仅涉及干细胞的植入、增殖与控制，还涉及运动或者功能动作对于细胞分化走向的巨大作用。在干细胞研究和应用蓬勃发展的今天，需要高度重视功能动作训练对于干细胞走向的重大影响。

5. **康复机器人**　是 21 世纪发展最迅速的设备。康复机器人的应用旨在利用机器人原理，辅助或者替代患者的功能运动，或者进行远程康复训练，以实现千万次标准化的重复动作，促进神经功能重塑，从而恢复患者的运动及运动控制能力。康复机器人一般需要符合下列要求：强调功能/实用动作，给予患者动作的图像反馈，可以设置动作/控制难度，有主动/助力/被动运动功能，动作完成状态可记录/比较，可以定量/定性动作重复，有合理的趣味性并使用安全、简便。目前康复机器人已经商品化，并正在进入中国市场。

6. **运动分析**　指人体运动状态的定量或定性检测。传统的方式包括二维或者三维摄像分析（红外摄像或普通摄像方式），其计算机分析体系已经基本实现实时数据采集和快速分析。新型的分析方式包括超声探测和分析、陀螺仪姿势探测和分析、关节角度计检测和分析、压力地毯分析（时间/空间参数）、足底压力分析等。动态肌电图和气体代谢测定已经成为运动分析的基本组成。我国运动分析的临床应用和科研应用已经在逐步推广，未来 5～10 年将逐步普及。

7. **脑高级功能**　涉及言语、认知、行为、运动控制等，是神经康复临床最关注的问题之一。脑高级功能的恢复是康复疗效的前提之一。随着功能性磁共振、正电子发射断层扫描（PET）、事件相关电位（ERP）等设备的发展，脑高级功能的研究日趋深入。事件相关电位被誉为"观察脑高级功能的窗口"，即外加特定刺激作用于感觉系统或脑的某一部位，在脑区所引起的电位变化。相关脑高级功能的研究将是康复医学领域与神经科学领域的结合点。

8. **中国传统康复医学**　中国传统医学在康复医疗中占有十分重要的地位。针灸和中药已经逐步影响世界。中国气功的意守与现代康复医疗的最时髦技术——意念性运动是异曲同工的，都是用意念的运动来促进身体运动功能的恢复。中国传统医学的整体观、诊断与治疗的辨证思维模式及"治未病"的思想将对西方医学产生重大影响。东西方医学的结合将是 21 世纪不会淡化的主题。

随着科技进步和医学技能提升，医师能治疗许多原来认为不可能治疗的疾病，患者存活率提高，存活者往往需要进行进一步的康复医疗。而高科技的发展，尤其是高科技与康复医学的融合，也使原来不可能或难以实现的目标成为可能。因此，康复医学是人类社会发展的一个必然阶段，是人类物质文明和精神文明的体现。

（励建安　倪　隽　朱红军　郑　瑜　倪国新）

第五节　社区康复医学的发展

一、康复医学网络模式

目前正处于公立医院改革的关键时期，为了提高医疗资源配置和使用效率，形成基层首诊、分级诊疗、上下联动、急慢分治、双向转诊的服务模式，各级各类的康复医疗机构被看作是综合性医院患者度过急性期后的重要出口，以便对大型医院长期压床或反复阶段性入院的患者进行分流，实现分级诊疗和急慢分治。

康复医学可以结合自身学科优势，将早期康复、稳定期康复和恢复期康复有机结合，将康复医疗技术贯穿于临床诊疗的各个阶段。建立以三级综合医院为龙头、康复医院为枢纽、基层医疗卫生服务机构为基础的三级康复医疗服务体系。3 个级别的医疗机构可以相互转诊，从而达到纵向的患者流动，充分利用各级别医疗机构的资源，使康复医疗服务体系整体效益最大化。

1. 三级康复　以一所大型综合医院为依托，充分发挥其学科齐全、功能完善的优势，负责区域内疑难病症及急危重症急性期的诊疗救治。康复医学科在临床诊疗方面立足于疾病急性期的早期康复介入，与相关临床科室紧密协作，着重为急性期和恢复早期的功能障碍患者提供康复医学相关服务，同时也为康复后期的患者提供康复医学的诊疗服务。

2. 二级康复　康复专科医院为二级康复机构，以大专科、小综合的模式配置医疗资源，承接综合医院非急性期的康复治疗及基层医疗机构上转的适宜病源，主要提供专业综合的康复医疗及疾病稳定期的治疗与康复。

3. 一级康复　即社区康复（community-based rehabilitation，CBR），承担疾病恢复期患者的康复、健康体检、疾病预防、慢性病管理、健康教育、病情随访等工作，为患者提供基本康复医疗服务和公共卫生服务。其中，社区康复也有其独特的网络模式，包括一级康复（在社区卫生服务中心病房常规治疗的同时由康复治疗师进行一对一的康复训练）、二级康复（社区卫生服务中心门诊或社区站康复）和三级康复（家庭康复）。

二、社区康复的理念

社区康复于 1978 年为国际初级卫生保健大会倡导后，在全球迅速发展，作为一项策略，有效促进了发展中国家残疾人获得康复服务；2010 年 WHO 等国际组织联合编印的《社区康复指南》强调，社区康复是为残疾人康复、机会均等、减少贫困及增加社会融合的社区发展的策略，其使命是按照综合的、发展的、包容的模式促进残疾人康复、教育、民生、社会和增能等方面的发展。社区康复以城乡社区为基地，以解决广大残疾人和功能障碍者的康复需求为前提，以政府支持和社会各界为保障，以实用康复技术为训练手段，以实现残疾人全面康复为目标，积极动员残疾人及其家属参与，已形成了国际化发展的趋势。随着人们对残疾认识的不断深入，社区康复也经历了慈善模式、医疗模式和社会模式，发展到当前的权利模式，并被越来越多的人接受。《国际功能、残疾和健康分类》和《残疾人权利公约》提出"社区融合发展"的理念，社区康复也逐渐纳入社区融合发展规划中。

三、我国社区康复的发展与存在问题

目前我国三级康复医疗网络发展尚不健全，特别是大部分地区缺乏专业的二级康复医疗机构（康复中心），使得很多遗留功能障碍的患者从三级康复医疗机构出院后，只能转至一级康复医疗机构或家中。在我国，需要进行神经康复的患者数量多、分布广，且大多经济条件有限，无论从经济方面还是从防治残疾方面，或者从患者出院后的后续治疗方面，走社区康复的道路是必然的发展趋势。

20 世纪 80 年代，社区康复的理念和方法引入我国。经过 30 多年的探索和实践，初步形成了具有我国特色的社区康复发展模式，为各类残疾人提供了丰富的康复服务内容。截至"十二五"末，区域、省、地、县残疾人康复机构发展到 7000 余家，完成全国 2853 个县（区）社区康复示范站建设，持续推动社区康复开展。北京市西城区在"八五"的中期启动了社区康复，对脑卒中后运动功能障碍的患者进行社区康复，组织初级卫生技术人员进行多种形式的康复培训，同时注重康复知识的宣传和教育，取得了一定的效果。广州市的金华街是国内最早的社区康复试点地区，早期采用的是以家庭为单位的功能训练模式，后又逐渐建立了街道和社区的康复治疗室，除提供躯体、精神和心理康复外，还进行社会和职业康复。闸北区（现并入静安区）是上海最早开展社区卫生服务的地区之一，主要通过脑卒中防治网络实行社区康复的健康宣传，建立居民家庭健康档案，对脑卒中高危人群进行监测和管理。通过深入家庭进行康复训练，建立康复训练记录档案，指导患者和家属或陪护人员按照计划进行康复训练，而且积极组织人员建立如卒中康复俱乐部等可以互动的模式。

尽管社区康复取得了较大的发展，然而社区康复发展现状与实现"人人享有基本康复服务"的目标还存在较大差距，主要存在以下问题。

（1）社区康复工作机制有待完善：目前，社区康复尚未充分纳入相关部门工作职责和基本公共服务，与基层医疗卫生服务结合有待加强。

（2）居民对康复服务的认识欠缺，自身康复的意识也较单薄：部分患者对康复存在一些错误的观念或者不正确的认识,依然认为康复只是被动的过程(如按摩、理疗)。

(3)康复服务体系和网络不够完善、健全:在住院的脑卒中偏瘫患者中,有 73.5% 的患者有康复治疗的愿望,但我国目前尚未形成一个完善的社区康复治疗服务网络,不能将住院期间的系统康复治疗延续下去。

(4)能力建设有待提升:康复机构规范建设尚缺乏有效监管,机构康复与社区康复服务的有效对接尚未完全实现,社区康复人才缺乏,社区康复项目单一,多数技术人员不能进行患者需求的作业、认知、言语、吞咽、心理等方面的康复训练。

(5)区域发展不均衡:我国地域广阔,残疾人口基数大,康复资源分布不均衡,城乡社区康复发展不均衡,农村残疾人社区康复相对城市发展滞后。

四、我国社区康复发展方向

在当前形势下,我国社区康复的发展需要把握以下几个方向。

(1)跨学科和多部门协作:社区康复是跨学科、多专业、综合性的系统工程,是一个复杂的社会化工程。随着社区康复的广泛深入开展,社区康复的管理与实施已由单个部门发展到多部门协作,包括资源利用、服务内容和康复技术等方面。

(2)个性化服务:随着现代康复医学技术的不断发展及人们对社区康复的重视,个性化的服务正在被越来越多地倡导和实践。个性化康复需求的评估需要专业化的人员、工具、流程和分析。

(3)向农村地区倾斜:我国农村残疾人数量大、分布广、扩增速度快、居住分散、交通不便。更重要的是,广大农村地区残疾人康复资源长期处于匮乏状态。充分考虑农村地区残疾人的康复服务现状,将社区康复的重点放在农村,这对康复服务整体、稳步、有效的发展是至关重要的。

(4)居家康复:残疾人居家康复服务是使残疾人得到康复服务的有效途径,是社区康复的有效补充,需要探索模式、积极实践、总结经验。

(5)转介服务:残疾人的很多服务需要在社区层面提供,但社区层面的服务部门难以满足残疾人复杂多样的康复需求,这时就需要向残疾人提供转介服务。

(6)评估工具的开发:社区康复评估对发现社区康复进展中的问题、考量社区康复成效、修正社区康复发展方向具有重要意义。目前国际上尚没有一个成熟的、适用于各种社会、经济、文化背景的社区康复评估工具,有必要开发我国本土化的社区康复评估工具。

(倪国新 王志勇 周月珠)

第2章 脑 卒 中

第一节 概 述

一、定义与流行病学

脑卒中（stroke）又称为脑血管意外（cerebrovascular accident，CVA）或"中风"，是指突然发生的、由脑血管病变引起的局限性或全脑功能障碍，持续时间超过24小时或引起死亡的临床综合征。脑卒中分为缺血性脑卒中和出血性脑卒中两类，前者也称为脑梗死，包括脑血栓形成、脑栓塞和腔隙性脑梗死；后者包括脑实质内出血和蛛网膜下腔出血。神经功能缺失持续时间不足24小时者称为短暂性脑缺血发作（transient ischemic attack，TIA）。

流行病学调查显示，脑卒中是危害中老年人生命与健康的常见病，它与缺血性心脏病、恶性肿瘤被称为三大致死疾病。我国年发病率约为200/10万，年死亡率为(80～120)/10万，存活者中70%以上有不同程度的功能障碍，其中约40%为重度残疾，生活不能自理，脑卒中复发率达40%。发病率与环境、饮食习惯和气候等因素有关，冬春季多发。我国特点是北高南低、西高东低。现代康复理论和实践证明，有效的康复训练能够减轻患者功能上的残疾，提高患者的满意度，加速脑卒中的康复进程，降低潜在的护理费用，节约社会资源。

二、病因

引起脑卒中的原因是多方面的，可能是单一原因，也可能是多种原因同时存在，许多因素为脑卒中发病的高危因素，主要分为可干预性和不可干预性两类，前者是脑卒中预防的主要目标。

1. 可干预的因素

（1）高血压：是最重要和独立的脑卒中危险因素，与脑卒中的发病风险呈正相关。

（2）心脏病：包括心脏瓣膜疾病、冠心病、心肌梗死、心力衰竭等均会增加脑卒中的发病率。

（3）糖尿病：与微血管或大血管病变、高脂血症密切相关。

（4）TIA和脑卒中史：TIA越频繁，脑卒中风险越高，有脑卒中史者复发率较一般人群高4倍。

（5）吸烟和酗酒：吸烟可提高血浆纤维蛋白原的含量，增加血液黏度和血管壁损害；尼古丁刺激交感神经导致血管收缩、血压升高。酗酒者脑卒中发病率是一般人群的4～5倍，易引起脑出血。

（6）高脂血症：血黏度增加，加速脑动脉硬化进程。高胆固醇血症和高三酰甘油血症与脑卒中发病有关，但血胆固醇水平降低可增加脑出血风险。

（7）高同型半胱氨酸血症：是发生动脉粥样硬化的独立危险因素之一，与脑卒中的病程发展密切相关。

（8）体力活动减少、不良饮食习惯（高盐及动物脂肪高摄入）、超重、口服避孕药、滥用药物、感染、抗磷脂抗体综合征、血液病、血黏度增高等均与脑卒中发生有关。

2. 不可干预的因素　年龄、性别、种族、家族史等。

三、病理和病理生理

1. 缺血性脑卒中　是由于脑部血液循环障碍，如缺血、缺氧引起的局限性脑组织缺血性坏死或软化。如果脑组织已经发生坏死，这部分脑组织的功能必然出现损害，只能让周围健存的脑组织进行有限的部分功能代偿。急性缺血性脑卒中溶栓治疗的时间窗一般不超过发病后 6 小时，机械取栓治疗时间窗不超过 8 小时。

2. 出血性脑卒中　是脑卒中的常见类型，是指原发性非外伤性脑实质内出血。高血压、脑淀粉样血管病、脑动脉瘤、脑动静脉畸形等常在情绪激动或活动时血压骤升而致血管破裂出血，出血量较大，病情较重；血液病、脑动脉炎及部分梗死后出血常表现为点状、环状出血，出血量小，症状相对较轻。

（项　洁　孙乐影　张庆莎）

第二节　临床表现与功能障碍

一、临床表现

脑卒中发生时因脑损伤的部位、范围和性质不同，其症状也各不相同。

1. 缺血性脑卒中　常在安静或休息状态下发病，部分患者病前有肢体无力及麻木、眩晕等 TIA 前驱症状。局灶性体征多在发病后 10 小时或 1 ～ 2 天达到高峰。除脑干梗死和大面积梗死外，大多数患者意识清楚或有轻度意识障碍。常见临床表现如下。

（1）颈内动脉闭塞："三偏征"（对侧偏瘫、偏身感觉障碍、偏盲）、病灶侧单眼一过性黑矇或失明（视网膜动脉缺血）、病灶侧 Horner 征（颈上交感神经节后纤维受损）、失语（优势半球受累）或体像障碍（非优势半球受累）等。

（2）椎 - 基底动脉闭塞：眩晕、呕吐、四肢瘫痪、共济失调、昏迷、高热等，偶有眼球运动及瞳孔对光反应迟钝、对侧偏盲、记忆障碍等。

（3）大脑中动脉闭塞："三偏征"（对侧偏瘫、偏身感觉障碍、偏盲），伴头、眼向病灶侧凝视，失语（优势半球受累）或体像障碍（非优势半球受累）、部分患者可出现意识障碍。

2. 出血性脑卒中　好发于冬春季，患者多有高血压病史，常在活动或情绪激动时发生，大多数患者病前无前驱症状，少数可有头晕、头痛及肢体麻木等症状。临床症状常在数分钟到数小时内达到高峰。血压常明显升高并出现头痛、呕吐、肢体瘫痪、意识障碍、脑膜刺激征和癫痫发作等。常见临床表现如下。

（1）基底节区出血：常见于壳核出血，常表现为内囊性"三偏征"，即病灶对侧偏瘫、偏身感觉障碍、偏盲，优势半球可有失语，出血量大可有意识障碍等。

（2）小脑出血：眩晕、呕吐、头痛、平衡障碍，但无肢体瘫痪，偶可出现昏迷等。

（3）蛛网膜下腔出血：通常为颅底动脉瘤或脑动静脉畸形破裂，血液直接流入蛛网膜下腔所致。突发异常剧烈全头痛是经典临床表现，短暂意识丧失很常见，可伴有呕吐、畏光、项背部或下肢疼痛，严重者突然昏迷并短时间内死亡。

二、功能障碍

大部分脑卒中患者虽然能够生存下来，但会出现多种功能障碍，从而影响其活动和参与。主要功能障碍有以下几个方面。

1. 运动功能障碍 最常见的是病变半球对侧肢体的中枢性瘫痪，这是皮质运动区及其下行的锥体束等损害所致。早期多表现为弛缓性瘫痪，在恢复过程中逐渐出现痉挛性瘫痪。随着脑功能的改变和病情的发展，偏瘫部位出现肌张力和运动模式的不断改变，主要特点如下。

（1）粗大异常的运动模式

1）联合反应：偏瘫患者在进行健侧肢体的抗阻收缩时，其兴奋可以波及患侧而引起患侧肢体相应部位的反射性肌肉收缩。这种反应是与随意运动不同的异常反射活动，表现为肌肉活动失去控制，并伴随着痉挛。痉挛程度越高，联合反应就越强，常表现为对称性和不对称性两种反应。

2）共同运动：偏瘫患者期望完成某项活动时所引发的一种活动，表现为患侧肢体某一关节进行主动运动时，会引发相邻的关节甚至同一肢体的所有关节出现不可控制的运动，并形成特有的活动模式，即由意志诱发而又不随意志改变的一种固定的运动模式，有屈肌共同运动和伸肌共同运动模式。

（2）肌张力异常：脑卒中后肌张力在不同时期表现也不相同，最常见的是肌张力由弛缓逐渐增强而后进入痉挛状态，随后再逐渐减弱向正常肌张力状态恢复。少数脑卒中患者可能出现肌张力低下逐渐恢复正常，肌张力低下发展为肌痉挛，并持续处于痉挛状态或持续处于低张力状态。其中，偏瘫患者典型的痉挛模式见图2-2-1。

1）头部：向患侧屈曲并旋转，面朝健侧。

2）患侧上肢：肩胛带下沉、后撤，肩关节内收、内旋；肘关节屈曲伴前臂旋后或旋前；腕关节掌屈伴尺偏；拇指对掌、内收、屈曲；其余四指屈曲内收。

3）躯干和骨盆：向患侧侧屈并后旋；患侧骨盆上提并旋后。

4）患侧下肢：髋关节后伸、内收、内旋，膝关节伸展，

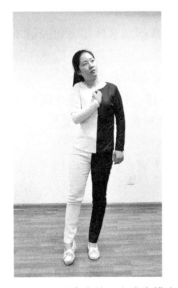

图 2-2-1 偏瘫患者的异常痉挛模式

踝跖屈、足内翻，趾屈曲、内收。

（3）反射调节异常：脑损伤后，高级中枢与低级中枢相互调节，制约功能受到破坏，损伤平面以下反射活动失去了控制，非对称性紧张性颈反射、对称性紧张性颈反射等原始反射重新出现，巴宾斯基征、霍夫曼征等病理反射阳性，使身体姿势的随意调节能力丧失。而损伤平面以上的反射受到破坏，大脑皮质及小脑的平衡反射、调整反射能力减弱或消失，造成身体姿势协调、控制、平衡功能异常，影响正常功能活动的进行。

（4）平衡及协调运动异常：小脑、大脑额叶、顶叶、前庭等部位的损害可引起肌张力和反射活动异常、本体感觉障碍、视野缺损等，从而导致患者平衡和协调功能障碍。

（5）步态异常：脑卒中后，部分患者在没有足够的肌力、肌张力异常和协调、平衡功能障碍的情况下，过早地强行站立及步行，导致行走姿势出现异常状态。常见的脑卒中后步态有划圈步态、膝过伸步态等。

2. **感觉功能障碍**　脑卒中患者常有偏身感觉障碍，包括一般感觉减退或缺失和特殊感觉障碍。前者如温、痛、触觉等浅感觉；关节位置觉、运动觉、震动觉等深感觉；皮肤定位觉、两点辨别觉、实体觉等复合感觉。后者最常见偏盲，因患者半侧视野缺损导致。

3. **感知、认知障碍**　感知是客观事物通过感觉器官及其传入系统对所接受的刺激在大脑中的直接反映。认知是大脑对感知信息进行处理、储存、记忆和应用的过程，是脑的高级功能，包括注意、记忆、思维等心理活动。当大脑不同部位出现不同程度损伤时将会导致相应的感知、认知功能障碍，前者主要表现为失认症和失用症等，后者可出现注意障碍、记忆障碍、思维障碍等。严重的认知障碍表现为痴呆，痴呆会给患者日常生活和康复治疗带来极大的困难。

4. **言语和吞咽功能障碍**

（1）失语症：是指正常的获得语言功能后，因大脑器质性病变，导致后天习得的语言功能受损或丧失。主要表现在听理解障碍、口语表达障碍、阅读障碍、书写障碍 4 个方面，具体因分型不同表现各异（图 2-2-2）。近 20 年来由于认知神经心理学的发展，国际上部

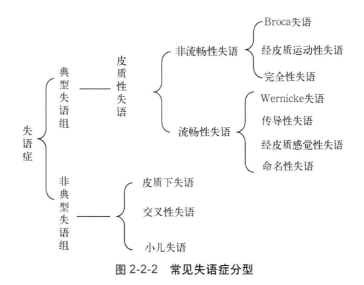

图 2-2-2　常见失语症分型

分学者开始使用语言认知加工模型对失语症进行进一步的认识。

（2）构音障碍：由于神经病变，与言语有关的肌肉麻痹、收缩力减弱或运动不协调所致的言语障碍。呼吸、共鸣、发音和韵律等方面发生变化，从大脑到肌肉本身的病变都可引起言语症状。

正常的声音言语的产生需要多个系统和结构的连续活动，这个过程极其复杂，主要涉及呼吸系统、发声系统及构音系统三大系统。简单来说，我们通过肺、支气管、气管、胸廓、横膈和腹部肌群产生呼吸运动为发声提供动力；通过喉部声带的振动发出声音；通过口腔、软腭、鼻腔、咽部等共鸣腔发出共鸣产生声音特色；通过唇、下颌、舌、软腭等高速协调的动作产生各种言语。上述构音过程出现障碍就会出现构音障碍，多见于延髓性麻痹、面瘫、舌瘫、小脑病变及 Parkinson 综合征。

（3）吞咽障碍：是指不能安全有效地把食物经口运送到胃摄取营养及水分。临床上将正常的摄食 - 吞咽过程分为 5 个阶段，即口腔前期、口腔准备期、吞咽口腔期、吞咽咽期、吞咽食管期。

吞咽障碍的症状因病变发生部位、性质和程度不同差别较大。轻者仅吞咽不畅，重者滴水难进，同时吞咽障碍还可能伴有流涎、反流、声音异常、肺部感染、吞咽时的哽噎疼痛感及呼吸功能异常等。脑卒中患者一侧病变发生吞咽障碍在数周内自发恢复较多。若存在两侧性病变的则呈假性延髓性麻痹状态，主要功能障碍表现在口腔准备期、吞咽口腔期，患者咀嚼、搅拌食物形成食团并移送食团困难；脑干部延髓吞咽中枢病变呈真性延髓性麻痹状态，患者口腔前期、口腔准备期、吞咽口腔期常无障碍，即使有也比较轻微。而吞咽咽期障碍严重表现为误咽或者环咽肌功能障碍，多数病例治疗困难。

5. *心理情绪障碍*　主要表现为焦虑或抑郁。

6. *日常生活活动能力障碍*　表现在穿衣、洗漱、进食、洗澡、转移等方面的功能障碍，不同程度地依赖他人。

7. *其他*　脑卒中患者还可出现其他的功能障碍，如意识障碍、大小便控制障碍、心肺功能障碍等。少数患者在后期会出现一些并发症，常见的并发症有肩关节半脱位、肩 - 手综合征、失用综合征、误用综合征等。

（1）肩关节半脱位：在脑卒中弛缓期，肩周肌肉张力低下，肌力下降，肩关节失去正常的锁定机制，使肱骨头从肩关节盂中半脱位。前锯肌和斜方肌上部不能维持肩胛骨位于正常位置，肩胛骨下沉、下旋，使肩关节更易发生半脱位。床上异常体位、直立位缺乏支持、患者转移时牵拉患侧上肢均可以导致肩关节半脱位。主要表现为肩部运动受限、局部萎缩、肩峰与肱骨头之间可触及明显凹陷。

（2）肩 - 手综合征：又称为反射性交感神经营养不良、复杂区域疼痛综合征，是脑卒中后常见的并发症，由于腕关节长期掌屈或过度伸展，患侧手背长时间静脉输液或外伤，患侧上肢的肩和手表现为患侧肩痛、运动受限及肌肉的肿胀和萎缩甚至挛缩畸形，最终导致上肢功能受限。

（3）失用综合征：因长期卧床或制动引起的失用性肌萎缩、关节挛缩、压疮、肺部感染、骨质疏松等并发症。

（4）误用综合征：由不当的治疗或护理造成的人为性损伤，如肌肉、肌腱和韧带的损伤，关节的变形、痉挛或异常模式的加重等。

（项　洁　孙乐影）

第三节　康复评定

脑卒中后患者会出现多方面的功能障碍，康复评定也应涉及相应的方面并定期复评，以便制订并及时调整相应的康复治疗计划，规划合理的康复目标，用以指导治疗，提高疗效。

一、脑损害严重程度评定

美国国立卫生研究院卒中量表（NIH stroke scale，NIHSS）是国际上公认的、使用频率最高的脑卒中评定量表，包含 11 项评定内容，得分越低说明神经功能损害越轻，得分越高说明神经功能损害越严重（表 2-3-1）。

表 2-3-1　美国国立卫生研究院卒中量表

项目		评分标准	评分
1. 意识与定向力	0	清醒，反应灵敏	
1a. 意识水平	1	嗜睡，轻微刺激能唤醒，可回答问题，	
即使不能全面评估（如气管插管、语言障碍、		执行指令	
气管创伤及绷带包扎等），检查者也必须选	2	昏睡或反应迟钝，需反复刺激、强烈或	
择 1 个反应。只在患者对有害刺激无反应时		疼痛刺激才有非刻板的反应	
（不是反射）才能记录 3 分	3	昏迷，仅有反射性活动或自发性反应或	
		完全无反应、软瘫、无反射	
1b. 意识水平提问	0	两项均正确	
月份、年龄。仅对初次回答评分。失语和昏迷	1	一项正确	
者不能理解问题记 2 分，因气管插管、气管	2	两项均不正确	
创伤、严重构音障碍、语言障碍或其他任何			
原因不能完成者（非失语所致）记 1 分。可			
书面回答			
1c. 意识水平指令			
睁闭眼；非瘫痪侧握拳松开。仅对最初反应评分，	0	两项均正确	
有明确努力但未完成的也给分。若对指令无	1	一项正确	
反应，用动作示意，然后记录评分。对创伤、	2	两项均不正确	
截肢或其他生理缺陷者，应给予适当的指令			

项目		评分标准	评分
2. 凝视 只测试水平眼球运动。对随意或反射性眼球运动记分。若眼球偏斜能被随意或反射性活动纠正，记1分。若为孤立的周围性眼肌麻痹记1分 对失语者，凝视是可以测试的。对眼球创伤、绷带包扎、盲人或有其他视力、视野障碍者，由检查者选择一种反射性运动来测试，确定眼球的联系，然后从一侧向另一侧运动，偶尔能发现部分性凝视麻痹	0 1 2	正常 部分凝视麻痹（单眼或双眼凝视异常，但无强迫凝视或完全凝视麻痹） 强迫凝视或完全凝视麻痹（不能被头、眼反射克服）	
3. 视野 若能看到侧面的手指，记录正常，若单眼盲或眼球摘除，检查另一只眼。明确的非对称盲（包括象限盲），记1分。若全盲（任何原因）记3分。若濒临死亡记1分，结果用于回答问题11	0 1 2 3	无视野缺损 部分偏盲 完全偏盲 双侧偏盲（包括皮质盲）	
4. 面瘫 不能配合指令，检查者可给予一定的刺激进行检查 尽可能排除物理障碍影响面部检查 昏迷患者记3分	0 1 2 3	正常 轻微（微笑时鼻唇沟变平、不对称） 部分（下面部完全或几乎完全瘫痪） 完全（单或双侧瘫痪，上下面部缺乏运动）	
5. 上肢运动 考察主动运动能力 远端肢体肌力不记分 上肢伸展：坐位时上肢平举90°，仰卧时上抬45°，掌心向下，要求坚持10秒。可以动作示意和语言鼓励，可以将患者肢体摆放到要求位置并鼓励其坚持，但不用有害刺激 昏迷患者记4分 仅评定患侧 5a：左上肢 5b：右上肢	上肢 0 1 2 3 4 9	无下落，置肢体于90°（或45°）坚持10秒 能抬起，但不能坚持10秒，下落时不撞击床或其他支持物 试图抵抗重力，但不能维持坐位90°或仰位45° 不能抵抗重力，肢体快速下落 无运动 截肢或关节融合，解释	
6. 下肢运动 下肢卧位直腿抬高30°，要求坚持5秒。可以动作示意和语言鼓励，可以将患者肢体摆放到要求位置并鼓励其坚持，但不用有害刺激 昏迷患者记4分 仅评定患侧 6a：左下肢 6b：右下肢	下肢 0 1 2 3 4 9	无下落，于要求位置坚持5秒 5秒末下落，下落时不撞击床或其他支持物 可部分抵抗重力，但在5秒内快速下落到床上 不能抵抗重力，立即下落到床上 无运动 截肢或关节融合，解释	

续表

项目	评分标准	评分
7. 肢体共济失调 仅做指鼻试验和跟膝胫试验 针对小脑,不需闭眼 若有视力障碍,应确保检查在无视野缺损中进行。盲人用伸展的上肢摸鼻 患者不能理解或肢体瘫痪不能配合不记分 若为截肢或关节融合记 9 分,并解释	0 无共济失调 1 一个肢体有 2 两个肢体有,共济失调在:右上肢 1= 有, 2= 无 9 截肢或关节融合,解释	
8. 感觉 检查对针刺的感觉和表情,或意识障碍及失语者对有害刺激的躲避。只对与脑卒中有关的感觉缺失评分。偏身感觉丧失者需要精确检查,应测试身体多处 [上肢(不包括手)、下肢、躯干、面部] 确定有无偏身感觉缺失 严重或完全的感觉缺失记 2 分。昏睡或失语者记 1 分或 0 分。脑干卒中双侧感觉缺失记 2 分。无反应或四肢瘫痪者记 2 分。昏迷患者(1a=3 分)记 2 分	0 正常 1 轻 - 中度感觉障碍(患者感觉针刺不尖锐或迟钝,或针刺感缺失但有触觉) 2 重度 - 完全感觉缺失(面、上肢、下肢无触觉)	
9. 语言 通过命名和阅读测试 通过患者反应和对指令执行情况 (不能动作示意) 判断理解力 盲人通过触摸物品命名、重复和发音检测 气管插管者可手写 完全不能说或完全不能执行指令均记 3 分 昏迷患者记 3 分	0 正常 1 轻 - 中度失语:流利程度和理解能力部分下降,但表达无明显受限 2 严重失语,交流是通过患者破碎的语言表达,听者须推理、询问、猜测,交流困难 3 不能说话或者完全失语,无言语或听力理解能力	
10. 构音障碍 读或重复表上的单词 若有严重的失语,评估自发语言时发音的清晰度。若因气管插管或其他物理障碍不能讲话,记 9 分 同时注明原因。不要告诉患者为什么做测试	0 正常 1 轻 - 中度,至少有些发音不清,虽有困难但能被理解 2 言语不清,不能被理解,但无失语或与失语不成比例,或失音 9 气管插管或其他物理障碍,解释	
11. 忽视 通过检查患者对双侧同时发生的皮肤感觉和视觉的识别来判断 视觉刺激检查时,显示标准图让患者描述,要鼓励患者仔细识别左右侧的图像特点,不能识别一侧的内容定为异常 感觉刺激检查要嘱患者闭眼,双侧同时给予刺激 视觉缺失影响视觉刺激检查者,皮肤感觉刺激正常者视为正常 患者失语,但确实表现双侧关注者为正常 昏迷患者记 2 分 总分	0 正常 1 视、触、听、空间觉或个人的忽视;或对一种感觉的双侧同时刺激忽视 2 严重的偏侧忽视或一种以上的偏侧忽视;不认识自己的手;只能对一侧空间定位	

二、运动功能评定

（一）Brunnstrom 运动功能恢复评定

如前所述，脑损伤后会引发肌张力、运动模式、运动控制等异常，单一的评定很难说明问题，所以整体运动功能的恢复通常采用 Brunnstrom、上田敏、Fugl-Meyer 等评定方法，目前最常用的是 Brunnstrom 运动恢复六阶段分期评定（表 2-3-2）。

表 2-3-2　Brunnstrom 偏瘫运动功能评价

分期	上肢	手	下肢
I 期	弛缓，无随意运动	弛缓，无随意运动	弛缓，无随意运动
II 期	开始出现痉挛、肢体共同运动，不一定引起关节运动	稍出现手指屈曲	最小限度的随意运动，开始出现共同运动或其成分
III 期	痉挛显著，可随意引起共同运动，并有一定的关节运动	能全指屈曲，钩状抓握，但不能伸展，有时可反射性引起伸展	①随意引起共同运动或其成分；②坐位和立位时髋、膝、踝可协同性屈曲
IV 期	痉挛开始减弱，出现脱离共同运动的分离运动：①手能置于腰后部；②肘伸直的情况下，肩可前屈90°；③肩0°，屈肘90°，前臂可旋前、旋后	能侧捏及松开拇指，手指能半随意地、小范围地伸展	开始脱离共同运动：①坐位，足跟触地，踝能背屈；②坐位，屈膝90°以上，足可向后滑动
V 期	痉挛明显减弱，基本脱离共同运动，能完成复杂分离运动：①肘伸直时肩可外展90°；②肘伸直，上肢可向前平举及上举过头顶；③肘伸直位，肩前屈30°～90°时，前臂可旋前、旋后	①手掌抓握，能握圆柱状及球形物，但不熟练；②能随意全指伸开，但范围大小不等	从共同运动到分离运动：①立位，髋伸展位能屈膝；②立位，伸膝下，足稍向前踏出，踝能背屈
VI 期	痉挛基本消失，协调运动正常或接近正常	①能进行各种抓握；②全范围的伸指；③可进行单指活动，但比健侧稍差	协调运动大致正常：①立位，髋能外展；②坐位，髋可交替内、外旋，并伴有踝内、外翻

（二）肌张力的评定

肌张力是维持身体姿势和正常活动的基础，脑卒中后肌张力可表现为肌张力减低或增高，其中肌张力增高最常见于痉挛。痉挛的准确量化评定比较困难，临床上多采用量表评定，最常用的评定量表是改良阿什沃思量表(modified Ashworth scale，MAS)。患者应处于舒适、放松的体位，一般采用仰卧位，分别对双侧上、下肢进行关节的被动活动，要求在1秒内完成全关节活动，根据所感受的阻力来分级（表 2-3-3）。

表 2-3-3　改良阿什沃思量表

级别	评定标准
0 级	无肌张力的增加
1 级	肌张力略微增加：受累部分被动屈伸时，在关节活动末端出现最小的阻力或突然卡住和释放
1^+ 级	肌张力轻度增加：被动屈伸时，在关节活动后 50% 范围内出现突然卡住，然后在关节活动的后 50% 均呈现最小的阻力
2 级	肌张力较明显地增加：被动屈伸时，在大部分关节活动中，肌张力均较明显地增加，但受累部分仍能较容易地被移动
3 级	肌张力严重增高：被动运动困难
4 级	僵直：受累部分被动屈伸时呈现僵直状态，不能活动

（三）关节活动度的评定

关节活动度（range of motion，ROM）是指关节活动时可达到的最大弧度，是衡量一个关节运动量的尺度，是肢体运动功能检查的最基本内容之一，包括主动关节活动度和被动关节活动度。

引起关节活动受限的原因除了人体老化导致的骨骼、关节的退行性变化，以及外伤、炎症导致的疼痛、肿胀、挛缩等，脑卒中患者可能因疼痛、肿胀、痉挛或长期制动等导致关节活动度受限，我们应及时发现并做出适当处理，以便患者后期功能的恢复，此外，关节活动度评定对鉴别痉挛和挛缩也有帮助。

（四）平衡与协调功能的评定

1. 平衡功能评定　平衡是指身体保持一种姿势及在运动或受到外力作用时自动调整并维持姿势的能力，前者称为静态平衡，后者称为动态平衡。平衡的保持需要感觉输入、中枢整合和运动控制的参与，平衡功能的评定有利于区分平衡功能障碍的程度和原因，以方便治疗计划的制订和调整。目前应用最广的是三级平衡检测法和 Berg 平衡评估量表（Berg balance scale，BBS）。

（1）三级平衡检测法：Ⅰ级平衡，是指静态下患者可以保持平衡；Ⅱ级平衡，是指自身运动（支撑面不动）时可以保持平衡；Ⅲ级平衡，是指患者在外来干扰的情况下可以保持平衡。

（2）Berg 平衡量表：包含 14 个项目，每项记分为 0 ～ 4 分，总分为 56 分（表 2-3-4）。

表 2-3-4　Berg 平衡评估量表评定方法及评分标准

检查项目	完成情况	评分
1. 从坐位站起	不用手扶即能够独立地站起并保持稳定	4
	用手扶着能够独立地站起	3
	几次尝试后自己可用手扶着站起	2
	需要他人少量的帮助才能站起或保持稳定	1
	需要他人中等或最大量的帮助才能站起或保持稳定	0

检查项目	完成情况	评分
2. 无扶持站立	能够安全站立 2 分钟	4
	在监护下能够站立 2 分钟	3
	在无支持有条件下能够站立 30 秒	2
	需要若干次尝试无支持地站立达 30 秒	1
	无帮助时不能站立 30 秒	0
3. 无靠背坐位，但双脚着地或放在一个凳子上	能够安全地保持坐位 2 分钟	4
	在监护下能够保持坐位 2 分钟	3
	能坐 30 秒	2
	能坐 10 秒	1
	没有靠背支持，不能坐 10 秒	0
4. 从站立位坐下	稍微用手帮助即能安全地坐下	4
	借助双手能够控制身体的下降	3
	用小腿的后部顶住椅子来控制身体的下降	2
	能独立地坐，但不能控制身体下降	1
	需要他人帮助方可坐下	0
5. 移动	稍用手扶着就能够安全地转移	4
	绝对需要用手扶着才能够安全地转移	3
	需要口头提示或监护才能够转移	2
	需要一个人的帮助	1
	为了安全，需要两个人的帮助或监护	0
6. 无支持闭目站立	能够安全地站 10 秒	4
	监护下能够安全地站 10 秒	3
	能站 3 秒	2
	闭眼不能达 3 秒，但站立稳定	1
	为了不摔倒需要两个人的帮助	0
7. 双脚并拢无支持站立	能够独立地将双脚并拢并安全站立 1 分钟	4
	能够独立地将双脚并拢并在监视下站立 1 分钟	3
	能够独立地将双脚并拢，但不能保持 30 秒	2
	需要别人帮助将双脚并拢，但能够双脚并拢站 15 秒	1
	需要别人帮助将双脚并拢，双脚并拢站立不能保持 15 秒	0
8. 站立位时上肢向前伸展并向前移动	能够向前伸出 > 25cm	4
	能够安全地向前伸出 > 12cm	3
	能够安全地向前伸出 > 5cm	2
	上肢可以向前伸出，但需要监视	1
	在向前伸展时失去平衡或需要外部支持	0

续表

检查项目	完成情况	评分
9. 站立位时从地面捡起物品	能够轻易地且安全地将地面物品 (如鞋) 捡起	4
	能够将地面物品 (如鞋) 捡起，但需要监护	3
	伸手向下达 2 ~ 5cm 且独立地保持平衡，但不能将地面物品捡起	2
	试着做伸手向下捡物品的动作时需监护，但不能将地面物品捡起	1
	不能试着做伸手向下捡物品 (如鞋) 的动作，或需要帮助，免于失去平衡或摔倒	0
10. 站立位转身向后看	从左右侧向后看，身体转移良好	4
	仅从一侧向后看，另一侧身体转移较差	3
	仅能转向侧面，但身体的平衡可以维持	2
	转身时需要监视	1
	需要帮助以防失去平衡或摔倒	0
11. 转身 360°	在 4 秒的时间内，左右均可安全地转身 360°	4
	在 4 秒的时间内，仅能从一个方向安全地转身 360°	3
	能够安全地转身 360°，但动作缓慢	2
	需要密切监护或口头提示	1
	转身时需要帮助	0
12. 无支持站立时将一只脚放在台阶或凳子上	能够安全且独立地站，在 20 秒的时间内可完成 8 次	4
	能够独立地站，完成 8 次 > 20 秒	3
	无须辅助器具在监视下能够完成 4 次	2
	需要少量帮助能够完成 > 2 次	1
	需要帮助以防摔倒或完全不能做	0
13. 一脚在前的无支持站立	能够独立地将双脚一前一后地排列 (无距离) 并保持 30 秒	4
	能够独立地将一只脚放在另一只脚的前方 (有距离) 并保持 30 秒	3
	能够独立地迈一小步并保持 30 秒	2
	向前迈步需要帮助，但能够保持 15 秒	1
	迈步或站立时失去平衡	0
14. 单腿站立	能够独立抬腿并保持 > 10 秒	4
	能够独立抬腿并保持 5 ~ 10 秒	3
	能够独立抬腿并保持 ≥ 3 秒	2
	试图抬腿，不能保持 3 秒，但可维持独立站立	1
	不能抬腿或需要帮助以防摔倒	0

注 : 上肢向前伸展达水平位，检查者将一把尺子放在指尖末端，手指不要触及尺子。测量的距离是被检查者身体从垂直位到最大前倾位时手指向前移动的距离。如可能，要求被检查者伸出双臂以避免躯干的旋转

结果分析 : ① 0 ~ 20 分，提示患者平衡功能差，需要乘坐轮椅 ; ② 21 ~ 40 分，提示患者有一定的平衡能力，可在辅助下步行 ; ③ 41 ~ 56 分，提示患者平衡功能较好，可独立步行 ; ④ < 40 分，提示有跌倒的危险。

2.协调功能评定 协调功能是人体自我调节，完成平滑、准确且有控制的随意运动的一种能力。小脑、前庭神经、视神经、深感觉、锥体外系在运动的协调中发挥着重要作用，当这些结构发生病变时协调动作就会出现障碍。

临床上常用的协调功能评定的方法有指鼻试验、指-指试验、轮替试验、握拳试验、跟-膝-胫试验、拍地试验、画圆试验等。

结果分析：①定性，上述评定首先可做出有无协调障碍的定性诊断。②评分标准，1分，不能完成活动。2分，重度障碍。仅能完成发起运动，不能完成整个运动。运动无节律性，明显不稳定或摆动，可见无关的运动。3分，中度障碍。能完成指定的活动，但动作速度慢、笨拙、不稳定。在增加运动速度时，完成活动的节律性更差。4分，轻度障碍。能完成指定的活动，但完成的速度和熟练程度稍差。

（五）步态分析

步态分析（gait analysis，GA）是研究步行规律的检查方法，旨在通过生物力学、运动学和肌肉电生理学等方法，揭示步态异常的关键环节和影响因素，从而指导康复评定和治疗，也有助于临床诊断、疗效评估、机制研究等。临床步态分析常用的方法有目测法步态观察、足印法定量分析、计算机辅助三维步态分析、足底压力系统等，其中，最常用、简便的是目测法步态观察。一般采用自然步态，即最省力的步行姿态。观察包括前面、侧面和后面。需要注意全身姿势和步态，包括步行节律、稳定性、流畅性、对称性、重心偏移、手臂摆动、各关节姿态与角度、患者神态与表情、辅助装置（矫形器、助行器）的作用等（表2-3-5）。

表 2-3-5　目测分析法观察要点

步态内容	观察要点
步行周期	时相是否合理，左右是否对称，行进是否稳定和流畅
步行节律	节奏是否匀称，速率是否合理，时相是否流畅
疼痛	是否干扰步行，部位、性质、程度与步行障碍的关系，发作时间与步行障碍的关系
肩、臂	塌陷或抬高，前后退缩，肩活动过度或不足
躯干	前屈或侧屈，扭转，摆动过度或不足
骨盆	前、后倾斜，左、右抬高，旋转或扭转
膝关节	摆动相是否可屈曲，支撑相是否可伸直，关节是否稳定
踝关节	摆动相是否可背屈和跖屈，是否足下垂、足内翻或足外翻，关节是否稳定
足	是否为足跟着地，是否为足趾离地，是否稳定
足接触面	足是否全部着地，两足间距是否合理，是否稳定

在自然步态观察的基础上，可以要求患者加快步速、减少足接触面（踮脚或足跟步行）或步宽（两足沿中线步行），以凸显异常；也可以通过增大接触面或给予支撑（足矫形垫

或矫形器），以改善异常，从而协助评估。受试者每一次行走至少包含 6 个步行周期，如步态不稳，行走中要注意监护，防止跌倒。

偏瘫步态是由于中枢神经系统损伤引起肌张力和运动控制的变化所导致的异常步态。脑卒中后偏瘫患者的肢体运动常表现为屈曲或伸展协同运动或联带运动的整体刻板模式。因此，患者不能将各种运动随意结合，如不能在髋关节屈曲时伸展膝关节。典型的偏瘫步态表现为偏瘫侧上肢摆动时肩、肘、腕及手指关节屈曲、内收，偏瘫下肢伸肌协同运动，即髋关节伸展、内收并内旋，膝关节伸展，踝关节跖屈、内翻。偏瘫患者步行速度减慢，健侧步幅缩短，由于踝关节跖屈，首次着地时足跟着地方式消失，膝反张。患侧支撑相时间较健侧缩短，摆动相时由于股四头肌痉挛而使膝关节屈曲角度明显减小甚至消失。为了使瘫痪侧下肢向前迈步，迈步相时患侧肩关节下降，骨盆代偿性抬高，髋关节外展、外旋，偏瘫下肢经外侧划一个半圆弧以代替正常的足趾廓清动作，故又称为划圈步态。

三、感觉功能评定

感觉是人脑对直接作用于感受器的客观事物的个别属性的反映，如大小、形状、颜色、坚实度、湿度、味道、气味、声音等。感觉功能评定可分为浅感觉检查、深感觉检查、复合感觉检查和特殊感觉检查。

（一）浅感觉检查

1. 痛觉　被检者闭目，用大头针的针尖轻刺被检者皮肤，询问其有无疼痛感觉，两侧对比、近端和远端对比，并记录感觉障碍类型（过敏、减退或消失）与范围。对痛觉减退的患者要从有障碍的部位向正常部位检查，对痛觉过敏的患者要从正常部位向有障碍的部位检查。

2. 触觉　被检者闭目，用棉签或软纸片轻触被检者的皮肤或黏膜，询问其有无感觉。触觉障碍常见于脊髓后索病损。

3. 温度觉　被检者闭目，用两支玻璃试管或金属管分别装冷水（5 ~ 10℃）和热水（40 ~ 50℃），交替接触其皮肤，让其分辨出冷、热。温度觉障碍常见于脊髓丘脑侧束病损。

（二）深感觉检查

1. 运动觉　被检者闭目，检查者轻轻夹住被检者的手指或足趾两侧，上下移动 5°左右，令被检者说出"向上"或"向下"。运动觉障碍常见于脊髓后索病损。

2. 位置觉　被检者闭目，检查者将其肢体摆成某一姿势，请被检者描述该姿势或用对侧肢体模仿。

3. 震动觉　用震动着的音叉柄置于骨突起处（如内踝、外踝、手指、桡尺骨茎突、胫骨等），询问有无震动感觉和持续时间，判断两侧有无差别。

（三）复合感觉检查

1. 皮肤定位觉　被检者闭目，检查者以手指或棉签轻触被检者皮肤某处，让被检者用手指指出被触部位。正常误差手部 < 3.5mm，躯干部 < 1cm。

2. 两点辨别觉

（1）以钝角分规刺激皮肤上的两点，检测被检者有无能力辨别，再逐渐缩小双脚间距，直到被检者感觉为一点为止,测其实际间距,与健侧对比。正常时指尖掌侧为 2 ~ 8mm,手背为 2 ~ 3cm,躯干为 6 ~ 7cm。

(2)用 Moberg 提出的方法,将回形针掰开,两端形成一定距离,然后放在被检者皮肤上让其分辨。

3. 实体觉

(1)被检者闭目,令其用单手触摸熟悉的物体,如钢笔、钥匙、硬币等,嘱其说出物体的大小、形状、硬度、轻重及名称。先测功能差的一侧,再测另一侧。

(2)被检者睁眼,用一小布袋装入上述熟悉的物体,令其用单手伸入袋中触摸,然后说出 1 ~ 2 样物体的属性和名称。

(四)特殊感觉检查

脑卒中患者如累及内囊、大脑枕叶等部位,可导致偏盲,需对是否存在偏盲进行评定,可进行视野粗测及精确视野检查。

1. 视野粗测检查 让患者背光与检查者对坐,相距 60cm,各自用手遮住相对眼睛(患者遮左眼,检查者遮右眼)。对视片刻,保持眼球不动,检查者用示指自上、下、左、右从周边部向中央缓慢移动,直至患者看到手指为止。检查者与患者的视野进行比较,可粗测患者的视野是否正常。

2. 精确视野检查 需用视野计。

四、认知功能评定

由于脑卒中损伤的部位、范围、性质和程度不同,患者可表现出不同形式和程度的认知功能障碍,这也不同程度地影响了康复治疗的进程和患者的日常生活活动能力。因此,及时发现并治疗各种认知功能障碍对其预后具有十分重要的意义。认知功能的评估包括日常生活行为观察法和评估量表评估法。脑卒中患者常用简易精神状态检查量表(mini mental status examination,MMSE)进行评估(表 2-3-6)。

表 2-3-6 简易精神状态检查量表

	项 目	正确	错误
定向力(10 分)	1. 今年是哪个年份?	1	0
	现在是什么季节?	1	0
	今天是几号?	1	0
	今天是星期几?	1	0
	现在是几月份?	1	0
	2. 你现在在哪个省(市)?	1	0
	你现在在哪个县(区)?	1	0
	你现在在哪个乡(镇、街道)?	1	0
	你现在在哪一层楼上?	1	0
	这里是什么地方?	1	0

续表

项 目		正确	错误
记忆力（3分）	3. 复述：皮球	1	0
	复述：树木	1	0
	复述：国旗	1	0
注意力和计算力（5分）	4. 100 − 7= ?	1	0
	93 − 7= ?	1	0
	86 − 7= ?	1	0
	79 − 7= ?	1	0
	72 − 7= ?	1	0
回忆能力（3分）	5. 皮球	1	0
	树木	1	0
	国旗	1	0
语言能力（9分）	6. 命名能力		
	出示手表，问这是什么东西?	1	0
	出示铅笔，问这是什么东西?	1	0
	7. 复述能力		
	我现在说一句话，请跟我重复一遍：		
	四十四只石狮子	1	0
	8. 阅读能力		
	（闭上你的眼睛）		
	请你念念这句话并按照卡片上的意思去做	1	0
	9. 三步指令		
	我给你一张纸请按我说的去做：		
	用右手拿纸	1	0
	将纸对折	1	0
	然后放在大腿上	1	0
	10. 书写能力		
	写一句完整的句子	1	0
	11. 结构能力		
	按图作画		
	（两个五边形交叉形成一个四边形）	1	0

结果分析：评定为痴呆的标准与文化水平密切相关：文盲≤17分，小学文化程度≤20分，中学及以上文化程度≤24分

五、言语与吞咽障碍评定

从语言病理学的角度看语言（language）和言语（speech）是两个不同的概念。语言是人类社会中约定俗成的符号系统，人们通过这些符号达到交流的目的，包括对符号的运用

（表达）和接受（理解）的能力，也包括对文字语言符号的运用（书写）、接受（阅读）及姿势语言和哑语。语言障碍是指在上下文中口语和非口语的过程中词语应用出现障碍，如失语症。言语是音声语言(口语)形成的机械过程。言语障碍是指发音困难,嗓音产生困难,气流中断，或者言语韵律出现困难，如构音障碍。

（一）失语症的评定

通过系统全面的语言评定发现患者是否患有失语症及其严重程度，鉴别何种类型失语，了解影响患者沟通交流的因素及残存的语言能力，为制订康复计划提供依据。目前国际常用的失语症检查方法有波士顿诊断性失语症检查（Boston diagnostic aphasia examination，BDAE）、日本标准失语症检查（standard language test of aphasia，SLTA）、西方失语症成套测验（western aphasia battery，WAB）、Token 测验；国内常用的失语症评定方法有汉语标准失语症检查、汉语失语成套测验（aphasia battery of Chinese，ABC）。

WAB 是波士顿失语症检查法的缩短版，检查耗时约 1 小时，是目前应用广泛的失语症检查方法之一，在一些非英语国家已翻译使用，该测验的优点是提供了失语商（AQ），可以用于确定患者有无失语。WAB 主要包含自发言语、听理解检查、复述检查、命名检查四个分测验。根据各测验评分特点建立失语症诊断流程（图 2-3-1）。

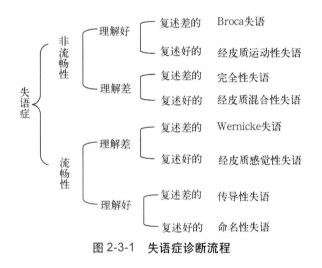

图 2-3-1　失语症诊断流程

（二）构音障碍的评定

构音障碍的评定可以确定构音障碍的有无、种类，同时可以结合原发疾病及损伤部位制订治疗计划。国内常用的构音障碍评估法有河北省人民医院修改的 Frenchay 构音障碍评定法和中国康复研究中心根据日本言语治疗协会编制的构音障碍检查法制订的构音及构音器官检查法。

改良的 Frenchay 构音障碍评定法实用性很强，通过解剖、生理和感觉检查，达到多方面描述这一合并症的目的。其包括 8 个项目 29 个分测验，每个项目分 5 级 (a、b、c、d、e) 记分，并将各检查结果总结于表 2-3-7，可清晰地看出哪些功能受损及其受损的程度，为临床动态观察病情变化、诊断分型和判断疗效提供客观依据，有利于指导治疗。

表 2-3-7 Frenchay 构音障碍评定法

功能		损伤严重程度				
		a 正常← →严重损伤e				
		a	b	c	d	e
反射	咳嗽					
	吞咽					
	流涎					
呼吸	静止状态					
	言语时					
唇	静止状态					
	唇角外展					
	闭唇鼓腮					
	交替发音					
	言语时					
颌	静止状态					
	言语时					
软腭	进食流质食物					
	软腭抬高					
	言语时					
喉	发音时间					
	音调					
	音量					
	言语时					
舌	静止状态					
	伸舌					
	上下运动					
	两侧运动					
	交替发音					
	言语时					
言语	读字					
	读句子					
	会话					
	速度					

　　结果分析:声态,音质(正常、嘶哑声、沙哑声、气息声、耳语声、鼻音);音量(正常、过大、过小);声调(过大、过小、突变);流畅度(正常、过快、过慢、中断、重言、迟滞)。构音:正常、痉挛型、迟缓型、运动失调型、运动过强或过弱型、混合型、言语失用

（三）吞咽障碍的评定

通过吞咽障碍的临床评估可以确定吞咽障碍是否存在，提供吞咽障碍的解剖学和生理学依据，确定患者有无误吸风险，是否需要改变营养方式，为进一步的检查和治疗提供依据。临床吞咽功能的评估应包括吞咽功能的主观评估、客观功能评估（体格检查、吞咽筛查）及摄食评估。

吞咽障碍的主观评估是通过医生、治疗师或者护士与患者本人或其家属的面谈，询问病史，了解患者的相关吞咽功能症状，确定患者有无吞咽障碍。常用的筛查量表有进食评估调查工具 -10（eating assessment tool，EAT-10）、多伦多床旁吞咽筛查试验（Toronto bedside swallowing test，TOR-BSST）及临床使用广泛的洼田饮水试验。洼田饮水试验（表 2-3-8）可简易地判断吞咽功能障碍的程度，操作方法：先让患者单次喝下 2 ～ 3 茶匙水，如无问题，再让患者一次性喝下 30ml 温水，然后观察和记录饮水时间、有无呛咳、饮水状况等。

表 2-3-8　洼田饮水试验

分级	表现
Ⅰ 级（优）	可 1 次喝完，无呛咳
Ⅱ 级（良）	分 2 次以上喝完，无呛咳
Ⅲ 级（中）	能 1 次咽下，但有呛咳
Ⅳ 级（可）	分 2 次以上咽下，且有呛咳
Ⅴ 级（差）	频繁呛咳，不能全部咽下

结果分析：正常，在 5 秒内喝完，分级在 Ⅰ 级；可疑，30ml 水喝完超过 5 秒，分级在 Ⅰ 级或 Ⅱ 级；异常，分级在Ⅲ级、Ⅳ级、Ⅴ级，用茶匙饮水时，每次喝一茶匙，连续两次均呛住

为进一步明确吞咽障碍的原因及程度，需要对吞咽的有关器官进行客观的功能评估，主要包括口颜面器官的功能评估、吞咽反射功能评估、喉功能评估等。摄食评估主要包括以下几个方面：是否对食物有认知障碍、是否有入口障碍、进食及吞咽需要时间、食物移动障碍、食物经咽至食管障碍、进食的姿势及呼吸的状况等。

随着科学技术的发展，越来越多的影像学功能检查被应用到吞咽障碍的评估中，目前常用的有吞咽造影录像检查（video fluoroscopic swallowing study，VFSS）、吞咽电视内镜检查（video endoscopic swallowing study，VESS）、超声检查、CT 检查等。吞咽造影录像检查是在 X 线透视下，观察记录口腔、咽、喉、食管的吞咽运动，被认为是吞咽障碍诊断的"金标准"。不仅可以发现吞咽障碍的结构性或功能性的异常部位及原因，还可观察吞咽障碍的严重程度，有无误吸及代偿情况等，为治疗措施的制订及疗效的判定提供依据。

六、日常生活活动能力评定

日常生活活动（activities of daily living，ADL）指一个人为了满足日常生活的需要每天所进行的必要活动。ADL 分为基础性日常生活活动（basic activity of daily living，BADL）和工具性日常生活活动（instrumental activity of daily living，IADL）。前者包括

自理和功能性移动两类活动，如进食、梳妆、穿衣、如厕、翻身、转移、行走、上下楼梯等。后者包括使用电话、购物、做饭、洗衣、乘车等。

ADL 的评定方法包括回答问卷、观察和量表评定，其中最常用的是量表评定。BADL常用的评定量表有 Barthel 指数、Katz 指数、PULSES 等。IADL 常用的评定量表有功能活动问卷（the functional activities questionary，FAQ）、快速残疾评定量表（rapid disability rating scale，RDRS）等。其中，Barthel 指数是临床应用最广、研究最多的评定方法，不仅可以用来评定患者治疗前后的 ADL 状态，也可以预测治疗效果、住院时间及预后。改良 Barthel 指数包括 10 项内容，根据是否需要帮助及其程度分为 0 分、5 分、10 分、15分 4 个功能等级（表 2-3-9）。

表 2-3-9 改良 Barthel 指数评分表

ADL 项目	自理	较小帮助	较大帮助	完全依赖
进食	10	5	0	
洗澡	5	0		
修饰（洗脸、梳头、刷牙、刮脸）	5	0		
穿脱衣服（包括系鞋带等）	10	5	0	
大便控制	10	5（偶能控制）	0	
小便控制	10	5	0	
使用厕所（包括擦拭、穿衣、冲洗）	10	5	0	
床 - 椅转移	15	10	5	0
平地走 50m	15	10	5（用轮椅）	0
上下楼梯	10	5	0	

结果分析：总分为 100 分，得分越高，表示 ADL 的自理能力越好，依赖性越小。评分≥ 60 分，基本能完成BADL；41 ~ 59 分，需要帮助才能完成 BADL；21 ~ 40 分，需要很大帮助；≤ 20 分，完全需要帮助。得分＞ 40 分康复治疗的效益最大

七、心理情绪评定

脑卒中后患者的情绪一般发生较大的变化，常出现焦虑、抑郁的状态。焦虑主要表现为对未来感到恐惧、易激动、不安、烦恼、注意力不集中，通常伴随着躯体症状，焦虑的各个侧面，诸如认知、情感和行为等是相互联系的。抑郁通常伴随着无助感、无用感及负罪感，伴有社会退缩、异常疲劳、哭闹等行为问题，或者也可以伴有厌食、体重减轻、失眠、易醒、缺乏性欲等生理方面的问题，严重者经常企图自杀，这是一个有潜在危险性的特征。对于患者心理情绪的评定一般有观察法、访谈法、心理测验法、Zung 自评量表、汉密尔顿焦虑量表和抑郁量表等，其中最常用的是汉密尔顿焦虑量表（Hamilton anxiety scale，HAMA）（表 2-3-10) 和汉密尔顿抑郁量表（Hamilton depression scale，HAMD）（表 2-3-11）。

汉密尔顿焦虑量表的内容有焦虑心境、紧张、恐怖、睡眠障碍等14个项目，每项可按轻重程度评为0～4分。0分为无症状；1分为轻度；2分为中度；3分为重度；4分为极重。

表2-3-10 汉密尔顿焦虑量表

项目	症状表现	得分
1. 焦虑心境	担心、担忧，感到有最坏的事将要发生，容易激惹	
2. 紧张	紧张感、易疲劳、不能放松、情绪反应，易哭、颤抖、感到不安	
3. 害怕	害怕黑暗、陌生人、一人独处、动物、乘车或旅行及人多的场合	
4. 失眠	难以入睡、易醒、睡得不深、多梦、夜惊、醒后感疲倦	
5. 认知功能	或称记忆、注意障碍，注意力不能集中，记忆力差	
6. 抑郁心境	丧失兴趣、对以往爱好缺乏快感、抑郁、早醒、昼重夜轻	
7. 躯体性焦虑	肌肉系统：肌肉酸痛、活动不灵活、肌肉抽动、肢体抽动、牙齿打战、声音发抖	
8. 躯体性焦虑	感觉系统：视物模糊、发冷发热、软弱无力感、浑身刺痛	
9. 心血管系统症状	心动过速、心悸、胸痛、血管跳动感、晕倒感、心搏脱漏	
10. 呼吸系统症状	胸闷、窒息感、叹息、呼吸困难	
11. 胃肠道症状	吞咽困难、嗳气、消化不良（进食后腹痛、腹胀、恶心、胃部饱感）、肠动感、肠鸣、腹泻、体重减轻、便秘	
12. 生殖泌尿系统症状	尿意频数、尿急、停经、性冷淡、早泄、阳萎	
13. 自主神经系统症状	口干、潮红、苍白、易出汗、起鸡皮疙瘩、紧张性头痛、毛发竖起	
14. 会谈时行为表现	（1）一般表现：紧张、不能松弛、忐忑不安、咬手指、紧紧握拳、摸弄手帕、面肌抽动、不宁顿足、手发抖、皱眉、表情僵硬、肌张力高、叹气样呼吸、面色苍白 （2）生理表现：吞咽、打呃、安静时心率快、呼吸快(20次/分以上)、腱反射亢进、震颤、瞳孔放大、眼睑跳动、易出汗、眼球突出	

结果分析：0～7分，没有焦虑；7～14分，可能有焦虑；14～21分，肯定有焦虑；21～29分，肯定有明显焦虑；29分以上，严重焦虑

汉密尔顿抑郁量表的内容包括抑郁情绪、罪恶感、自杀、睡眠障碍等24个项目。5级评分项目，0=无；1=轻度；2=中度；3=重度；4=极重。3级评分项目：0=无；1=轻-中度；2=重度。

表 2-3-11　汉密尔顿抑郁量表

项目	评分标准	得分
1. 抑郁情绪	0= 无症状 1= 只有在问到时才叙述 2= 在谈话时自发地表述 3= 不用语言也可以从表情、姿势、声音或欲哭中流露出这种情绪 4= 患者的自发言语和非言语表达（表情、动作）几乎完全表现为这种情绪	
2. 有罪感	0= 无症状 1= 责备自己，感到自己已连累他人 2= 认为自己犯了罪，或反复思考以往的过失或错误 3= 认为目前的疾病是对自己的错误的惩罚或有罪恶妄想 4= 罪恶妄想伴有指责或威胁性幻觉	
3. 自杀	0= 无症状 1= 觉得活着没意思 2= 希望自己已经死去或常想到与死有关的事 3= 消极观念（自杀念头） 4= 有严重自杀行为	
4. 入睡困难	0= 无症状 1= 主诉有入睡困难，上床 30 分钟后仍不能入睡 2= 主诉每晚均有入睡困难	
5. 睡眠不深	0= 无症状 1= 睡眠浅，多噩梦 2= 半夜（晚 12 时以前）曾醒来（不包括上厕所）	
6. 早醒	0= 无症状 1= 有早醒，比平时早醒 1 小时，但能重新入睡 2= 早醒后无法重新入睡	
7. 工作和兴趣	0= 无症状 1= 提问时才叙述 2= 自发地直接或间接表达对活动、工作或学习失去兴趣，如感到无精打采，犹豫不决，不能坚持或需强迫才能工作或学习 3= 活动时间减少或效率降低，住院者每天病房劳动或娱乐不满 3 小时 4= 因目前的疾病而停止工作，住院者不参加任何活动或没有他人帮助便不能完成病房日常事务	
8. 迟钝	0= 无症状 1= 精神检查中发现轻度迟钝 2= 精神检查中发现明显迟钝 3= 精神检查进行困难 4= 完全不能回答问题（木僵）	

续表

项目	评分标准	得分
9. 激越	0= 无症状 1= 检查时显得有些心神不安 2= 明显心神不安或小动作多 3= 不能静坐,检查时曾起立 4= 搓手、咬手指、扯头发、咬嘴唇	
10. 精神性焦虑	0= 无症状 1= 问及时叙述 2= 自发性表达 3= 表情和言谈流露出明显忧虑 4= 明显惊恐	
11. 躯体性焦虑 (指焦虑的生理症状,包括口干、腹泻、腹胀、打呃、腹绞痛、心悸、头痛、过度换气和叹气,以及尿频和出汗)	0= 无症状 1= 轻度 2= 中度,有肯定的上述症状 3= 重度,上述症状严重或需要处理 4= 严重影响生活和活动	
12. 胃肠道症状	0= 无症状 1= 食欲缺乏,但不需要他人鼓励便自行进食 2= 进食需他人催促或请求和需要应用泻药或助消化药	
13. 全身症状	0= 无症状 1= 四肢、背部或颈部沉重感 2= 症状明显	
14. 性症状(指性减退,月经紊乱等)	0= 无症状 1= 轻度 2= 重度 3= 不能肯定,或该项对被评者不适合(不计入总分)	
15. 疑病	0= 无症状 1= 对身体健康过分关注 2= 反复考虑健康问题 3= 有疑病妄想 4= 伴幻觉的疑病妄想	
16. 体重减轻	0= 无症状 1= 一周内体重减轻 0.5kg 以上 2= 一周内体重减轻 1kg 以上	
17. 自知力	0= 知道自己有病,表现为抑郁 1= 知道自己有病,但归咎于饮食太差、环境问题、工作繁忙、病毒感染、需要休息 2= 完全否认有病	

续表

项目	评分标准	得分
18. 日夜变化 (早晨或傍晚加重)	0= 无症状 1= 轻度变化 2= 重度变化	
19. 人格解体或现实解体（非真实感或虚无妄想）	0= 无症状 1= 问及时才诉述 2= 自发诉述 3= 有虚无妄想 4= 伴幻觉的虚无妄想	
20. 偏执症状	0= 无症状 1= 有猜疑 2= 有关系观念 3= 有关系妄想或被害妄想 4= 伴有幻觉的关系妄想或被害妄想	
21. 强迫症状	0= 无症状 1= 问及时才诉述 2= 自发诉述	
22. 能力减退感	0= 无症状 1= 仅于提问时方引出主观体验 2= 患者主动表示能力减退感 3= 需鼓励、指导和安慰才能完成病室日常事务或个人卫生 4= 穿衣、梳洗、进食、铺床或个人卫生均需他人协助	
23. 绝望感	0= 无症状 1= 有时怀疑"情况是否会好转"，但解释后能接受 2= 持续感到"没有希望"，但解释后能接受 3= 对未来感到灰心、悲观和绝望，解释后不能排除 4= 自动反复诉述"我的病不会好了"或诸如此类的情况	
24. 自卑感	0= 无症状 1= 仅在询问时诉述有自卑感 (我不如他人) 2= 自动诉述有自卑感 3= 患者主动诉述："我一无是处"或"低人一等"，与评 2 分者只是程度的差别 4= 自卑感达妄想的程度，如"我是废物"或类似情况	

总分：

症状持续时间：

（天）

结果分析：总分＜ 8 分, 正常；总分在 8 ～ 20 分, 可能有抑郁症；总分在 20 ～ 35 分, 肯定有抑郁症；总分＞ 35 分, 严重抑郁症

（项 洁 孙乐影 周业青）

第四节 康复治疗

脑卒中后的功能障碍以运动障碍为主，常伴发言语、吞咽、感觉、认知等多方面的障碍。临床治疗的目的是在急性期挽救患者生命，逆转疾病的病理过程，而康复治疗的目的是通过神经功能重组，或采用代偿、替代的方法，同时结合环境改造，从生理、功能、心理和ADL等方面进行干预，减轻或改善患者的障碍程度，达到改善身体功能，增强活动能力，提高患者参与家庭和社会生活的能力，全面提高脑卒中后的生存质量。

一、康复原则与康复目标

（一）康复治疗原则

1. 尽早 生命体征稳定48小时后，原发病无加重或有改善即可开始康复。
2. 主动 提高患者及其家属的理解和自主学习的能力。
3. 科学 提高康复小组的基础知识、基本理论和基本技能。
4. 综合 采用药物及治疗师、康复器械、辅助器具多管齐下方法进行康复。
5. 针对 基于康复诊断和初期评价开展精准康复。
6. 适应 基于再评价及时调整康复方案，循序渐进。
7. 全面 运动、言语、认知、心理等全面康复治疗。
8. 全程 早期、恢复期、后期持续康复，持之以恒。

（二）康复目标

1. 近期目标 通过以运动疗法为主的综合措施，达到防治并发症、减少后遗症、调整心理状态、促进功能恢复的目的。

2. 远期目标 通过促进功能恢复和使用代偿或替代的措施，使患者充分发挥残存功能、减轻残障程度，以达到生活自理，回归家庭和社会。

二、急性期康复治疗

脑卒中急性期通常是指发病后的 1～2 周，患者多处于卧床期，运动功能多处于Brunnstrom Ⅰ、Ⅱ期。此期患者的康复目标主要是预防并发症，促进肢体的主动运动和提高患者的ADL。具体措施如下。

（一）良肢位摆放：预防或减轻脑卒中痉挛模式

1. 仰卧位 枕头不宜过高或过低，使头保持中立位。患侧肩胛下垫枕以防肩胛带后缩，肩外展约30°，肘伸展，前臂旋后，腕背伸，手指尽量伸展。患侧下肢伸展，臀部和大腿外侧垫枕以防髋外旋，膝下可垫一软枕防止诱发下肢伸肌痉挛，但有屈曲倾向的患者应避免膝下垫枕。软瘫期时足可支撑于中立位，一旦出现伸肌张力应立即撤去，以免诱发阳性支撑反射加重伸肌痉挛。仰卧位虽然易于护理，但容易诱发紧张性迷路反射和紧张性颈反射，也容易引起压疮，所以体位应经常变换。此外，下肢伸肌张力高的患者尽量避免此体位（图2-4-1）。

2.健侧侧卧位 患者头部垫枕，躯干向健侧侧卧，与床面垂直，患侧上肢充分前伸，肩前屈100°左右，肘、腕伸展，整个患侧上肢由软枕支撑；患侧下肢向前屈髋、屈膝并由软枕支撑，避免足内翻；健侧上肢自然舒适放置即可；健侧下肢髋、膝微屈，自然放置即可（图2-4-2）。

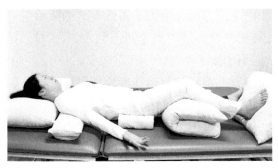

图 2-4-1 仰卧位

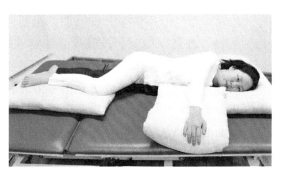

图 2-4-2 健侧侧卧位

3.患侧侧卧位 患者头部垫枕，躯干向患侧侧卧，稍后仰，后方垫一枕支撑；患侧肩胛带充分前伸，肩前屈约90°，肘伸展，前臂旋后，腕自然背伸；患侧髋伸展，膝微屈位；健侧上肢可置于体侧，健侧下肢屈髋、屈膝，至于软枕上。该体位可增加患侧肢体的感觉输入，还可以解放健侧肢体，是偏瘫患者的推荐体位（图2-4-3）。

4.床上坐位 患者进食时可采取此体位，平时应尽量避免患者处于半坐位，以免加重躯干屈曲、激化下肢的伸肌痉挛。此时患者应保持躯干端正背后可靠枕，屈髋约90°，双上肢置于桌上并由枕头垫起。

（二）翻身训练

患者一般12小时就要翻身一次，以免局部产生压疮，同时也能预防单一体位诱发异常的痉挛模式。患者最初由被动翻身开始（图2-4-4），逐步过渡到主动翻身，向健侧翻身时注意患侧肢体尽量主动参与，向患侧翻身时要注意患侧肩胛带的保护，避免受压。翻身时治疗师一手置于肩胛带处，一手置于骨盆处，以最小的辅助指导患者翻身。

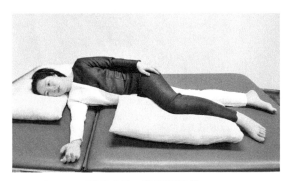

图 2-4-3 患侧侧卧位

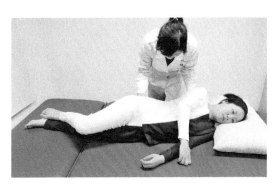

图 2-4-4 辅助翻身

（三）关节活动训练

关节活动训练可以有效维持或改善关节活动度和关节周围软组织挛缩。在患者软瘫期以被动活动为主，逐步过渡到辅助运动和主动运动。脑卒中急性期患者全身各关节各个方向的全范围活动 2 ～ 3 次，每天 2 次。一般先健侧后患侧，从近端到远端。固定近端关节，活动远端关节（图 2-4-5）。

1. **肩关节** 从肩胛带开始活动，包括向上、向下、内旋、外旋；盂肱关节的活动主要包括屈曲、外展、内旋和外旋，要注意软瘫期盂肱关节的活动到全范围的 1/2 ～ 2/3，前屈超过 90°时要注意肩的外旋，避免肩峰撞击引起肩痛。

2. **肘关节和前臂** 主要包括肘关节的屈曲和伸展，前臂的旋前和旋后。对于有上肢屈肌痉挛的患者可先牵伸或放松肌肉再进行活动，并注意动作应缓慢。

3. **腕和手指关节** 主要包括腕关节的屈曲、伸展、尺偏、桡偏和环转，掌指和指间关节的屈曲和伸展，拇指的屈、伸、收、展。腕、指关节容易发生屈肌痉挛和挛缩，要注意

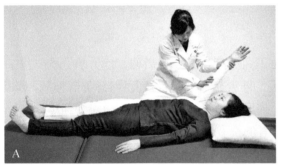
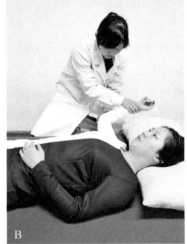
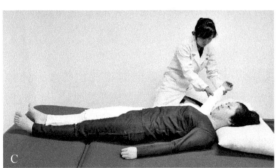
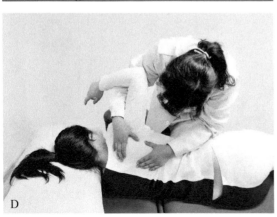
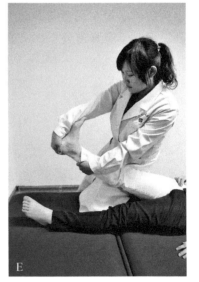

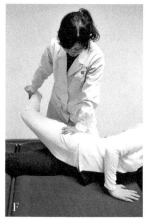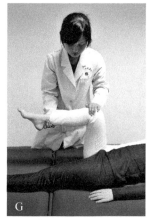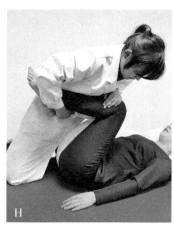

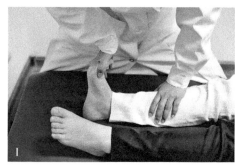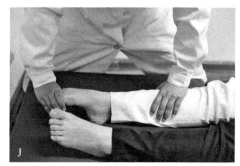

图 2-4-5 上、下肢被动活动

A ~ D. 上肢被动活动；E ~ J. 下肢被动活动

防护，必要时可佩戴分指板。

4. 髋关节 主要包括屈曲、伸展、内收、外展、内旋和外旋，伸展时可在侧卧位完成。部分患者会出现内收肌痉挛，活动时要注意牵伸和活动速度。

5. 膝关节 主要包括屈、伸，患者可能出现股四头肌或腘绳肌痉挛，要注意牵伸和活动速度。

6. 踝和足趾关节 主要包括踝的屈、伸、内翻、外翻，足趾的屈、伸。患者容易出现足下垂、内翻，要注意小腿三头肌的牵伸和活动速度。

（四）初级床上医疗体操

1. 健手梳头 头转向患侧，用健手从健侧额部开始向头后颈部梳理，要求手指紧压头皮，缓慢向后推动，重复 20 次（图 2-4-6）。

2. 健手捏挤患手 用健侧手将患侧手置于胸前，用健手拇指、示指沿患侧各手指两边由远端向近端捏挤，并在手指近端根部紧压 20 秒，每个手指重复 5 次（图 2-4-7）。

3. 健手击拍患肢 将患侧手臂置于胸前，用健侧手掌从患侧肩部沿上肢外侧拍打至手部，往返进行 20 次，如衣服较厚，可握拳叩击（图 2-4-8）。

4. 组指上举 健手与患手十指交叉置于胸前，患手的拇指压在健手拇指上，然后健手带动患手用力前举或上举过头，直至两肘关节完全伸直，保持 10 秒后复原，重复 20 次（图 2-4-9）。

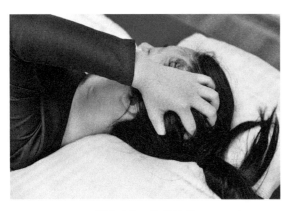

图 2-4-6 健手梳头

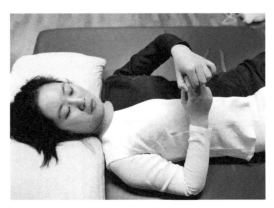

图 2-4-7 健手捏挤患手

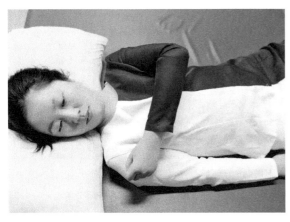

图 2-4-8 健手击拍患肢

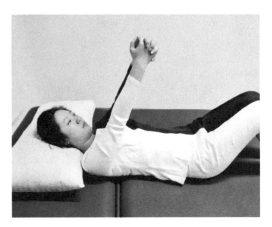

图 2-4-9 组指上举

5. 环绕洗脸　用健手抓住患手使其伸展，然后在健手带动下在脸部做顺向和逆向模仿洗脸的动作，重复 10 次（图 2-4-10）。

6. 半桥运动　两上肢伸展置于体侧，两下肢取屈髋、屈膝位，可用枕或由他人将患侧下肢固定或将患腿跷于健腿上，然后尽量抬高臀部离开床面，保持 10 秒，重复 5 ~ 10 次。注意不要屏气（图 2-4-11）。

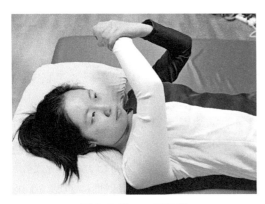

图 2-4-10 环绕洗脸

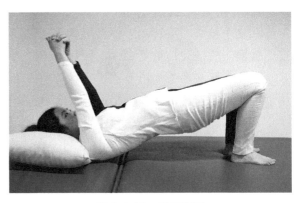

图 2-4-11 半桥运动

7. 抗阻夹腿　　两下肢屈髋、屈膝，两足支撑于床面，由他人固定患腿，然后让健腿内旋向患腿靠拢，同时由他人在健腿膝部内侧施加一定的阻力，以增加完成抗阻夹腿的力量，重复 20 次（图 2-4-12）。

8. 跷腿摆动　　患腿被动屈髋屈膝支撑，由他人固定足部，健腿跷在患膝上，在健腿的带动下向左、右摆动髋部，活动中要求健腿对患腿起固定作用，重复 20 次（图 2-4-13）。

9. 直腿抬高　　健侧下肢伸直位抬高 30°，保持 10 秒，也可用健腿托住患腿做直腿抬高，重复 5 次（图 2-4-14）。

10. 手足相触　　用健手去触及健侧足背，重复 10 次（图 2-4-15）。

11. 健足敲膝　　用健侧足跟敲击患侧膝部，从膝下沿小腿外侧由上向下至足外侧，来回敲打 10 次。

12. 呼吸练习　　在仰卧位下做缓慢的深呼气和深吸气运动（图 2-4-16）。

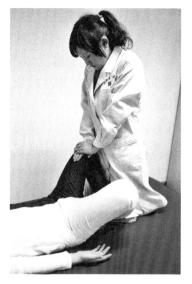

图 2-4-12　健侧抗阻夹腿训练

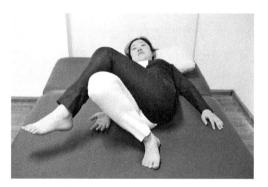

图 2-4-13　跷腿摆动髋部

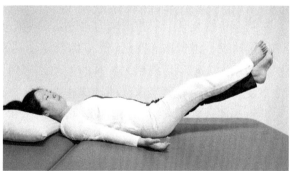

图 2-4-14　直腿抬高，健腿可辅助

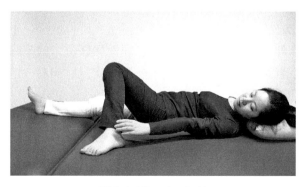

图 2-4-15　手足相触

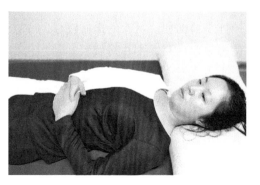

图 2-4-16　呼吸练习

（五）体位适应性训练

对一般情况良好、症状较轻的患者，可以在病情稳定后尽早进行从卧位到坐位的体位变化训练，以克服直立性低血压。利用角度可调节的病床，床头高从倾斜30°、维持时间5分钟，每日或隔日增加床头倾斜角度10°～15°，维持时间5～15分钟，逐渐增加床头角度至80°～90°，以维持坐位30分钟为宜。在此基础上逐渐增加坐位训练的次数，并开始床边和轮椅坐位训练，争取尽早离开病房到训练室训练。在训练过程中如患者出现头晕、心慌、出汗、面色苍白等直立性低血压症状，应立即将床头放平或调回原角度，待患者适应后再缓慢增加角度和时间。

（六）言语及吞咽功能训练

脑卒中早期患者不能耐受复杂的评定，可进行简单的评定和判断，对有吞咽障碍的患者可进行吞咽肌的训练、咽部冷刺激、低频脉冲电治疗等。

（七）其他

ADL训练主要是健手的使用，吃饭、洗漱等；心肺功能的训练主要是预防坠积性肺炎；功能性电刺激、局部空气压力治疗等物理因子的应用预防肌萎缩、下肢深静脉血栓等并发症。对家属进行脑卒中及其护理和康复知识的宣教和管理培训以辅助患者恢复健康。

三、恢复期康复治疗

脑卒中恢复期一般指发病急性期后到6个月的时间，此期患者病情稳定，是康复训练的关键时期。患者功能变化较大，综合运动功能多可从Brunnstrom Ⅰ～Ⅱ期发展到Ⅴ～Ⅵ期，即从无主动运动到粗大异常的运动，再到分离运动，最后是精细、协调的运动。主动性康复训练应遵循瘫痪恢复的规律，即先从头颈、躯干、肩胛带和骨盆带开始，再到四肢关节近端和远端；从卧位到坐位，再到站位和步行的训练顺序。此期康复训练的重点是抗痉挛治疗、异常姿势纠正、平衡和协调训练、步行训练、作业训练、言语认知训练、ADL训练等。

（一）抑制痉挛

脑卒中后偏瘫肢体由软瘫期进入到联合反应和共同运动期，患者容易出现偏瘫肢体的痉挛，以上肢屈肌痉挛、下肢伸肌痉挛多见，这会影响患者正常姿势和运动功能的恢复。牵伸是最简便、可行的抑制痉挛的手法操作之一。首先对躯干进行牵伸：在卧位或坐位下使患者双肩与髋部相对旋转并适当保持。牵伸上肢时，嘱患者仰卧，屈髋屈膝位，治疗师一手置于肘关节，一手置于远端手指，使患者肩胛带前伸、肩关节外展外旋、肘伸展、前臂旋后、伸腕伸指、拇指外展（图2-4-17）。

对于依从性较好的患者可以嘱其进行自我牵伸：取仰卧位，屈髋屈膝，双手Bobath握手抱住双膝（图2-4-18）。

（二）床上翻身训练

1. 翻身的准备动作　患者双手Bobath握手并上举90°～100°，肘关节伸展，下肢伸展，健侧下肢可置于患侧下肢的下方，练习左右摆肩的运动，幅度由小到大，速度由慢到快，注意上肢不要出现屈肌痉挛（图2-4-19）。

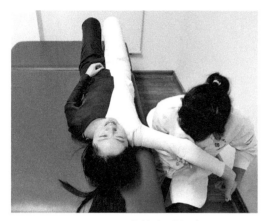

图 2-4-17 牵伸患侧上肢

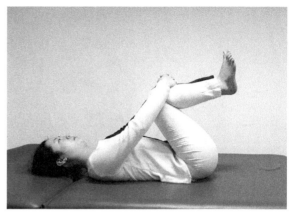

图 2-4-18 治疗前自我牵伸

2. **向患侧翻身** 头转向患侧，健手向患侧摆动，但注意患侧上肢外展约 30°，以免压住患侧肩关节，也可嘱患者双手交叉上举并向患侧摆动；健腿向患侧屈髋屈膝做迈步样动作，功能较差时健腿可蹬床面借力，躯干向患侧翻转至患侧卧位（图 2-4-20）。

3. **向健侧翻身** 双手 Bobath 握手上举并向健侧摆动，健腿放在患腿下方，头和躯干向健侧翻转至健侧卧位（图 2-4-21）。当患侧肢体可主动运动时应指导患者主动向健侧摆动。向健侧翻身相对难度较大，治疗师可分步训练，如可以帮助患者旋转头部，再诱导患者摆动肩胛带、躯干、骨盆和下肢（图 2-4-22）。

4. **床上转移** 患者应学会在床上向左右、上下转移。转移时，嘱患者屈髋屈膝位，抬起臀部向左右或上下移动，然后再将双腿、头和肩向同侧移动，当身体成直线患者不能独立完成时，治疗师可给予辅助。

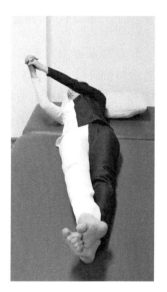

图 2-4-19 翻身前的准备动作

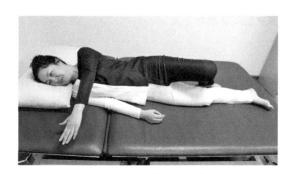

图 2-4-20 向患侧翻身

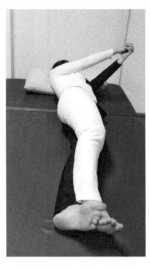

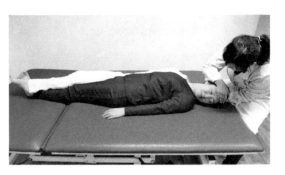

图 2-4-21　向健侧翻身　　　　　　　　图 2-4-22　治疗师引导翻身

5. 抗阻翻身　当患者能够主动翻身后可适当增加翻身训练的难度，即抗阻翻身训练。患者取健侧卧位，治疗师在肩胛骨或骨盆的前方施加最适阻力，嘱患者对抗阻力向前翻身，可诱导出患者下肢或上肢向前摆动的动作（图 2-4-23，图 2-4-24）。治疗师在肩胛骨或骨盆后方施加阻力，嘱患者对抗阻力向后翻身，可诱导出患者下肢或上肢向后摆动的动作（图 2-4-25，图 2-4-26）。治疗师一手置于患者肩胛处，一手置于患者骨盆处，嘱患者对抗阻力向前或向后翻身，可诱导出患者躯干屈肌或伸肌的收缩（图 2-4-27，图 2-4-28）。

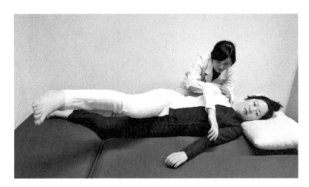

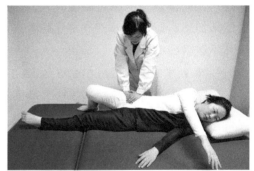

图 2-4-23　肩胛带抗阻向前翻身　　　　图 2-4-24　骨盆带抗阻向前翻身

（三）躯干训练

1. 双桥运动　是脑卒中患者最经典的诱发分离运动的训练，可以训练改善患者躯干和骨盆的控制，为站立做准备。患者取仰卧位，双腿屈髋屈膝，双足分开与肩同宽置于床面，双手 Bobath 握手上举约 90°，嘱患者慢慢抬起臀部至骨盆呈水平位并保持 10 秒左右再缓慢放下（图 2-4-29）。对于功能较差不能独立完成双桥运动的患者，治疗师可帮助患者固定患足患膝，拍打、叩击患侧臀大肌和腘绳肌以促进伸髋等。对于功能较好的患者治疗师可以适当在骨盆处加阻以强化患者躯干和髋的伸展（图 2-4-30）。治疗师也可以在患者小

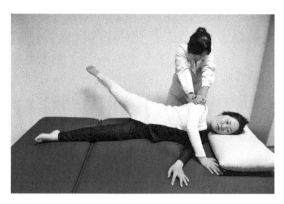

图 2-4-25　肩胛带抗阻向后翻身

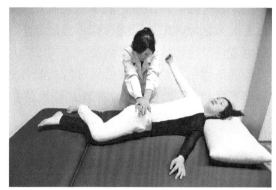

图 2-4-26　骨盆带抗阻向后翻身

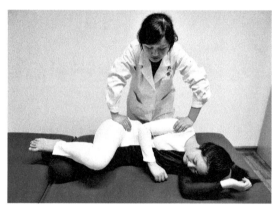

图 2-4-27　肩胛带和骨盆带同时抗阻向前翻身

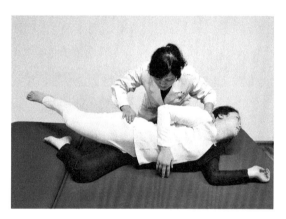

图 2-4-28　肩胛带和骨盆带同时抗阻向后翻身

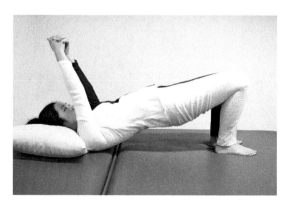

图 2-4-29　双桥训练

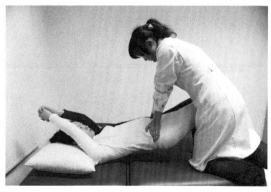

图 2-4-30　双桥抗阻训练

腿下放置巴氏球以增加支撑面的不稳定性，从而激活核心稳定肌群（图 2-4-31）。

2. **单桥运动**　当患者能够较轻松地完成双桥运动时，可以指导患者过渡到单桥运动。患者取仰卧位，患腿屈髋屈膝，患足置于床面，健腿置于患腿上，双手 Bobath 握手上举，嘱患者慢慢抬起臀部至骨盆呈水平位并保持 10 秒左右再缓慢放下（图 2-4-32）。当患者能够较轻松地完成这个动作后，可以嘱患者把健侧下肢伸直并抬高至双膝等高处，再做桥式运动并保持 10 秒左右，注意骨盆要控制在水平位。单桥运动相对较难，训练中要避免患者屏气，必要时可给予适当辅助。

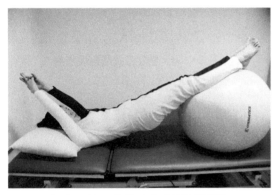

图 2-4-31　使用巴氏球的双桥训练

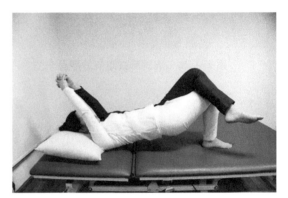

图 2-4-32　单桥训练

3. **侧桥运动**　患者偏瘫侧躯干和骨盆的侧方稳定性较差，治疗师可以借助悬吊装置指导患者完成侧桥运动。患者取患侧卧位，患侧肩前伸，避免受压，健侧上肢可置于体侧，悬吊带置于膝关节处，降低治疗床高度，使下肢和床面成 30°左右，嘱患者将臀部慢慢抬起至与躯干等高，保持约 10 秒钟再缓慢放下（图 2-4-33）。当患者完成较好时，可将悬吊带置于踝部增加训练的难度。如果没有悬吊装置可以用巴氏球或花生球代替，也可以训练患者的侧方稳定。

4. **抗阻摆髋**　患者取仰卧位，屈髋屈膝，并足并膝，双足置于床面，嘱患者缓慢向左右摆动髋关节，健侧带动患侧，治疗师可在健侧给予一定阻力，嘱患者抗阻完成，最后可过渡到双侧抗阻摆髋（图 2-4-34）。

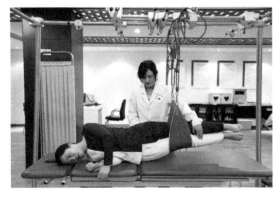

图 2-4-33　侧桥训练

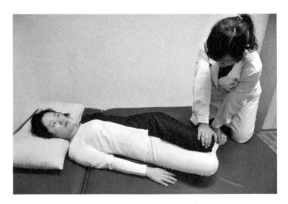

图 2-4-34　抗阻摆髋

5. **骨盆抗阻运动** 患者取健侧卧位，患侧下肢屈髋屈膝，躯干与床面基本垂直。本运动包含 2 组对角螺旋动作，具体如下。

（1）治疗师双手叠加置于髂前上棘，向后向下方施加阻力，嘱患者沿着该阻力的相反方向使骨盆产生向前向上的运动（图 2-4-35A）。

（2）治疗师双手置于股骨大转子，向前上方施加阻力，嘱患者沿着该阻力的相反方向使骨盆产生向后向下的运动（图 2-4-35B）。

（3）治疗师双手置于膝关节，向后向上方施加阻力，嘱患者沿着该阻力的相反方向使骨盆产生向前向下的运动（图 2-4-35C）。

（4）治疗师双手置于患者的髂后上棘，向前向下施加阻力，嘱患者沿着该阻力的相反方向使骨盆产生向后向上的运动（图 2-4-35D）。

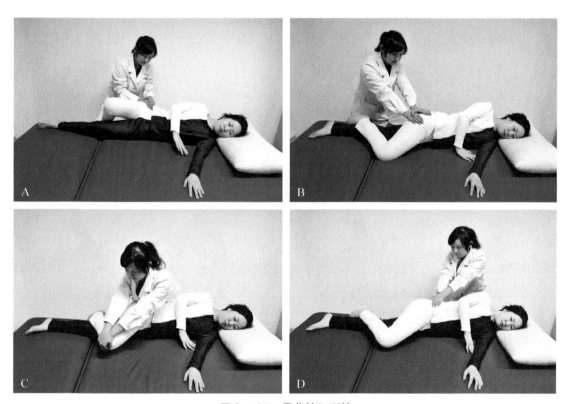

图 2-4-35 **骨盆抗阻训练**

治疗师施加的最适阻力应是可使患者能完成动作前提下的最大阻力。

6. **仰卧抬腿** 患者取仰卧位，上肢置于体侧，健侧下肢置于患侧下肢下方，嘱患者屈髋将双下肢抬离床面并保持约 10 秒，再缓慢放下。患者能够完成后再嘱其双足悬空于床面做屈髋屈膝和伸髋伸膝的动作，要求动作要缓慢、有控制。功能较好的患者可以让其单独抬起患侧下肢完成上述动作（图 2-4-36）。

7. **仰卧够物** 患者取仰卧位，屈髋屈膝，双足置于床面，双手 Bobath 握手并上举，治疗师辅助患者固定双下肢，嘱患者双手触碰治疗师的手，治疗师可根据患者的功能变换自己手的位置以更好地引导患者腹部肌群的收缩（图 2-4-37，图 2-4-38）。

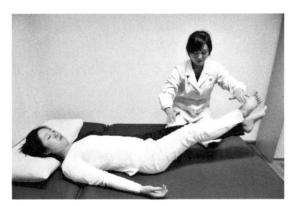

图 2-4-36　仰卧抬腿训练

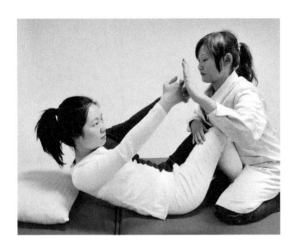

图 2-4-37　仰卧够物训练（1）

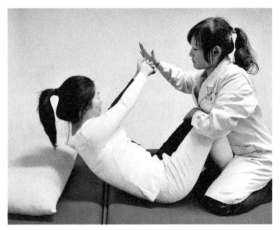

图 2-4-38　仰卧够物训练（2）

8. 肘膝相触　为了改善患者腹部肌群的收缩，尤其是腹内、外斜肌的协同收缩可指导患者做肘膝相触的训练。患者取仰卧位，健侧手置于额头上，嘱其用健侧上肢的肘关节努力触碰患侧膝部，同时患侧下肢的髋关节尽量屈曲、内收、内旋。治疗师可在健侧肘部施加向上向后的阻力，嘱患者沿阻力相反的方向用力（图 2-4-39）。也可以嘱患者健手握住患侧手腕，健手带动患手去触碰健侧膝部，同时健侧下肢的髋关节尽量屈曲、内收、内旋。治疗师可在健侧膝部施加向后向下的阻力（图 2-4-40）。如果患者仰卧位完成困难，可以在侧卧位下借助悬吊装置完成训练。患者取健侧卧位，患侧膝、踝、手置于悬吊带上（图 2-4-41A），嘱其健侧肘关节努力触碰患侧膝部，患侧下肢的髋关节尽量屈曲、内收、内旋，治疗师可在患者健侧肘部向上后方施加阻力（图 2-4-41B）。

9. 俯卧肘支撑　患者取俯卧位，双侧肘关节屈曲 90°，分开与肩同宽，支撑在床面上，嘱患者头颈伸展并保持（图 2-4-42A）。患者能完成该动作后治疗师可将双侧肩胛带固定，再嘱患者做胸廓上、下运动（图 2-4-42B）。该训练可以改善患者头颈控制和肩胛带的稳定性。

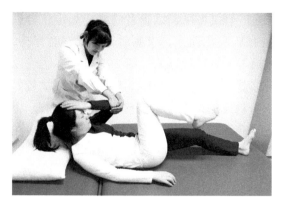

图 2-4-39　健肘抗阻滑冰训练

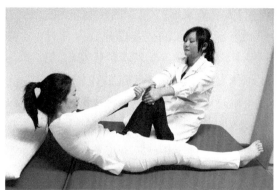

图 2-4-40　健膝抗阻滑冰训练

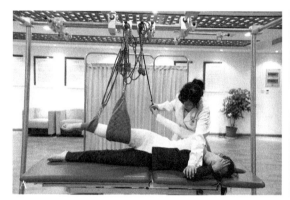

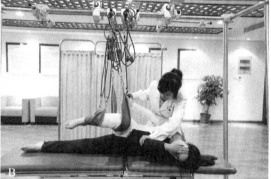

图 2-4-41　悬吊下滑冰训练

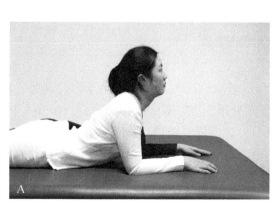

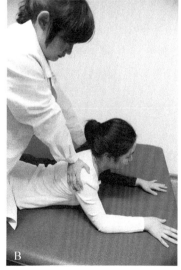

图 2-4-42　肘支撑俯卧位训练

10.手膝跪位 包含四点跪位和三点跪位训练，不仅可以训练患者的核心稳定还可以抑制患者上下肢的痉挛模式。患者双手、双膝支撑跪在床面上，患侧肘关节要注意保护，避免其突然打软，嘱患者前后左右转移重心，可给予患者目标导向（图2-4-43A），也可以在患侧肩胛骨与骨盆处施加阻力，嘱患者抗阻转移重心（图2-4-43B）。四点跪位完成较好后可以过渡到三点跪位训练，即嘱患者在保持躯干稳定的前提下伸展健侧上肢或下肢，患侧肢体的负重将会增加，难度加大（图2-4-43C）。也可以让患者做爬行训练。训练时要注意保护患者，防止其躯干歪斜摔倒。

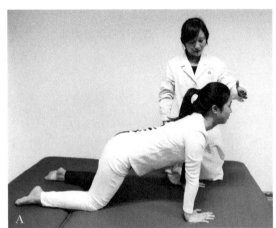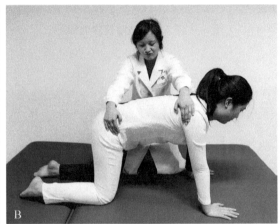
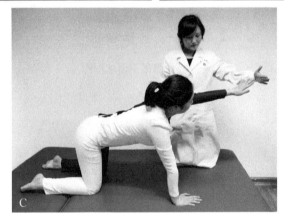

图2-4-43 手膝跪位

11.两点跪位 手膝跪位稳定后可进一步增加训练的难度，即两点跪位训练，双下肢屈膝90°跪于床面上，两膝分开与肩同宽，身体直立，双上肢自然下垂（图2-4-44）。治疗师可在肩胛带处给予不同方向的阻力以引导患者调整姿势，直至患者可以轻松地保持跪位平衡。

12.单腿跪位 两点跪位稳定后，可继续增加难度，嘱患者健腿向前迈出成单腿跪位。治疗师可辅助患者维持姿势稳定（图2-4-45），待患者功能改善后也可给予阻力以进一步增强单腿跪位的平衡。

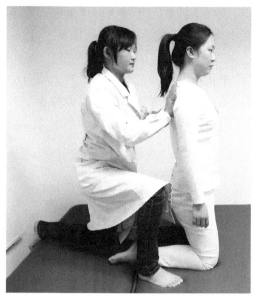

图 2-4-44　两点跪位训练

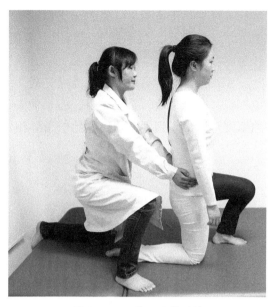

图 2-4-45　单腿跪位训练

13. 跪走训练　两点跪位稳定后，可过渡到跪位行走训练，为步行打好基础。跪走时要注意躯干伸展，双侧迈步大小一致，起初治疗师可辅助患者步行。

（四）坐位平衡训练

治疗师应鼓励患者尽早坐起，不仅可以有效预防并发症还可以为后续的康复训练做好准备，本节急性期的康复里讲述了患者在床上坐位的姿势，恢复期患者在步行前一般会借助轮椅，轮椅上的坐位姿势需要注意管理，否则患者很有可能出现颈部侧屈、上肢屈肌痉挛、躯干旋转侧弯、患侧下肢伸肌痉挛的情况，很容易从轮椅上滑下（图 2-4-46）。要求患者端坐，臀部尽量靠近轮椅坐垫后方，髋关节屈曲约 90°，躯干伸展，头抬起，双眼平视前方，轮椅前方放置一可调桌板，患侧肩前屈，肘屈曲，前臂旋前，腕轻度背伸。

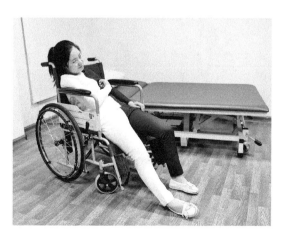

图 2-4-46　典型的不良坐姿

1. Ⅰ级坐位平衡训练 患者无支撑端坐于床边，躯干伸展无旋转、头颈直立，双眼平视前方，双肩等高，双手置于双膝上，双侧骨盆平均负重，髋、膝、踝屈曲90°，两脚分开与肩同宽。

2. Ⅱ级坐位平衡训练 患者能够完成Ⅰ级坐位平衡后即可向Ⅱ级平衡过渡，即自动态坐位平衡。嘱患者做转头、转身、躯干伸展或侧屈等动作，使患者始终保持姿势稳定，运动的幅度可以由小到大，治疗师给予指导和保护（图2-4-47）。

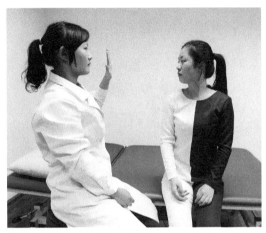
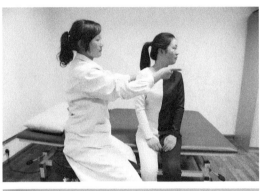
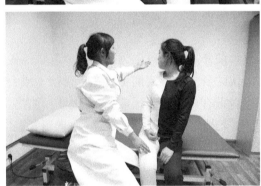
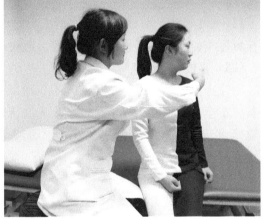
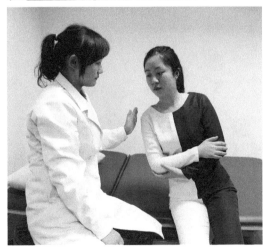

图 2-4-47 坐位平衡训练

治疗师也可让患者 Bobath 握手并向前、后、左、右、上、下各个方向碰触其手，治疗师应根据患者的功能合理地引导方向和幅度。此外，还可以让患者 Bobath 握手向各个方向推动巴氏球并保持平衡（图 2-4-48）。

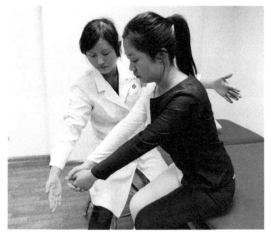
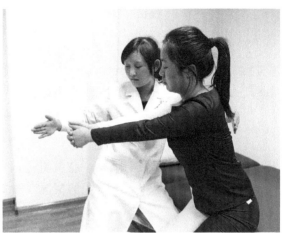
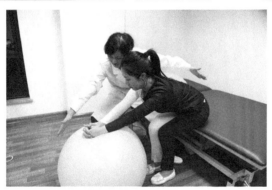

图 2-4-48　引导够物平衡训练

3. Ⅲ级坐位平衡训练　当患者能够达到Ⅱ级坐位平衡后可进一步增大难度到Ⅲ级坐位平衡训练，即他动态平衡。治疗师可在患者不注意的情况下向前后左右轻轻推动患者破坏其平衡，再嘱其恢复到平衡的位置，训练时要注意推力大小适当并注意保护不被推倒。也可以让患者坐在巴氏球上保持稳定。患者能够抵抗外力后，治疗师可以在肩部施加向前、向后或向两侧的阻力，嘱患者抗阻完成坐位的姿势调整（图 2-4-49）。

（五）坐站转换训练

1. 坐站前准备训练　是患者过渡到立位和步行训练的重要步骤，但患者刚开始可能完成动作困难，可嘱其训练一些准备动作。如患者在能够独立站立之前要求患者借助电动起立床或直立架训练，让患侧下肢逐步适应负重。当然患者可能会把重心偏向健侧下肢，此时可以嘱其健侧下肢向前迈出或置于踏板上，同时可以借助矫姿镜要求患者躯干直立，无旋转侧屈等。此外，也可以嘱患者借助升降床来完成患腿负重训练。嘱患者侧坐于床边，患足平放于地面，患者躯干直立，无旋转或侧屈，治疗师缓慢升高治疗床，让患者体会患

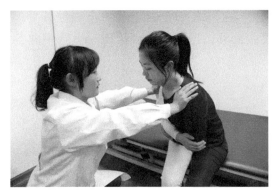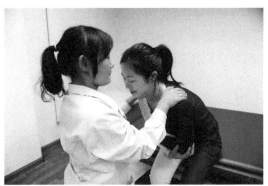

图 2-4-49　坐位抗阻训练

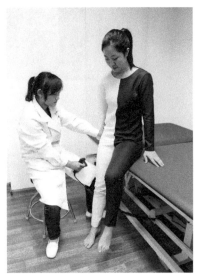

图 2-4-50　坐站前准备训练

肢负重逐渐增加的感觉，注意不要出现膝过伸或足内翻的情况（图 2-4-50）。

2. 坐站训练　患者端坐于床边，躯干伸展，头颈直立，双眼平视前方，髋关节屈曲 90°～100°，双脚平放于地面，分开与肩同宽，小腿与地面成 75°～90°。治疗师坐在患者患侧或侧前方，一手置于患者腰部以保护，一手引导患者前移方向，治疗师双脚固定患者双脚，防止其在站起过程中移动。嘱患者双手 Bobath 握手，肘伸展，肩充分前伸，躯干伸展并屈髋，重心前移，膝前移超过脚尖，双肩过膝时嘱患者伸髋、伸膝并站起（图 2-4-51）。患者在站起过程中很容易把重心偏向健侧，患侧不负重，治疗师要给予正确的引导或辅助。此外，训练时可以在前方放置矫姿镜，嘱患者抬头看镜子，防止其低头弯腰的动作。坐站训练一般难度从易到难，重心从高到低，治疗师应根据患者完成动作的情况合理调节座位的高度。

由站向坐的转换与由坐向站的转换动作基本相反。嘱患者抬头向前看，躯干伸展，再屈髋、屈膝使身体重心下降，当臀部与座位等高后重心再后移轻轻坐于座位上。患者在坐下时重心难以控制，常常会出现跌坐于床边甚至后仰，为此治疗师可以指导患者在坐站转换的过程中在不同的屈膝角度适当地保持，直到患者可以有控制地完成坐站转换。

3. 不同难度的坐站转换　治疗师应根据患者的功能水平选择合适的难度指导患者坐站训练。当患者患侧下肢负重不足时，治疗师可以将手置于患侧膝关节并沿小腿向后下方施加压力以帮助患者患肢负重，同时要注意控制患足的位置（图 2-4-52A）。当患者能够较好地完成坐站训练时可以进一步增加难度，如让患者健足放在患足稍前方，这样患者在坐站时患足将会负重较多（图 2-4-52B）；还可以让患者把健足置于踏板或台阶上，同样可以增加患足负重（图 2-4-52C）。

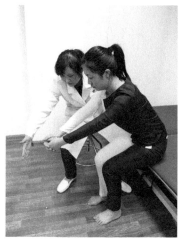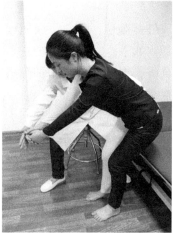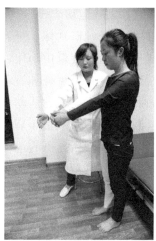

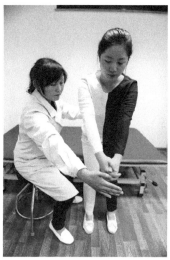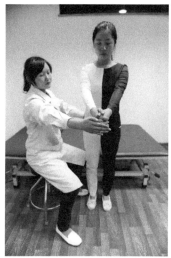

图 2-4-51　从坐向站的转换训练步骤

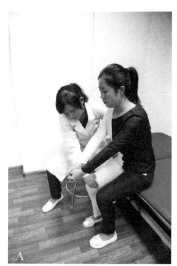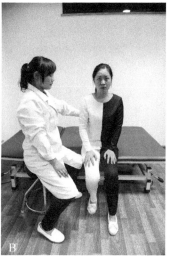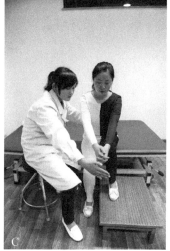

图 2-4-52　不同难度坐站训练

（六）上肢运动

1. **肩胛带抗阻训练** 患者取健侧卧位，患侧下肢屈髋屈膝，躯干与床面基本垂直。本运动包含两组螺旋对角动作，具体如下。

（1）治疗师双手叠加置于肩峰，向后向下方施加阻力，嘱患者沿着该阻力的相反方向使肩胛骨做向前向上的运动（图 2-4-53A）。

（2）治疗师双手置于肩胛下角，向前向上方施加阻力，嘱患者沿着该阻力的相反方向使肩胛骨产生向后向下的运动（图 2-4-53B）。

（3）治疗师双手置于肘关节，向后向上方施加阻力，嘱患者沿着该阻力的相反方向使肩胛骨产生向前向下的运动（图 2-4-53C）。

（4）治疗师双手置于患者的肩胛上角，向前向下施加阻力，嘱患者沿着该阻力的相反方向使肩胛骨产生向后向上的运动（图 2-4-53D）。

治疗师施加的最适阻力应是可使患者能完成动作前提下的最大阻力。

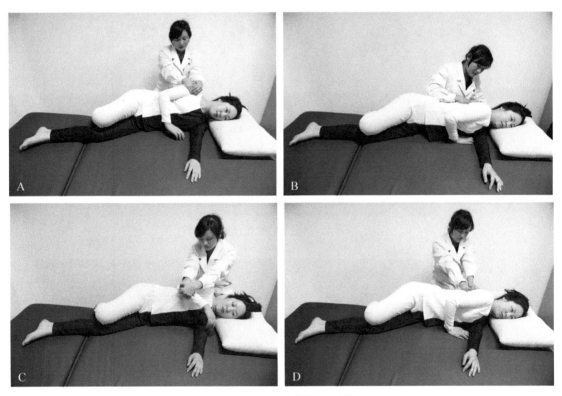

图 2-4-53　肩胛带抗阻训练

2. **拔剑式训练** 肩胛带的螺旋对角动作完成后应过渡到上肢的螺旋对角运动，其中有一个动作类似于拔剑的动作。患者取仰卧位，治疗师将患侧上肢置于对侧腰部（图 2-4-54A），嘱其上肢做拔剑式动作完成前屈上举运动（图 2-4-54B）。训练过程中治疗师要控制患者手和肘，根据患者的功能情况给予被动、辅助或抗阻引导患者完成动作。

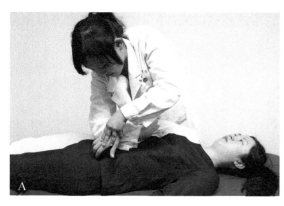
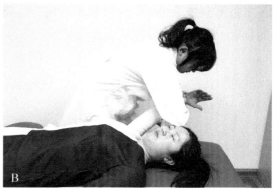

图 2-4-54　拔剑式训练

3. 系安全带训练　上肢的另一种螺旋对角运动类似于驾驶员系安全带的动作。患者取仰卧位，治疗师将患侧上肢置于摸对侧耳朵的动作（图 2-4-55A），嘱其上肢做向同侧髋部插安全带的动作完成上肢伸展的运动（图 2-4-55B）。训练过程中治疗师要控制患者手和肘，根据患者的功能情况给予被动、辅助或抗阻引导患者完成动作。

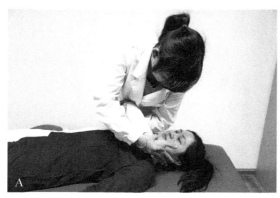
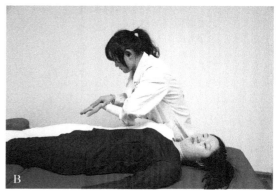

图 2-4-55　系安全带训练

4. 抗阻上举　患者取仰卧位，下肢屈髋屈膝，双手 Bobath 握手向胸前抗阻上举。治疗师双手置于患者的手上，根据患者的功能合理施加阻力大小，应使其能够费点力完成动作，并在末端适当保持（图 2-4-56）。

5. 抗阻上抬　患者取仰卧位，下肢屈髋屈膝，双手 Bobath 握手，肘关节伸展，嘱患者做全范围肩关节屈曲的动作。治疗师可在患者手上施加适当的阻力，使其能够费力完成动作（图 2-4-57）。

6. 仰卧伸肘　患者取仰卧位，治疗师将患侧上肢置于肩前屈约 100°，肘关节屈曲的位置，嘱患者眼睛看着自己的手并尝试用力伸展肘关节。如果患者不能完成此动作，治疗师可以先把患侧肩置于前屈 170°左右以减轻肢体重量，再嘱患者做去除重力下的伸肘运动，同时治疗师可以拍打、叩击肱三头肌以促进其收缩，患者能够完成较简单的动作后再逐步过渡到抗重力位的伸肘训练（图 2-4-58）。治疗师在训练过程中应控制好患者肩、肘的位置，不应产生异常模式或代偿。

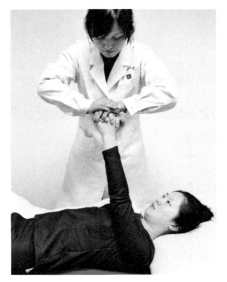

图 2-4-56　抗阻上举

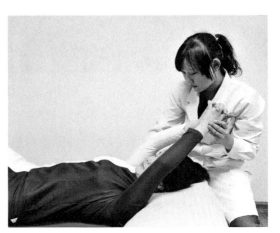

图 2-4-57　抗阻上抬

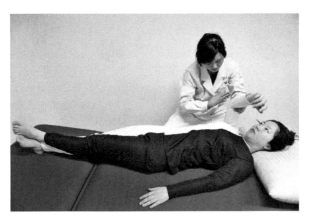

图 2-4-58　仰卧伸肘训练

7. 放置保持　当患者能够完成仰卧位伸肘动作时，应指导患者进行肩关节的控制训练，即肩关节的放置保持训练。治疗师可以先把患者放置于肩前屈约100°，外展＜10°，肘关节伸展位，嘱患者尽力保持在此位置，治疗师可以给予目标导向或挤压肩、肘关节（图 2-4-59）。随着患者功能的改善逐渐延长上肢保持的时间、角度和方向，直到患者可以从 0°肩前屈 90°并保持为宜。

8. 坐位抗阻上抬　当患者的功能在卧位控制较好时应及时过渡到坐位训练。前面讲述了卧位下的抗阻上抬，也可以让患者在坐位下完成。患者取端坐位，双手 Bobath 握手，肘关节伸展，嘱患者做全范围肩关节屈曲的动作。治疗师可在患者手上施加适当的阻力，使其能够费力完成动作（图 2-4-60）。训练时要注意患者姿势不要有躯干后仰代偿。

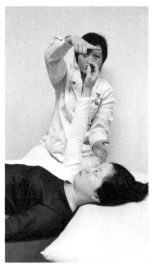
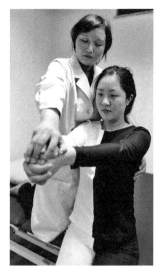

图 2-4-59　定位放置　　　　图 2-4-60　坐位上抬

（七）站位平衡训练

1. **Ⅰ级站位平衡训练**　患者站起后，治疗师保护下令患者独自站立，要求其双足分开与肩同宽，双髋位于双踝上，双肩位于双髋正上方，头平衡于水平的双肩上。患者在站立时容易把重心偏向健侧，双足分开太大或单双侧髋关节外旋等情况，此时治疗师要及时给予指导重心转移和姿势维持，可以借助矫姿镜帮助患者自我纠正。注意站位时不能有膝过伸。

2. **Ⅱ级站位平衡训练**　患者能够达到Ⅰ级站位平衡后应向Ⅱ级过渡。可以嘱患者在保证立位平衡的前提下做抬头、低头、左右转头、左右转身、躯干左右侧屈等动作；也可以让患者 Bobath 握手去碰触治疗师的手，治疗师应根据患者的功能状况向前、后、左、右各个方向引导患者躯干和上肢的活动（图 2-4-61）。此外，治疗师还可以通过调节支撑面以增加训练的难度，如让患者双脚并拢，或双脚一前一后站立等。

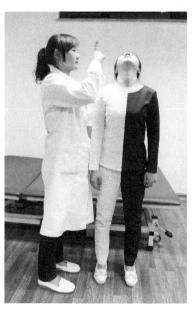
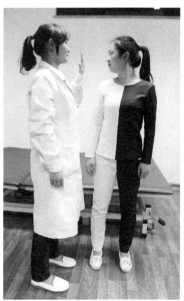
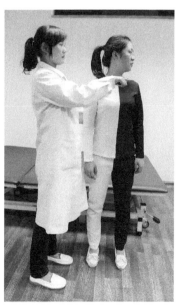

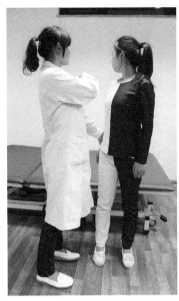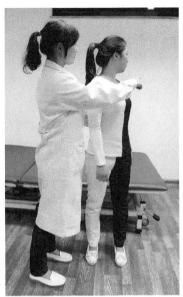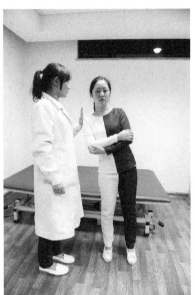

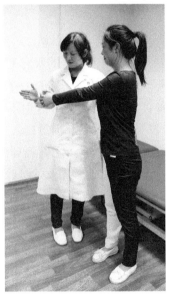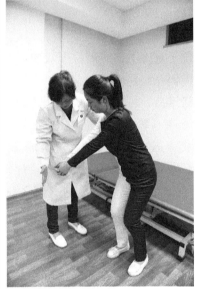

图 2-4-61　自动态站立平衡训练

3. Ⅲ级站位平衡训练　当患者能够完成自动态平衡后应进一步提高训练难度，向Ⅲ级站位平衡过渡，以便患者可以对抗外力和诱发平衡反应。治疗师可以在患者不注意的时候向前后左右轻推患者破坏其平衡，要求其不能被推倒，可以做出踝策略、髋策略或迈步策略，当然治疗师要保护患者不摔倒；治疗师也可以帮患者借助平衡板或抛接球训练立位平衡，有条件的可以在专业的平衡仪上训练。

（八）步行训练

脑卒中后能够步行是多数患者最期望的目标之一，当患者立位平衡功能达到Ⅱ级，患侧下肢负重可达体重的 3/4，患侧下肢可主动屈髋屈膝向前迈步时即可开始步行训练。

步行前应进行分步训练，即进一步强化患者的平衡、患肢负重和协调性，以便患者可以进行省力、高效、协调的步行。对于一些功能较差，病程较长，年老体弱的患者可以适当地借助拐杖、矫形器进行治疗室性步行训练，不仅可以预防并发症还可以增强患者康复的信心。在步行训练过程中尽量避免出现明显的异常模式，如膝过伸、足下垂、足内翻、划圈步态等，若出现应分析其原因并进行针对性训练，功能改善后再进行步行训练。

1. **膝控制训练**　患者靠墙站立，足跟离墙5～10cm，身体对位对线良好，嘱患者做屈膝5°～15°的股四头肌的离心控制训练，保持10～15秒再缓慢站起，10个/组。双腿完成较好时可让患者将健足放在一踏板上，做患膝控制训练（图2-4-62）。

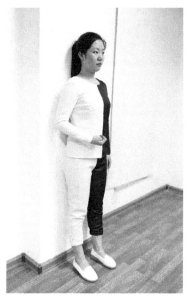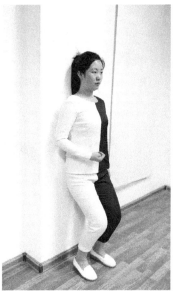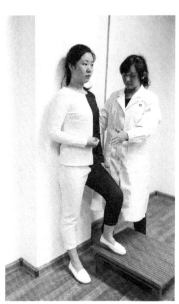

图 2-4-62　膝控制训练

2. **靠墙伸髋训练**　患者在步行支撑期常表现为伸髋不足，步态异常，伸髋训练尤为重要。患者靠墙站立，足跟离墙约10cm，身体对位对线良好，嘱其做伸髋的动作，使臀部离开墙面，再将肩部慢慢离开墙面到独自站立（图2-4-63）。治疗师可将双手置于患者双侧髂前上棘处并施加推力，嘱患者抗阻完成伸髋动作，注意双侧用力均衡。

3. **牵伸小腿三头肌**　患者在步行中常表现为足下垂，常见原因为小腿三头肌痉挛或挛缩，所以改善小腿三头肌的软组织的延展性是很有必要的。可以让患者通过站斜板的方法来改善小腿三头肌或韧带的延展性。斜板可以在早期站直立床时就开始使用，也可靠墙站立或配合直立架使用。为了强化对患侧的训练，可以让患者健腿向前迈出或放在踏板上（图2-4-64）。

4. **患腿迈步训练**　步行摆动期的训练可以防止患者出现提髋划圈步态。患者健腿支撑站立，躯干直立，治疗师指导患者患腿向前、后、左、右迈步，要注意避免出现代偿动作

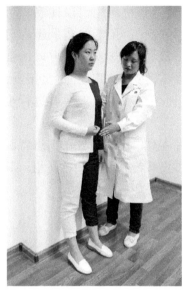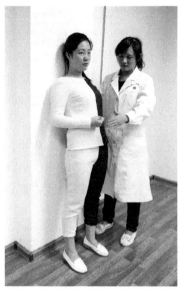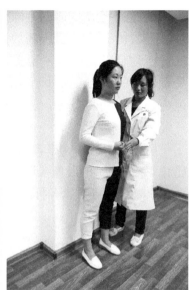

图 2-4-63　靠墙伸髋训练

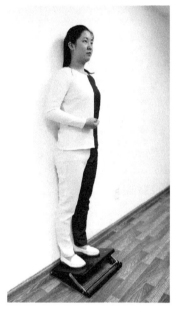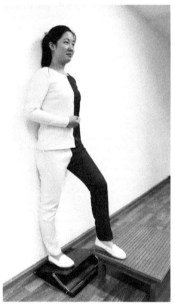

图 2-4-64　借助器材牵伸小腿三头肌训练

（图 2-4-65）。

5. 膝关节分离训练　脑卒中患者在摆动期常表现为屈膝不足而出现划圈代偿，常见原因是下肢伸肌痉挛模式的影响。此时，治疗师应指导患者进行膝关节分离运动的训练。嘱患者健腿站立，患腿伸髋屈膝位保持，治疗师可以辅助患者姿势的维持，注意患者躯干对位对线正确，必要时可以让其轻轻扶持以保持平衡。治疗师根据患者功能的改善逐渐减少辅助，直到患者可以独立完成此动作（图 2-4-66）。

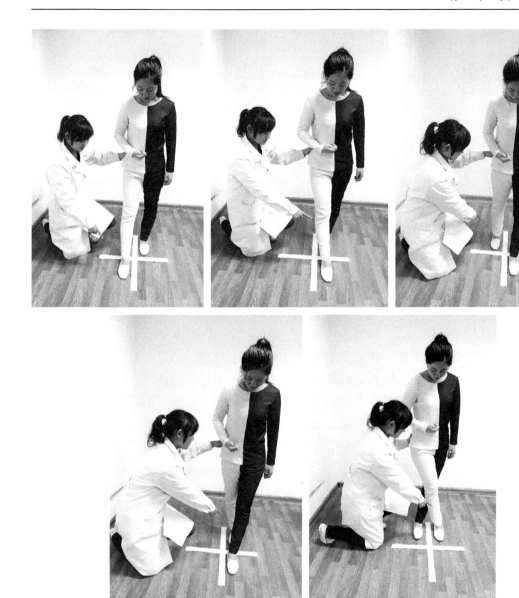

图 2-4-65　患侧腿迈步，重心转移训练

　　当患者患侧下肢伸肌痉挛模式较强时，治疗师可以指导患者做患腿跪位训练。患者健腿站立，患腿跪在床面，躯干直立，患髋伸展，患膝屈曲，嘱其健腿做前后迈步动作（图2-4-67）。

　　6.上下台阶训练　通过主动地屈伸髋、膝、踝关节及躯干配合的作用旋转和屈伸，有利于患者整体协调运动的改善，更有利于步行能力的提高。

　　（1）上台阶：先训练两足一阶法，能力改善后再训练一足一阶法。两足一阶法是患者面对台阶站立，健手轻轻扶在楼梯的扶手上，重心转移至患腿上方，然后健足踏上第一台阶，躯干前倾，健肢用力伸膝伸髋以上移身体，使重心移至健肢上方，最后再分别屈曲患侧髋、

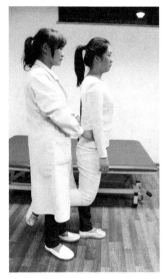

图 2-4-66　患侧膝关节分离训练

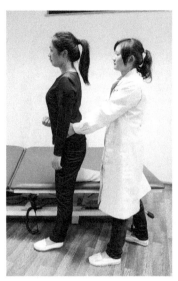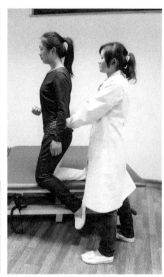

图 2-4-67　单膝跪位训练

膝、踝关节以使患侧下肢上提，患足上到第一台阶以跟上健足。一足一阶法是在患者对前一种方法熟练掌握后，进一步提高重心转移和患肢支撑能力进行的训练。方法是用健足先登上第一个台阶，待重心移至健肢上方后再用患足登上第二个台阶，依靠患肢的主动伸髋伸膝和躯干的前倾最后将重心移至患肢上方，即双足交替登台阶法。患肢负重能力较好时也可以让患者患足先上台阶，健足再上第二个台阶（图 2-4-68）。

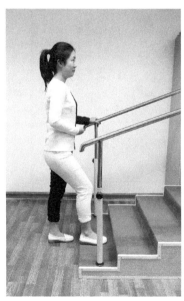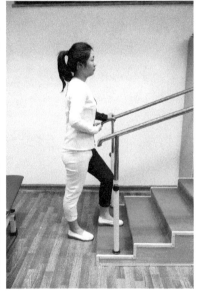

图 2-4-68　上台阶训练

（2）下台阶：同上楼梯法，先训练两足一阶法，再训练一足一阶法。两足一阶法是患者面对台阶站立，用健手抓扶楼梯扶手，用患足下第一个台阶，再移动重心于患肢上方，然后健肢跟着迈到同一个台阶。熟练后练习一足一阶法，即健足与患足交替下台阶（图 2-4-69）。

在上下台阶的训练过程中，治疗师须位于患者的后方或侧方，对患肢的髋、膝关节屈伸不足者进行控制，对整个过程给予辅助、指导和保护。

（九）日常生活活动能力训练

为了提高患者的生活自理能力，治疗师应根据患者的功能水平设计一些可以改善患者肌力、关节活动度、上肢和手精细及协调功能的作业活动，如砂磨平板训练、串珠子、插木钉板、搭积木、抓重物等训练（图 2-4-70，图 2-4-71，图 2-4-72）。

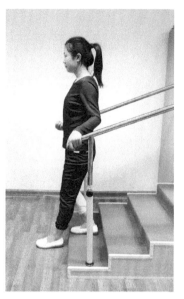

图 2-4-69　下台阶训练

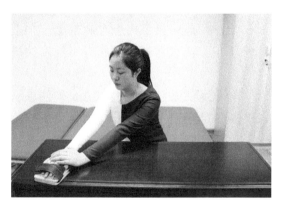

图 2-4-70　磨砂板训练

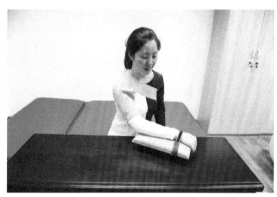

图 2-4-71　滑板训练

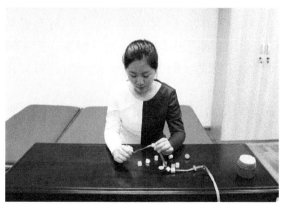

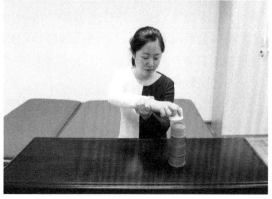

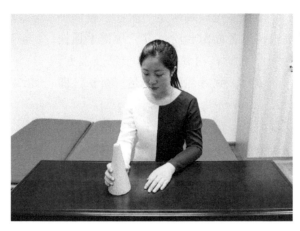

图 2-4-72　手功能训练

1. 转移训练

(1) 卧坐转换训练

1) 从健侧坐起：让患者在仰卧位下将健肢插入患侧小腿的下方，用健肢勾住患肢并带动患肢向健侧翻身，将躯干翻至健侧卧位，用健肘撑起躯干，再用健肢将患肢勾到床边，双足移到床沿下，用健手推床坐起。辅助坐起时，治疗师用一只手在患者肩部给予向上的助力，另一只手帮助患侧下肢移向床边并沿床缘垂下。注意在辅助坐起时不能牵拉患侧肩部。

2) 从患侧坐起：先转换成患侧卧位，让患者将健肢插入患侧小腿的下方，勾住患肢移患肢于床缘外自然下垂。指示患者在用健手支撑的同时抬起上部躯干坐起（图 2-4-73）。对于功能较差的患者，治疗师一只手置于患者头下，协助患者头部向健侧侧屈，另一只手放在健侧髂嵴，向下按压，协助躯干侧屈。

(2) 床椅转移

1) 被动转移：患者坐在轮椅上，健侧靠近床边，轮椅与床成 30°～45°，刹住轮椅，向两侧移开脚踏板，把患者双脚平放于地面上。治疗师面向患者站立，双膝微屈，腰背挺直，双足放在患足两侧，用双膝内外固定患膝，防止患侧下肢屈膝或足向前方移动。治疗师双手置于患者腰部，抓住患者腰带或裤带，并将患侧前臂搭在自己的肩上。引导患者将重心前移至足前掌部，直至患者的臀部抬离椅面，同时嘱咐患者抬头。治疗师引导患者转身，使患者臀部转向床边坐下，调整姿势使坐位稳定舒适（图 2-4-74）。由床到轮椅的转移与上述顺序相反。

2) 主动转移：当患者可以独立完成床边转移时即可进行主动床椅转移训练。患者坐在轮椅上，健侧靠近床边，轮椅与床成 30°～45°，刹住轮椅，向两侧移开脚踏板，把患者双脚平放于地面上，患足位于健足稍后方，双足分开与肩同宽。患手支撑于床边，患者躯干前倾，健手用力支撑，抬起臀部，以双足为支点转动躯干坐到床边，调整坐位姿势（图 2-4-75）。由床到轮椅的转移与上述顺序相反。

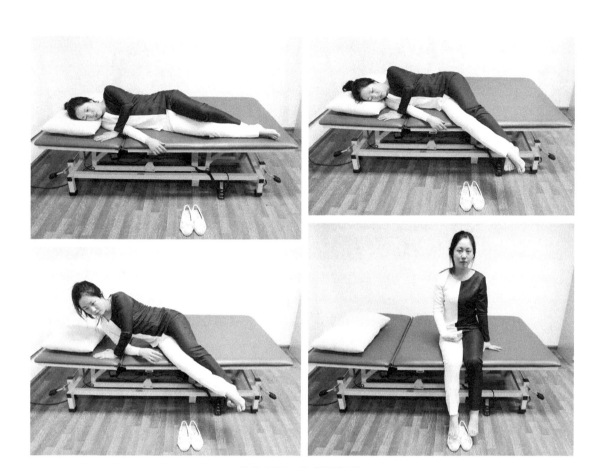

图 2-4-73　从患侧坐起

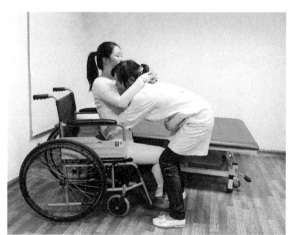
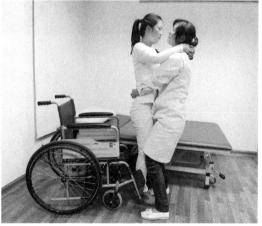

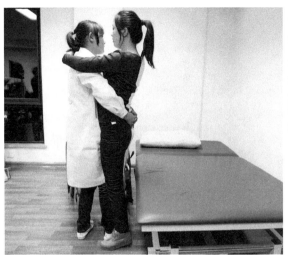
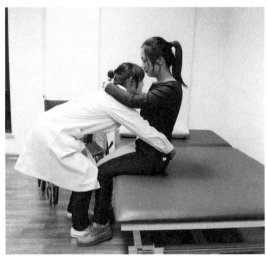

图 2-4-74 被动床椅转移

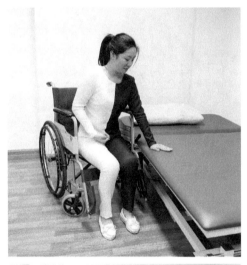
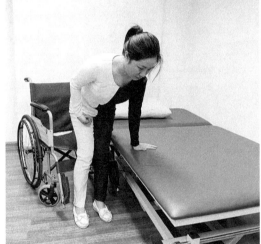
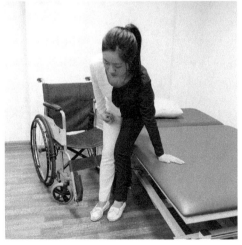
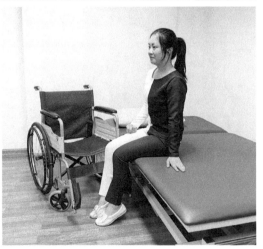

图 2-4-75 主动床椅转移

（3）驱动轮椅：在保持良好坐姿的情况下，患足放置在踏板上，健足着地。健手向前驱动手动圈，同时利用健足向后蹬的力量使轮椅向前移动，方向靠健足掌握（图 2-4-76）。

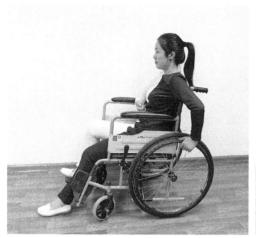
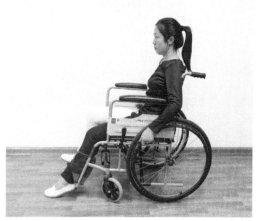

图 2-4-76　独立驱动轮椅

2. **更衣训练**　偏瘫患者双上肢不能配合穿衣动作，常为单手操作，必要时可对衣服、裤子、鞋袜等进行改造。

（1）穿脱套头衫：患者取坐位，先穿患侧，后穿健侧。嘱患者健手将衣服背向上置于膝关节上，分清衣服前后、衣领、袖子等。将患手插入同侧衣袖内，并将手腕伸出衣袖，将健手插入另一衣袖中，并将整个前臂伸出袖口，健手将衣服尽可能拉向患侧肩部，将头套入领口并伸出，整理好衣服。脱套头上衣与穿衣相反，先脱健侧，再脱患侧（图 2-4-77）。

（2）穿脱开衫：患者取坐位，先穿患侧，后穿健侧。偏瘫患者健手将衣服置于膝关节上，分清衣服前后、衣领、袖笼等，健手由颈后部抓住衣领拉至健侧肩部，再将健手插入另一衣袖中。健手系好纽扣并整理好衣服。偏瘫患者脱开衫与穿衣相反，先脱健侧，再脱患侧（图 2-4-78）。

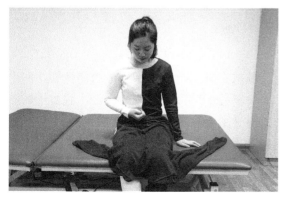
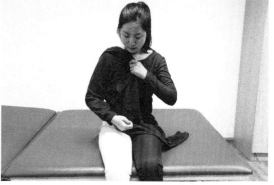

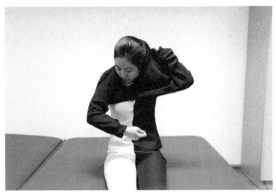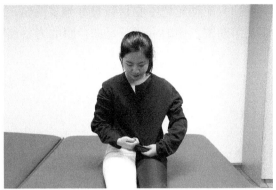

图 2-4-77　穿脱套头衫训练

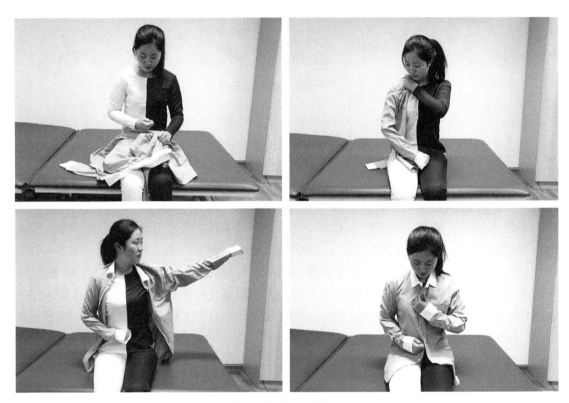

图 2-4-78　穿脱衬衫训练

（3）穿脱裤子：患者取坐位，将患腿屈髋屈膝放在健腿上，健手穿上患侧裤腿，向上提拉，放下患腿，然后穿上健侧裤腿。站起，将裤子提至腰部并整理好裤子。脱裤子的顺序与上述穿裤子的顺序相反，先脱健侧，再脱患侧（图 2-4-79）。

（4）穿脱袜子：先将患侧腿交叉放在健侧腿上或前面的凳子上，找好袜子上下面，用拇指和示指将袜口张开，身体前倾将袜子套入脚上。再抽出手指整理袜底、袜面，将袜腰拉到踝关节处，最后从脚跟处向上拉平整理。用同样的方法穿上另一只袜子。脱袜子比穿袜子简单，动作模式类似（图 2-4-80）。

3. **进食训练**　可以先在治疗室进行进食模拟训练。治疗师可以为患者配置进食辅助器具，如粗柄餐具、改良过的勺子或筷子、防滑用具等。经过康复训练患手依然没有主动运动者可以进行利手交换训练，即鼓励患者用健手持叉或筷子进食（图 2-4-81）。

4. **修饰训练**　修饰主要包括洗脸、刷牙、洗手、剃须、梳头、化妆等活动，要求患者具有较好的平衡功能、上肢和手的协调运动，必要的时候可以借助辅助器具或进行适当的改造。如拧毛巾时可将毛巾绕在水龙头上用单手拧干或在水龙头上装上把手，便于单手操作；使用按压式水龙头、加长把柄的水龙头等；用背面带有吸盘的刷子固定于洗手池旁，将手在刷子上来回刷洗，清洁健手；亦可将毛巾放在洗脸盆边上进行健手清洗等。

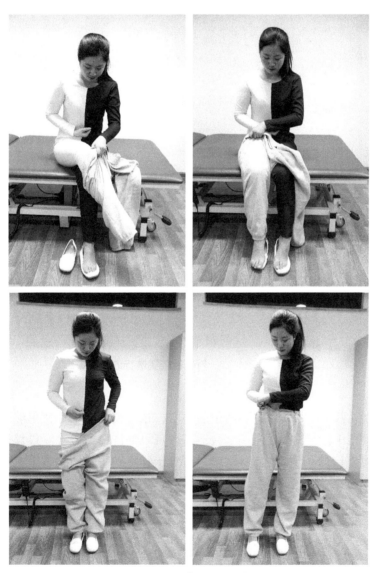

图 2-4-79　穿脱裤子训练

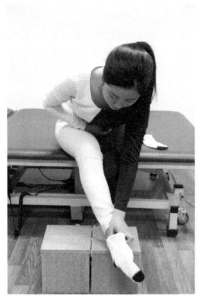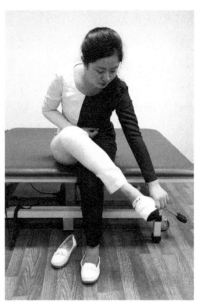

图 2-4-80　穿脱袜子训练

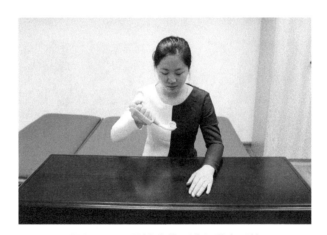

图 2-4-81　用辅助装置进行进食训练

5. 洗澡　偏瘫患者可以取坐位和站位的淋浴，也可使用浴缸。使用淋浴时，患者坐在简易洗澡椅上，打开水龙头，水温调至合适后才可以冲洗身体。洗澡过程中可用长毛巾或带长柄的海绵刷涂上肥皂后擦洗后背，肥皂可置于挂在脖子上的布袋里或专用的肥皂手袋里，防止从手中滑落。

6. 如厕　是 ADL 中最难处理的问题之一，也是患者迫切希望能够自己解决的问题之一。患者站立在坐便器或坐便椅前，两脚分开，一手（患手）抓住扶手，一手（健手）解开腰带，脱下裤子，身体前倾，借助扶手缓慢坐下。便后处理，进行自我清洁。一手拉住裤子，一手拉扶手，身体前倾，伸髋伸膝，站立后系上腰带。

7. 家居活动　为了提高患者独立生活能力和生存质量，可以指导患者做一些力所能及的家务劳动。这样不仅对增强身体耐力、促进肢体功能恢复有益处，而且通过身心的努力和劳动所取得的成果，可以令患者有满足感，对恢复患者的自信心有积极意义。

四、后遗症期康复治疗

脑卒中后遗症期是指脑损害导致的功能障碍经过各种治疗，受损的功能在相当长的时间内不会有明显的改善，此时即进入了后遗症期，临床上有的患者在发病后 6 ~ 12 个月进入，但多在发病后 1 ~ 2 年进入。脑卒中常见的后遗症主要表现为患侧上肢运动控制能力差和手功能障碍、失语、构音障碍、面瘫、吞咽困难、偏瘫步态、患足下垂、行走困难、大小便失禁、血管性痴呆等。

本期的康复治疗应加强残存能力和已有的功能训练，同时注意防止异常肌张力和挛缩的进一步加重，使患者更加自如地使用患侧，避免失用综合征和误用综合征及其他并发症的发生。具体内容如下。

1. 继续加强残存和已有功能的恢复，以防功能退化，如坐站训练、转移训练、步行训练、ADL 训练等，避免卧床不起或任其发展。

2. 代偿性功能训练，适时地使用必要的辅助器具，如手杖、步行器、轮椅、进食、穿衣、洗澡等自助器具的使用，从而提高患者的主动参与程度。

3. 对患者功能不可恢复或恢复很差者，充分发挥其健侧的代偿功能，如利手交换训练。

4. 进行家庭、社区的环境适应训练，并根据患者的需求，对家庭环境进行必要的、可能的改造，如去除门槛、地面防滑、浴缸前加扶手、改蹲便为坐便、台阶改为坡道或两侧安装扶手等。

5. 应重视职业、社会、心理康复。注意多与患者交流和进行必要的心理疏导，激发其主动参与的意识，鼓励患者进行适当的户外活动，可利用社区健身器材进一步提高平衡和协调功能，或参与太极拳等休闲娱乐活动，增强其参与社会的能力。部分患者还应进行就业再指导训练。

6. 加强患者的饮食营养和健康教育，预防复发。

五、脑卒中并发症的康复

1. 脑卒中后痉挛　大多数脑卒中患者在运动功能恢复过程中都会出现不同程度的痉挛，多表现为上肢屈肌痉挛和下肢伸肌痉挛，这将导致患者主动运动障碍、影响其日常生活活动能力、引起疼痛及不适等。痉挛的康复治疗包括非药物治疗和药物治疗两部分。

（1）非药物治疗

1）肌肉牵张：是常用的痉挛康复治疗方法，主要包括良肢位摆放、被动及主动牵张，必要时可以借助石膏、夹板、矫形器等。

2）肌力训练：主要是痉挛拮抗肌的肌力训练，多借助通过视觉或听觉来控制特定肌肉或肌群的生物反馈。

3）其他非药物疗法：温热疗法、冷疗、经皮神经电刺激、功能性电刺激等。

（2）药物治疗：痉挛的药物治疗需要根据患者的痉挛状况及药物的特点来选择，包括口服药物治疗（巴氯芬、替扎尼定、加巴喷丁、丹曲林钠等）、注射药物治疗（神经溶解技术及肉毒毒素注射技术）和鞘内注射药物治疗。

2. 吞咽障碍 脑卒中患者颅脑损害严重或有脑干病变常出现吞咽障碍，继而出现其他并发症，如营养不良、脱水、肺炎等，常用的治疗方法如下。

（1）代偿技术：目的是让患者安全经口进食，但不能改善患者吞咽功能，可以作为吞咽功能恢复前的短期治疗措施，也被称为行为策略，包括体位调整、进食行为调整、口腔卫生等。

（2）间接训练：是不使用食物的基础训练，包括感觉训练和感觉运动训练。

感觉训练：食团改变、温度 - 触觉刺激、口咽部气脉冲感觉刺激；感觉运动训练：目的是改善口咽部组织的运动范围及肌力，包括舌肌力量训练、Shaker 训练、改良球囊扩张技术等。

（3）直接训练：是伴有吞咽的感觉运动训练。吞咽时进行运动功能训练可以增加肌肉的力量及活动范围，是任务导向训练，包括 Mendelsohn 手法、生物反馈技术、神经肌肉电刺激等。

（4）其他治疗技术：包括针灸、经颅磁刺激和经颅直流电刺激等。

3. 偏瘫肩痛 约 70% 的脑卒中患者在发病 1～3 个月发生肩痛及其相关功能障碍，限制了患侧上肢的功能活动和功能改善。

（1）原因

1）肩关节半脱位：可能是偏瘫肩痛的一个原因，但并不一定导致疼痛，虽不是肩痛的主要原因，但早期预防肩关节半脱位是很有必要的。

2）痉挛肌肉失衡及冻结肩：脑卒中后出现典型的上肢屈肌痉挛，肩胛骨后撤、下沉，肩关节内收、内旋，肩关节周围痉挛肌肉的失衡是肩痛的主要原因，最容易出现痉挛导致失衡的肌肉是肩胛下肌和胸大肌。

冻结肩（粘连性关节囊炎）的特点是关节活动度受限，是偏瘫肩痛的常见原因。偏瘫肩痛常常是由痉挛肌肉失衡及冻结肩共同导致的。

3）肩 - 手综合征：又称为反射性交感神经营养不良、复杂区域疼痛综合征，表现为患侧肩痛、运动受限及肌肉的肿胀和萎缩甚至挛缩畸形，最终导致上肢功能受限。

（2）防治

1）偏瘫肩的放置：偏瘫肩周围的肌肉早期出现弛缓性瘫痪，后期出现痉挛，肩关节正确的放置可以减少肩关节半脱位及后期的挛缩，促进功能恢复，具体方法包括休息位对上肢进行支持、功能活动及坐轮椅时对上肢进行支持和保护。应避免过头的滑轮运动，只有在肩胛骨上旋及肱骨外旋时才能进行肩关节超过 90°的屈曲和外展。应该对陪护进行肩关节保护的教育，如进行转移时不能过度牵拉肩关节。

2）肩吊带的使用：肩吊带常在脑卒中早期用来支持患者患侧上肢，但肩吊带也有不利的一面，它会加重上肢屈肌模式、妨碍上肢摆动、促进挛缩发生、造成体像障碍，使患者不能使用患侧上肢。尽管这样，肩吊带仍然是当患者偏瘫上肢弛缓性瘫痪时站立和转移的最好支持方法 (图 2-4-82)。

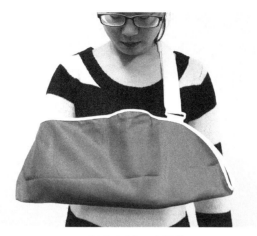

图 2-4-82　肩吊带

3）运动疗法：由于痉挛、肌肉失衡及冻结肩与肩痛的关系，增加肩关节活动度的治疗措施可以缓解肩痛。治疗师在帮患者活动上肢时，应注意保护肩关节，避免肱骨头对喙肩弓的撞击而引起疼痛。

4）电刺激：主要包括功能性电刺激和经皮神经电刺激，前者主要是产生肌肉收缩，后者主要有止痛作用。电刺激可以增加肌力、改善肌肉张力及感觉障碍、减轻疼痛。刺激的肌肉通常是冈上肌和三角肌后部，这两块肌肉在维持盂肱关节良好对线方面起到重要作用。功能性电刺激可以代偿或促通肩关节周围弛缓瘫痪的肌肉，减少肩关节半脱位的风险，但不能够减轻疼痛。

5）其他治疗：包括口服非甾体抗炎药、关节腔内注射激素、A 型肉毒毒素注射（主要注射肩胛下肌）、超声波、冷疗、芳香疗法、针灸等。

（孙乐影　卞　荣）

第3章 脑 外 伤

第一节 概 述

一、定义与流行病学

脑外伤 (traumatic brain injury，TBI) 是指头颅和脑受到外来暴力作用后遭受的损伤，除颅骨与脑组织直接受到损伤外，常并发颅内血肿、脑水肿、颅内高压等继发损伤，有时会同时合并颈椎、脊髓、周围神经等的损伤。Nguyen 等于 2016 年对世界各国 1985 ~ 2014 年 TBI 发病率进行综述，研究显示全球 TBI 的年发病率为每年 349 / 10 万人。男性较女性多，TBI 的发生和死亡与年龄密切相关。随着年龄的增长，TBI 发病率呈"U"形分布，低年龄和高年龄人群更易发生 TBI。我国缺乏 TBI 的权威性资料，马定军等利用颅脑创伤数据库平台发现颅脑创伤的发病率在（200 ~ 300）/ 10 万人，而且呈现出上升的趋势，病死率也一直居高不下。大部分脑外伤的病因为交通事故、工伤、运动损伤、跌倒、撞击等，有 50% 的受伤者在发生事故时没有戴防护装备（如安全带或头盔）。机动车事故所致脑外伤的死亡率仍然是最高的。骑摩托车戴头盔、出行前不饮酒可大大降低脑外伤的发生率，从而减少对家庭和社会的负担。

二、分类

1. 按损伤方式可分为开放性损伤和闭合性损伤。开放性损伤是指头皮、颅骨和硬脑膜同时破损，脑组织与外界相通。闭合性损伤是指头皮、颅骨和硬脑膜的任何一层保持完整，脑组织与外界不相通。

2. 按损伤病理机制分为原发性和继发性损伤。前者是在头部受到撞击后即发生的损伤，如脑挫裂伤。后者是在原发损伤的基础上出现的一系列病变，如脑缺血、脑积水等。

三、病理和病理生理

（一）原发性损伤

原发性损伤指暴力作用于头部后引起的直接脑损伤、立刻引发的神经细胞病理生理反应过程，可表现为局部脑损伤、切线脑损伤、弥漫性脑损伤。①局部脑损伤是指头部受暴力着力点造成的冲击性脑损伤；②切线脑损伤是指头部碰撞时突然加速或减速而引起的脑损伤，如对冲伤、撞击伤、摩擦伤、挫伤、裂伤等；③弥漫性脑损伤又称为弥漫性轴索损伤,是由于头部受高速的冲击,在颅腔内的脑组织产生回旋加速度,形成剪切力,使神经轴索伸展、断裂的脑损伤,当多处神经轴索断裂时,就会产生叠加效应,成为弥漫性损伤,加重损伤的程度。原发性损伤好发于皮质下白质,尤其是矢状面附近的白质。如范围向下、向内扩大,则将累及胼胝体上小脑脚附近的中脑背侧面及脑干,可出现深昏迷,四肢异常姿势及自主功能异常。

(二)继发性损伤

继发性损伤由原发性损伤引起,出现在原发性损伤后的数小时或几天的神经细胞损伤。主要病理过程是由脑内的部分血管移位、受压、梗死使血液供应阻断,产生缺血、缺氧。迟发的颅内血肿:脑损伤引起脑肿胀或脑脊液循环梗阻使颅内压增高,严重者可导致脑疝,增加死亡率;其他还有如脑血管痉挛、梗阻性脑积水、外伤后癫痫、颅内感染等。

(罗 豫 李 林 王 盛)

第二节 临床表现与功能障碍

一、临床表现

1. **头皮损伤** 是脑外伤中最常见的一种,指外界暴力所致头皮各层次结缔组织、血管、神经等结构的破损,可表现为头皮裂伤、头皮撕脱伤、头皮血肿。

2. **颅骨损伤** 在脑外伤中较为常见,分为线性、凹陷性、粉碎性、穿入性不同类型的颅盖骨骨折和颅前窝、颅中窝、颅后窝不同类型的颅底骨骨折两类,根据其伴随的邻近脑膜、脑组织、颅内血管和脑神经的损伤程度的不同,临床表现各异。

3. **颅内压增高** 表现为剧烈头痛、恶心呕吐、烦躁不安。眼底检查可见视盘水肿。

4. **意识障碍** 是脑损伤最突出的症状之一,时间由数分钟至数小时、数日、数月乃至迁延昏迷,与脑损伤的程度轻重有关。根据损伤部位的不同,意识障碍的表现略有不同。

5. **瞳孔变化** 较常见,表现为双瞳不等、大小多变、瞳孔极度缩小或双瞳散大。

6. **眼球位置和运动异常** 脑干损伤累及动眼、滑车或展神经核,可导致斜视、复视和相应的眼球运动障碍,如眼球协同运动中枢受损,可出现双眼协同运动障碍。

7. **生命体征** 轻度和中度脑损伤患者的血压、脉搏、呼吸多无明显改变,严重脑挫裂伤可引起生命体征变化。

8. **局灶症状和体征** 伤后立即出现的与脑挫裂伤部位相应的神经功能障碍或体征。如运动区损伤出现对侧瘫痪,语言中枢损伤出现失语,但额叶和颞叶前端等"哑区"损伤后可无明显局灶症状和体征。

二、功能障碍

(一)认知障碍

脑外伤患者出现认知障碍者相当常见,而且是影响脑外伤康复治疗效果的重要原因之一。认知功能属于大脑皮质的高级活动范畴,是指对自身和外界刺激(如视、听、触、痛等刺激)的有意识的情感和行为反应。认知功能障碍是大脑皮质受损的结果,脑外伤时大脑皮质常受累，可出现意识改变、记忆力障碍、听理解异常、失认症、失用症、忽略症、体像障碍、智能障碍等。临床表现可随损伤部位不同而有所差别，如额叶损伤引起记忆、注意和智能等方面的障碍；颞叶受损可引起听觉理解和近事记忆障碍；顶叶病变可导致失用症、忽略症、空间辨别障碍、体像障碍和躯体失认；枕叶受损则引起视觉失认和皮质盲。如大脑皮质广泛受损可能导致全面智能减退，成为外伤性痴呆。各种原因尤其是颅脑外伤引起大脑皮质及皮质下损伤可致不同形式和程度的认知障碍，早期发生率高，多种认知障碍并存，影响自理能力和生活质量。

1. **记忆力障碍** 记忆是人对过去经历过的事物的一种反应，是对获得的信息的感知及思考（又称编码、储存和提取的过程），可分为长时记忆、短时记忆和瞬时记忆三种。记忆功能包括三个基本过程：①识记，即事物通过感知在脑内留下痕迹；②保存，使痕迹不致消失；③回忆，当事物刺激已经过去时，其痕迹仍能通过回忆在脑中再现。此外，当已被识记和保存的事物刺激再次呈现时，还能通过再认过程而知晓其曾感知。与记忆有关的区域主要在额叶、颞叶皮质和丘脑，如果外伤影响这些部位即可产生记忆障碍。

记忆障碍主要有两种类型：近事记忆障碍和近事记忆、远事记忆均有障碍，前者主要是保存过程出现异常，信息的储存时间较正常时间缩短，从而使新近发生的事情易于遗忘，而远事记忆则不受影响。这是脑外伤患者常见的一种情况。如果患者不能记起不久前发生的事件、经常遗失东西、忘记赴约或忘记片刻之前与人谈话的内容，均提示存在近事记忆障碍。后者主要是由于回忆过程出现异常，即储存的信息不能被正常提取，而且新近储存和过去储存的信息都受到影响，从而使近事记忆和远事记忆均出现障碍。但往往是近事记忆先受影响，随后远事记忆也出现障碍。

2. **注意力障碍** 注意是对事物的一种选择性反应。注意是心理活动对一定事物的指向和集中。它使人们清晰地认识周围现实中某一特定的对象，避开不相关的事物。注意障碍表现为注意力不集中、注意不能持久、专注程度减弱、注意涣散和注意转移。注意功能与网状结构关系密切，网状结构具有调节功能，能使传入刺激在大脑高级中枢传导途中得到过滤，阻止无关信息混入其中，从而使注意力得以集中。

3. **失认症** 指患者不能认识由某一感觉（如视觉、听觉和触觉）辨察的事物，如不认识放在眼前的茶杯，不知道听到的是汽车喇叭声或不知道手中触摸的是钢笔。这种对感知对象的认识障碍并不是由于感觉、语言、智能和意识障碍所引起，也不是因为不熟悉这些物体所造成，而是由于脑部受损使患者对经由视觉、听觉和触觉等途径获得的信息丧失了正确的分析和识别能力，即感觉皮质整合功能发生了障碍。失认症的发生主要与颞叶、顶叶和枕叶交界区皮质受损有关。失认症包括了视觉失认症、听觉失认症、触觉失认症和躯体失认症，还常伴有各种忽略症和体像障碍。

4. **失用症** 指患者因脑部受损而不能随意进行其原先能够进行的活动。这一情况并非因肌肉瘫痪、感觉缺失、共济失调或理解障碍所造成，而是由于大脑皮质受损，导致皮质所储存的运动程序的提取出现紊乱，从而对其所接受到的外周刺激不能调动相应的程序予以应答。失用症包括运动性失用、意念性失用、结构性失用、穿衣失用和步行失用等多种类型，并常伴有失语等脑损害的其他表现。

（二）精神行为障碍

脑外伤后精神行为障碍多见于广泛性脑挫裂伤、脑干损伤等重型颅脑损伤患者。有些患者在急性期就可以出现精神异常症状，如在原发性昏迷逐渐好转时，可出现谵妄、幻觉、运动性兴奋、躁狂不安和攻击破坏行为等，但经过治疗常能在短期内逐渐恢复。恢复期和慢性期的精神障碍则多伴有器质性损害的病理基础，如脑瘢痕、囊肿、脑膜粘连、弥漫性神经元退行性变、脑萎缩和脑室扩大等。表现为各种妄想、幻觉、癔症样发作、人格改变和性格改变（如情绪不稳定、固执、易激惹、易冲动或淡漠、对周围事物缺乏兴趣等）。重症患者可表现为智能严重减退、反应迟钝或狂躁兴奋，出现攻击破坏行为，成为外伤性痴呆。此种精神行为障碍因具有器质性损害的病理基础，故恢复困难，并影响躯体障碍的康复治疗及效果。

（三）言语障碍

脑外伤可以导致失语、构音障碍或言语失用等语言功能障碍，其中以失语症最为常见。

失语症患者在语言的理解、形成和表达等方面的能力受到限制或丧失，但又不是由于精神障碍、感觉异常或肌肉软弱无力所造成的。患者能听到别人说话的声音，看见文字形象，却不能理解其含义；口部肌肉能咀嚼吞咽，却不能说话；手指能握筷持物，却不能书写。这是由于与言语相关的脑皮质和脑深部结构受到损害的结果。

（四）运动障碍

脑外伤后可因两个方面原因导致运动功能障碍：脑器质性损害造成的运动功能障碍和由并发症造成的继发性运动功能障碍。

脑器质性损害造成的运动功能障碍：躯体运动受神经系统控制，随意、分离、精确、协调和快速运动需在各级中枢的调节控制下才能完成。与运动相关的脑组织损伤后将导致相应的运动功能障碍，损伤部位不同可出现锥体系症状、锥体外系症状和小脑症状。这些症状既可由原发性脑损伤（脑挫裂伤、原发性脑干损伤）引起，亦可因继发性脑损害（如颅内血肿）造成；前者在伤后立即产生，后者在伤后逐渐出现和加重。

1. 锥体系症状指一旦锥体系受损，由其支配的相关随意肌即出现不同程度的上运动神经元瘫痪。由于受损部位和范围的不同，可分别表现为单肢瘫、偏瘫、三肢瘫和四肢瘫。大脑皮质或皮质下白质局限性损伤可造成单肢瘫，但由脑损伤而产生完全性单肢瘫者临床上比较少见。因脑损伤而出现截瘫、三肢瘫或四肢瘫者亦不多。截瘫和三肢瘫多因顶部矢状窦附近脑损伤引起；四肢瘫虽可由波及双侧皮质运动区的广泛性脑损伤引起，但多系脑干损伤所致。脑损伤所致的肢体瘫痪中，以损伤灶对侧偏瘫最为多见，在大脑皮质、内囊或脑干损伤时均可出现，尤以大脑皮质运动区受损时最为常见。锥体系受损患者在后期一般呈痉挛性瘫痪，表现为肌张力增高，腱反射亢进，并可出现踝阵挛、髌阵挛，以及巴宾斯基征、霍夫曼征等病理征。肌张力增高在上肢以屈肌为主，下肢以伸肌为主。

2. 锥体外系症状指脑外伤若累及基底神经节、丘脑底核、黑质、红核、脑干网状结构、小脑齿状核和下橄榄体等处时，可出现锥体外系症状，即肌张力变化和异常运动，包括肌张力增高、运动减少和肌张力降低、运动增多，导致运动障碍。

3. 脑外伤累及小脑（如小脑挫裂伤、颅后窝血肿压迫小脑）和脑干损伤累及小脑红核束、小脑丘脑束或橄榄核小脑束者可出现小脑性运动失调症状，如协调运动困难、步态不稳、辨距不良、意向震颤、平衡不良、肌张力低下等，均可影响运动功能。

（五）心理情感障碍

心理障碍在脑外伤后相当常见，不论伤情轻重均有可能发生。脑外伤后可因两个方面原因导致心理障碍：①一般人任何伤病后均可能出现的心理变化；②因脑部器质性损伤使神经系统完整性受到破坏而造成的心理障碍。两者均可引起一系列心理活动异常和情感异常。患者的心理和情感异常的表现形式多种多样，而且在病程的不同阶段还可有所不同。如对伤病往往不能加以正确认识，在不同时期可分别表现为不理解、否认；伤后初期对治疗和预后可表现为过度的期望和乐观，而面对神经功能恢复的缓慢进程又可能转变为悲观、消极和失望。有些患者意志消退，情绪低落，焦虑不安，情感淡漠，少言寡语，沉寂少动，对周围事物漠不关心，对任何事情都缺乏兴趣，即有抑郁表现。反之有些患者则表现为莫名欣快。不少患者因感觉输入异常和大脑皮质功能紊乱而使情感释放失去控制，情感表达不能以正常方式进行，表现为情绪不稳定、不合作、紧张、易激动甚至无端哭泣或傻笑。

（罗　豫　王　盛）

第三节　康复评定

在对脑外伤患者进行康复治疗之前，首先要对患者全身状况及脑外伤严重程度进行评定，同时对脑损伤引起的包括认知、行为、言语、情绪及运动、感觉等方面的功能障碍也要进行科学的评定，这样不仅能了解患者功能障碍的原因及严重程度，判断其预后，还能以此为依据制订出合理的康复治疗方案，进而确定康复疗效。

一、全身状况评定

脑外伤患者生命体征平稳，特别是颅内压持续稳定 24 小时，即可进行早期康复治疗。但在康复治疗过程中应该密切观察患者的生命体征的变化，一旦患者出现意识障碍程度的加重立即停止康复治疗。同时要了解患者是否有心脏病、高血压、糖尿病等既往史和用药史，对患者的压疮、下肢深静脉血栓、导管滑脱等风险进行全面评估。详细检查患者是否合并多发骨折、周围神经损伤、重要肌腱和韧带的撕裂等创伤情况。

二、脑外伤严重程度评定

脑外伤的严重程度差别很大，可以是最轻微的脑震荡而没有任何神经功能缺损表现的脑震荡，也可以是脑干严重受损的长期昏迷甚至终身不醒，同样也可以是有少量情感反应的微小意识状态。因而在讨论康复问题前，首先要明确与脑外伤严重程度相关的一些重要概念和评估方法，并据此判断康复治疗疗效和预后。

1. 定义和诊断标准

（1）昏迷（coma）：是一种不能被唤醒的无反应状态，是觉醒状态和意识内容及躯体运动均完全丧失的一种极其严重的意识障碍，患者闭眼、睡眠 - 觉醒周期丧失，通常由于广泛双侧半球皮质或皮质下白质损伤或上行网状激活系统损伤所致。

（2）植物状态（vegetative state，VS）：指昏迷患者在恢复过程中，达到觉醒而无认知的状态。主要特征是对自身和外界认知功能丧失，而保留睡觉 - 觉醒周期，下丘脑及脑干功能基本保存。在 2011 年中华医学会急诊分会上，明确了植物状态的诊断标准：认知功能丧失，无意识活动，不能执行指令；能自动睁眼或刺激下睁眼；有睡眠 - 觉醒周期；可有无目的性眼球跟踪运动；不能理解和表达语言；保存自主呼吸和血压；下丘脑及脑干功能基本保存。持续性植物状态诊断标准：植物状态持续 1 个月以上。但有学者认为，"持续性"和"永久性"的术语应该从植物状态的诊断中去除，因为有近 50% 脑创伤昏迷 1 个月的患者 1 年后，甚至少数 2 年后仍然恢复了意识。

（3）微小意识状态（minimally conscious state，MCS）：指患者有严重的意识改变，但对自身和周围环境有很小的而明显认知的一种状态。微小意识状态的诊断必须满足下列条件之一：执行简单指令；可理解的言语表达；出现可辨别的姿势或言语反应表示"是 / 否"（无论是否准确）；相关环境刺激触发的动作或情感反应，而非反射活动。微小意识状态是一种患者由昏迷逐渐清醒的过渡状态。

2. 我们除了从定义区别患者处于昏迷、植物状态、微小意识状态，还可以通过昏迷的程度与持续时间、创伤后遗忘（post-traumatic amnesia，PTA）持续的时间来确定脑外伤的严重程度。临床上常采用格拉斯哥昏迷量表（Glasgow coma scale，GCS）、盖尔维斯顿定向遗忘试验（Galveston orientation and amnesia test，GOTA）等方法来确定脑外伤的严重程度。

（1）格拉斯哥昏迷量表：是脑外伤评定中最常见的一种评定量表（表 3-3-1）。国际上普遍采用格拉斯哥昏迷量表来判断急性损伤期患者的意识情况。该量表通过检查脑外伤患者的睁眼反应、运动反应和言语反应三项指标，确定这三项反应的积分后，再累计得分，作为判断伤情轻重的依据。格拉斯哥昏迷量表能简单、客观、定量评定昏迷及其深度，而且对预后也有估测意义。

表 3-3-1　格拉斯哥昏迷量表

项目	试验	患者反应	评分
睁眼反应	自发	自己睁眼	4
	言语刺激	大声向患者提问时患者睁眼	3
	疼痛刺激	捏患者时能睁眼	2
	疼痛刺激	捏患者时不睁眼	1
运动反应	口令	能执行简单命令	6
	疼痛刺激	捏痛时患者拨开医生的手	5
	疼痛刺激	捏痛时患者撤出被捏的手	4
	疼痛刺激	捏痛时患者身体呈去皮质强直（上肢屈曲、内收内旋；下肢伸直，内收内旋，踝屈曲）	3
	疼痛刺激	捏痛时患者身体呈去大脑强直（上肢伸直、内收内旋；腕指屈曲，下肢同去皮质强直）	2

续表

项目	试验	患者反应	评分
言语反应	疼痛刺激	捏痛时患者毫无反应	1
	言语	能正确会话，并回答医生他在哪、他是谁及年和月	5
	言语	言语错乱，定向障碍	4
	言语	说话能被理解，但无意义	3
	言语	发出声音但不能被理解	2
	言语	不发声	1

总分最小为 3 分，最大为 15 分；若总分小于 8 分表示脑部严重损伤；若总分为 9 ~ 12 分表示脑部中度损伤；若总分为 13 ~ 15 分表示脑部轻度损伤

（2）清醒后依据损伤后遗忘时间长短评定，遗忘间期 < 10 分钟为极轻型；10 分钟至 1 小时为轻型；1 小时至 1 天为中型；1 天至 1 周为重型；> 1 周为极重型。

（3）根据昏迷时间长短的评定：昏迷时间 > 6 小时为严重损伤；1 ~ 6 小时为中度损伤，< 1 小时为轻度损伤。

3. 传统的急性脑损伤评估方法采用的是格拉斯哥昏迷量表评分、昏迷时间长短评定等量表法，这些都是较好的临床神经行为学评定量表。当患者进入包括植物状态在内的慢性意识障碍状态后，患者是处于昏迷状态、植物状态、还是微小意识状态将无法分清楚，上述量表就不再适用了。Seel 等对各种量表的诊断准确性、预后判断的预测性、标准化程度、内容有效及可靠性、是否有标准的指导手册等方面进行了全面的比较，并以美国康复医学会、脑损伤跨学科组、意识障碍专责小组的名义首推修正的昏迷恢复量表（CRS-R）较适合植物状态、微小意识状态等方面的评定，其次是感觉模式评估与康复技术量表（sensory modality assessment and rehabilitation technique，SMART）、西方神经感觉刺激参数量表（Western neuro sensory stimulation profile，WNSSP）、感觉刺激评估测试量表（SSAM）、Wessex 脑损伤评定量表（Wessex head injury matrix，WHIM）、意识障碍量表（DOCS）。CRS-R 用来评估意识障碍，可信度最高，SMART、WNSSP、SSAM、WHIM 及 DOCS 次之，昏迷 / 近似昏迷量表（coma/near coma scale，CNC）也可用于意识障碍的评定，而全面无反应性量表缺乏内容效度和标准化的研究，现阶段不建议用于意识障碍行为学测评。

4. 除了上述传统的基于运动功能评分的量表外，当前的研究热点在于通过检查手段寻找客观指标来判断患者的意识障碍类型。对于昏迷、植物状态、微小意识状态的患者，有时候用行为学量表很难判定患者一些细微活动是否有意义。随着科学技术的发展，功能磁共振（fMRI）可以采集患者在静息和刺激等条件下相应脑区或脑网络连接方面的信息，来判断初级或高级皮质是否被激活，从而将不同意识状态区分开，同时可以对患者预后进行预测。如果条件允许，也可以通过神经电生理学方法、PET-CT 等方法观察患者初级、高级脑皮质是否有恢复的可能。

5. 格拉斯哥结果量表（Glasgow outcome scale，GOS）是对颅脑外伤患者恢复及其结局进行评定，根据患者能否恢复工作、学习能力，生活能否自理，残疾严重程度分为 5 个

等级：死亡、植物状态、重度残疾、中度残疾、恢复良好（表 3-3-2）。

Ⅰ级：死亡 (death，D)。

Ⅱ级：持续性植物状态 (persistent vegetative state，PVS)，长期昏迷，呈去皮质或去大脑强直状态。

Ⅲ级：重度残疾 (severe disability，SD)，不能独立生活，需他人照顾。

Ⅳ级：中度残疾 (moderate disability，MD)，患者不能恢复到原来的活动水平，但能生活自理。

Ⅴ级：恢复良好 (good recovery，GR) 可以恢复原来的社会活动和职业活动。成人能工作，学生能就学。

表 3-3-2　格拉斯哥昏迷量表和格拉斯哥结果量表相关表

格拉斯哥昏迷量表（分）	严重程度	GR 或 MD	SD 或 PVS	D
3 ~ 8	重度	50% ~ 60%	19%	21% ~ 31%
9 ~ 12	中度	87%	10%	3%
13 ~ 15	轻度	100%	—	—

三、认知功能障碍评定

认知功能障碍导致脑外伤患者生活与社会适应的障碍。认知障碍不仅在脑外伤患者中相当常见，而且往往影响到其他功能障碍的康复治疗效果，因此认知功能障碍常常成为脑外伤患者康复中的重要问题，在脑外伤患者中，进行认知障碍的评定有特别重要的意义。认知障碍的评定主要涉及记忆、注意、思维及成套测验等。

（一）Rancho Los Amigos（RLA）认知功能分级

依 Rancho Los Amigos 的评定标准，脑外伤患者恢复过程中的认知与行为变化包括了从无反应到有目的反应共 8 个等级（表 3-3-3）。该等级评定虽然不能表明患者特定的认知障碍，但可大致反映脑外伤后一般的认知及行为状态，并常作为制订治疗计划的依据，因此在临床上使用广泛。

表 3-3-3　Rancho Los Amigos 认知功能分级

分级	特点	认知与行为表现
Ⅰ	没有反应	患者处于深昏迷，对任何刺激完全无反应
Ⅱ	一般反应	患者对无特定方式的刺激呈现不协调和无目的的反应，与出现的刺激无关
Ⅲ	局部反应	患者对特殊刺激起反应，但与刺激不协调，反应直接与刺激的类型有关，以不协调延迟方式（如闭着眼睛或握着手）执行简单命令
Ⅳ	烦躁反应	患者处于躁动状态，行为古怪，毫无目的，不能辨认人与物，不能配合治疗，词语常与环境不相干或不恰当，可以出现虚构症，无选择性注意，缺乏短期和长期的回忆

续表

分级	特点	认知与行为表现
V	错乱反应	患者能对简单命令取得相当一致的反应，但随着命令复杂性增加或缺乏外在结构，反应呈无目的、随机或零碎性；对环境可表现出总体上的注意，但注意力涣散，缺乏特殊注意能力，用词常常不恰当并且是闲谈，记忆严重障碍常显示出使用对象不当；可以完成以前常有结构性的学习任务，如借助帮助可以完成自理活动，在监护下可完成进食，但不能学习新信息
VI	适当反应	患者表现出与目的有关的行为，但要依赖外界的传入与指导，遵从简单指令，过去的记忆比现在的记忆更深更详细
VII	自主反应	患者在医院和家中表现恰当，能自主地进行日常生活活动，很少出差错，但比较机械，对活动回忆肤浅，能进行新的活动，但速度慢，借助结构能够启动社会或娱乐性活动，判断力仍有障碍
VIII	有目的的反应	患者能够回忆并且整合过去和最近的事件，对环境有认识和反应，能进行新的学习，一旦学习活动展开，不需要监视，但仍未完全恢复到发病前的能力，如抽象思维、对应激的耐受性、对紧急或不寻常情况的判断等

（二）认知功能的成套测试

脑外伤患者常常需要评估多领域的认知功能，因此往往需要进行认知功能的成套测试。在临床上较为普遍采用的还是一些综合性的、较为简易的方法，如神经行为认知状况测试（the neurobehavioral cognitive status examination，NCSE）、洛文斯顿作业治疗认知评定（Loewenstein occupational therapy cognitive assessment，LOTCA）。

1. 神经行为认知状况测试　是一全面性的标准认知评定，可按患者的认知状况做初步的筛选及评估。神经行为认知状况测试可以评估患者的定向、专注、语言（理解、复述和命名）、结构组织、记忆、计算、推理（类似性、判断）等领域。神经行为认知状况测试能比较敏感地反映患者认知能力的问题所在及认知障碍的程度，而且操作比较方便，结果可以图示，因而比较直观。

2. 洛文斯顿作业治疗认知评定　基本涵盖了检测认知功能的各个方面，操作简单，实用性强，是临床康复中评定认知功能的敏感、系统的指标。该法是评定脑外伤认知功能障碍的成套测试，评定内容分为四大类：定向力、知觉、视运动组织及思维运作检查，共20项测验。除思维运作中的三项检查为5分制外，均采用4分制评分标准。通过检查结果可了解患者在定向、视失认、命名、空间失认、失用、单侧忽略、视空间组织推理、颜色失认、失写、思维运作、注意力等方面的能力。

（三）记忆功能的评定

记忆功能是人脑的基本认知功能之一。脑外伤患者经常出现记忆功能障碍，这就要求对患者的记忆状况进行客观的评定。

1. 简单的记忆测试方法

（1）机械记忆：倒背数字，如果测题为3-8-5，复述5-8-3。最多7位数，记分方法以倒背正确的最多位数为准，时限为60秒。

（2）视觉再生：看一幅图 30 秒，然后将其盖上，在纸上默画出来。时限为 120 秒。

（3）规律记忆：从 1 起，每次加 3，如 1、4、7……数到 40 时停止。记录错误次数和数到 40 所需时间。

2. 标准的成套记忆测试方法

（1）韦氏记忆量表（Wechsler memory scale，WMS）：是应用广泛的成套记忆测验，也是神经心理测验之一。该量表共分 10 项分测验，分别测量长时记忆、短时记忆和瞬时记忆。记忆商表示记忆的总水平。该量表特点是对各个方面的记忆功能都予以评定，其结果也有助于鉴别器质性和功能性的记忆障碍，为临床提供了一个很有用的客观检查方法。

（2）Rivermead 行为记忆能力测试（Rivermead behavioral memory test，RBMT）：是一个日常记忆能力的测试，包括 11 个项目，主要检测患者对具体行为的记忆能力。患者在此行为记忆能力测验中的表现，可帮助治疗师了解患者在日常生活中因记忆能力受损带来的影响。

（3）临床记忆量表：由我国学者根据国外单项测验编制的成套记忆量表，用于成人（20 ～ 90 岁）。由于临床所见记忆障碍以近事记忆障碍或学习新鲜事物困难多见，故该量表各个分测验是检查持续数分钟的一次性记忆或学习能力。本测试可以鉴别不同类型的记忆障碍，如词语记忆障碍或视觉记忆障碍，并对大脑功能障碍评定提供参考数据。

（四）注意力的评定

根据参与器官的不同，可分为听觉注意、视觉注意等。下面介绍几种视觉和听觉注意的评估方法。它们不是成套测验，可根据临床需要选用。

1. 视跟踪和辨别

（1）视跟踪：让患者看着一光源，医生将光源向患者左、右、上、下移动，观察患者随之移动的能力，每个方向评 1 分，正常 4 分。

（2）形状辨别：让患者复制一根垂线、一个圆、一个正方形和大写字母 A，每项评 1 分，正常 4 分。

（3）删字母：给患者一支铅笔，让他以最快速度准确地删去下面字母列中的 C 和 E。要注意实际试验时表中的字母应为正常大小的规格。删除中每列约需删去 18 个字母，100 秒内删错多于一个为注意有缺陷。

2. 数或词的辨别

（1）听认字母：医生在 60 秒内以每秒一个的速度念无规则排列字母，其中有 10 个为指定的同一字母，让患者每听到此字母时举一下手，应举 10 次。

（2）重复数字：医生以每秒一个的速度给患者念随机排列的数字，从两个开始，每念完一系列让患者重复一次，一直进行到患者不能重复为止。复述不到 5 个数字为异常。

（3）词辨认：向患者播放一录音带，内有一段短文，其中有一定的数量的指定词（此例为"红"字），让患者每听到红字举一次手，短文如下："昨晚我骑着我的红自行车回家时，晚霞将天染得红通通的，我向红色的天空望了一眼，看见了一些云彩。回家时，我妹妹小红在屋里穿着一件红毛衣和红运动裤，她告诉我她要和同学去红都餐厅吃晚饭，她骑上我的红车子走了。我打开窗看见对面三层的红房子的阳台上挂着三件红色上衣。"举手次数少于 9 次为有注意缺陷。

3. 听跟踪　让患者闭目听铃，将铃在患者左、右、前、后和头上方摇动，让他指出铃之所在。每个位置评 1 分，少于 5 分为异常。

4. 声辨认　可做下述检查。

（1）声认识：向患者放一录有嗡嗡声、电话铃声、钟表咔嗒声和号角声的录音带，让他每听到号角声时举一下手，号角声出现 5 次，举手不到 5 次为有缺陷。

（2）在杂音背景中辨认词：向患者放一段有喧闹集市背景声的短文，内容和安排类似辨认水果名词中穿插的蔬菜名词，其他的形式亦有提前给出 10 个指定的词，让患者每听到指定词时举一下手，举手不到 8 次为有缺陷。

5. 反应时检查　刺激作用于机体后到机体做出明显的反应开始时所需要的时间。

检查：给被试者单一刺激，要求在感受到刺激时尽可能快地做出反应。

计时器记录从刺激呈现到被试者的反应开始时的时间间隔。

6. 注意持久性检查

（1）划消测验：要求患者以最快的速度划去指定字母。结束后统计正确与错误的划消数目，并记录划消时间。

例如，删除下列字母中的"C"和"E"。

BEIFHEHFEGICHEICBDACBFBEDACDAFCIHCFEBAFEACFCHBDCFGHE
CAHEFACDCFEHBFCADEHAEIEGDEGHBCAGCIEHCIEFHICDBCGFDEBA
EBCAFCBEHFAEFEGCHGDEHBAEGDACHEBAEDGCDAFCBIFEADCBEA
CDGACHEFBCAFEABFCHDEFCGACBEDCFAHEHEFDICHBIEBCAHCHEFB
ACBCGBIEHACAFCICABEGFBEFAEABGCFACDBEBCHFEADHCAIEFEG
EDHBCADGEADFEBEIGACGEDACHGEDCABEFBCHDACGBEHCDFEHAIE

（2）连续减 7 或倒背时间、成语：100 连续减 7、倒数一年的月份（如果不行倒数一个星期 7 天）。

7. 定向力检查　人物定向：你叫什么名字？你多大了？你生日是哪天？

地点定向：你现在在哪？你现在所在医院在哪里？你家住哪？

时间定向：今天的日期（年、月、日）？今天是星期几？现在的时间（不允许看表）？

8. 注意转移检查　按以下规则出两道题。

第一题，写两个数，上下排列，然后相加。将和的个位数写在右上方，将上排的数直接移到右下方，如此继续下去

3921347189……

6392134718……

第二题，开始上下两位数与第一题相同，只是将和的个位数写在右下方而把下面的数移到右上方。

3695493257.

6954932572.

每隔半分钟发出"变"的口令，受试者在听到命令后立即改做另一题。将转换总数和

转换错误数进行比较，并记录完成作业所需时间。

9. **注意分配检查**　声光刺激同时呈现，要求受试者对刺激做出判断和反应。

10. **注意广度检查**　从两位数开始，每一水平做两次检查，两次检查任意一次通过即可进入下一水平检查。检查者以 1 位数 / 秒的速度说出每组数字。正向数字距为 7±2；数字距为 4 时提示为临界状态，数字距为 3 时异常。逆向数字距为 6±2；数字距为 3 时提示临界状态，数字距为 2 时异常。

（五）执行功能评定

1. **言语流畅性检查（启动能力）**　用于检查前额叶皮质的启动功能。要求患者在 1 分钟内尽可能多地列举出以"M"开头的单词。人名、地点和衍生词（如高兴的衍生词如高兴的、高兴地、不高兴的等）不允许使用。高中毕业文化水平以上的正常人 1 分钟内至少可以说出 8、9 个单词，对于失语症患者，可以设计卡片供其挑选。语义分类流畅性检查（按种类命名，如在 1 分钟内尽可能多地列举出属于动物类的单词或水果类的单词）不是纯粹的生物性作业或任务，语义分类作业的完成有赖于与语言有关的大脑皮质的完整性和统一性。因此，该类检查不适用于检查额叶执行功能障碍功能。

2. **反应 - 抑制和定势转换检查**

(1) 做—不做测验(go, no go task)：当检查者举起两个手指时，要求患者举起一个手指，当检查者举起一个手指，要求患者举起两个手指。另外一种检查方法，检查者敲击一下桌子底面（以避免视觉提示），患者举起一个手指；敲击两下，患者不动。亦可以共做 10 遍。检查时确认患者理解检查要求。完全模仿检查者的动作或反复持续一个动作均提示患者缺乏适当的反应抑制，不能按不同的刺激来变换应答是额叶损伤的特征性表现。

(2) 交替变换测验：要求患者复制由方波和三角波交替并连续组成的图形。额叶损伤患者不能根据刺激改变而改换应答，表现出持续状态即一直重复一个形状而不是交替变化（图 3-3-1）。

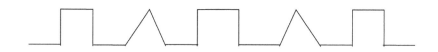

图 3-3-1　交替变换测验

(3) 序列运动（动作）检查

1) Luria 三步连续动作：三步动作要求患者连续做三个动作，即依次握拳、手的尺侧缘放在桌面上和手掌朝下平放在桌面上（握拳 - 切 - 拍）（图 3-3-2）。

2) 手的交替运动：检查者示范动作要求，首先同时完成一手（如左手）握拳，另一只手（如右手）五指伸展的动作，然后将动作颠倒即左手伸展，右手握拳。要求患者交替连续完成这组动作。

持续状态和不能完成序列运动均为异常反应。肢体运动障碍患者在进行该类检查时也可以表现异常。因此，确定反应异常之前应首先排除运动障碍对测验的干扰。

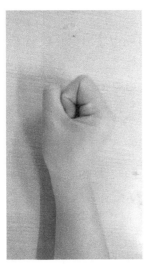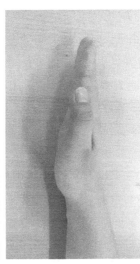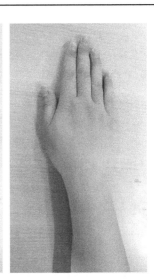

图 3-3-2　Luria 三步动作检查顺序

（六）脑外伤后严重认知障碍

脑外伤后严重认知障碍即外伤性痴呆，指的是记忆、注意、思维、言语等认知领域严重的认知衰退，而且影响到患者的日常生活活动与社会交往。对于痴呆，临床上常用简易精神状态检查量表与长谷川痴呆量表（Hasegawa dementia scale，HDS）来进行筛查。

四、感知障碍评定

感知障碍是指在感觉输入系统完整的情况下，大脑对感觉刺激的认识和鉴别障碍，表现为失认症与失用症。感知障碍属于认知障碍的范畴，这里为了叙述方便，将感知障碍的评定单独列出。

（一）失认症评定

失认症包括视觉失认症、听觉失认症、触觉失认症和躯体失认症，还常常伴有各种忽略症和体像障碍。下面介绍几种常见失认症的评定。

1. 单侧空间失认　又称为单侧空间忽略、单侧忽略、单侧不注意，指患者对大脑损伤对侧一半视野内的物体的位置关系不能辨认，病变部位常在右侧顶叶、丘脑。常见的评定方法如下。

（1）Albert 划消测试：在一张 16 开白纸上均匀分布多条线段，每条线段长 2.5cm。让受试者在所看见的每一条线段上画一道。不能在所有线段上都画杠，并且被画杠的线段都在纸的一侧为阳性。通过对漏画线段计数来评定半侧空间失认的程度。例如，当整张纸上线段数为 40 条时，则漏画 1、2 条可忽略不计；漏画 3～23 条为可疑半侧空间失认，漏画 23 条以上为半侧空间失认。如采用 30 条线段来测验，则可将线段按左 1/3，中 1/3，右 1/3 各 10 条分布，只画掉 1/3 或更少者为重度，只剩下一侧的 1/3 或更少未画掉为轻度。

（2）字母删除试验：在纸上排列 5 行字母，字母随机出现，让患者删掉指定的字母 E 和 R（图 3-3-3）。

```
AEIKNRUNPOEFBDHRSCOXRPGEAEIKNRUNPB
BDHEUWSTRFHEAFRTOLRJEMOEBDHEUWSTRT
NOSRVXTPEBDHPTSIJFLRFENOONOSRVXTPE
GLPTYTRIBEDMRGKEDLPQFZRXGLPTYTRIBS
HMEBGRDEINRSVLERFGOSEHCBRHMEBGRDEI
```

E & R

↑

图 3-3-3　字母删除试验

（3）高声朗读测试：高声朗读一段文字，可以发现空间阅读障碍，表现在阅读时另起一行困难，常常漏掉左半边的文字。

（4）平分直线测验：将一直线平分，可显示中段判断错误，常偏向大脑损伤侧。Shekenberg 等分线段测验：在纸上有长短不一，位置偏左、偏右或居中的水平线 20 条，让患者在每根线的中点做等分记号，如单侧漏切 2 根，或中点偏移距离超过全线长度的10% 均为阳性。

2. 疾病失认　指患者不承认自己有病，因而安然自得，对自己不关心，淡漠，反应迟钝。病变位于右侧顶叶。评定主要根据临床表现。

3. 视觉失认　指患者对所见的物体、颜色、图画不能辨别其名称和作用，但一经触摸或听到声音或嗅到气味，则常能说出。病变部位一般位于优势半球的枕叶。评定主要依据临床表现。

4. Gerstmann 综合征　包括左右失定向、手指失认、失写和失算四种症状。病变常在左侧顶叶后部和颞叶交界处。评定方法如下。

（1）左右失定向：检查者叫出左侧或右侧身体某一部位的名称，嘱患者按要求举起相应部分，或由检查者指患者的一侧肢体，让患者回答是左侧还是右侧。回答不正确即为阳性。

（2）手指失认：试验前让患者清楚各手指的名称，检查者说出左侧或右侧手指的名称，让患者举起相应的手指，或指出检查者的相应手指。回答不正确即为阳性。

（3）失写：让患者写下检查者口述的短句，不能写者为失写阳性。

（4）失算：患者无论是心算还是笔算均会出现障碍。重症患者不能完成一位数字的加、减、乘，轻症患者不能完成两位数字的加、减。失算患者完成笔算往往比心算更觉困难，这是因为患者在掌握数字的空间位置关系上发生了障碍。简单的心算可从 65 开始，每次加 7，直到 100 为止，不能算者为失算阳性。

（二）失用症的评定

失用症包括结构性失用、运动性失用、穿衣失用、意念性失用和意念运动性失用等多种类型，并常伴有失语等脑损害的其他表现。下面介绍几种常见失用症的评定。

1. **结构性失用** 患者不能描绘或搭拼简单的图形，其病灶常在非优势半球顶、枕叶交界处。检查有 Benton 三维结构测验，该测验是让患者按模型搭积木，还有画图、用火柴棒拼图等检查。

2. **运动性失用** 患者不能按命令执行上肢的动作，如洗脸、刷牙、梳头等，但可自动地完成这些动作，其病灶常在非优势半球顶、枕叶交界处。

常用 Goodglass 失用测验评定，分别检查一下四个方面的动作：①吹火柴或用吸管吸饮料；②刷牙或捶钉子；③踢球；④做拳击姿势或正步走。Goodglass 失用测验评定标准：正常，这四个动作都能按命令完成；阳性，在给予实物的情况下才能完成大多数动作；严重损伤，给予实物也不能按命令完成指定的动作。

3. **穿衣失用** 是视觉空间失认的一种失用症，表现为对衣服各部位辨认不清，因而不能穿衣。其病灶部位常在右顶叶。评定时让患者给玩具娃娃穿衣，如不能则为阳性。让患者自己穿衣，如出现正反不分、穿衣及系鞋带困难或不能在合理时间内完成均为阳性。

4. **意念性失用** 正常的有目的的运动需要经历认识 - 意念 - 运动的过程。意念中枢在左顶叶下回、缘上回，由此产生冲动，经弓状纤维到运动前区皮质及运动皮质。认识到需要运动时就有运动的动机，产生运动的意念，做出运动的计划，控制肌力、肌张力、感觉，完成有目的的运动。意念中枢受损时，不能产生运动的意念，此时，即使肌力、肌张力、感觉、协调能力正常也不能产生运动，称为意念性失用。

其特点是对复杂精细动作失去应有的正确观念，以致各种基本动作的逻辑顺序紊乱，患者能完成一套动作中的一些分解动作，但不能连贯结合为一套完整的动作。如让患者用火柴点烟，再将香烟放在嘴上，患者可能用烟去擦火柴盒，把火柴放在嘴里当作香烟。患者在日常生活中常常做出用牙刷梳头、用筷子写字、用饭勺刷牙等动作。模仿动作一般无障碍。患者常伴有智能障碍，生活自理能力差。病灶部位常在左侧顶叶后部或缘上回及胼胝体。

可进行活动逻辑试验：①给患者茶叶、茶壶、暖水瓶和茶杯，让患者泡茶。如果患者活动的逻辑顺序混乱，则为阳性。②把牙膏、牙刷放在桌上，让患者打开牙膏盖、拿起牙刷，将牙膏挤在牙刷上，然后刷牙。如果患者动作的顺序错乱，为阳性。③将信纸、信封、邮票、糨糊放在桌子上，让患者折好信纸，放入信封，封好口，贴上邮票。如果患者动作顺序错乱，为阳性。

5. **意念运动性失用** 是意念中枢与运动中枢之间联系受损所引起的。意念中枢与运动中枢之间的联系受损时，运动的意念不能传达到运动中枢，因此患者不能执行运动的口头指令，也不能模仿他人的动作。但由于运动中枢对过去学会的运动仍有记忆，有时能无意识地、自动地进行常规的运动。表现为可进行无意识的运动，却不能进行有意识的活动。病灶部位常在缘上回运动区和运动前区及胼胝体，可通过模仿动作、执行口头指令等情况进行评定。

（三）行为障碍的评定

脑外伤患者常见的器质性行为障碍见表 3-3-4。

表 3-3-4　脑外伤患者常见的行为障碍

性质	表现
Ⅰ 正性	A 攻击
	B 冲动
	C 脱抑制
	D 幼稚
	E 反社会性
	F 持续动作
Ⅱ 负性	A 丧失自知力
	B 无积极性
	C 自动性
	D 迟缓
Ⅲ 症状性	A 抑郁
	B 类妄想狂
	C 强迫观念
	D 循环性情感（躁狂 - 抑郁气质）
	E 情绪不稳定
	F 癔症

　　上述行为障碍表现的评定，主要依据脑外伤患者的临床症状。这里介绍脑外伤患者一些典型的行为障碍。

　　1. 发作性失控　往往是颞叶内部损伤的结果，发作时脑电图有阵发异常。表现为无诱因、无预谋、无计划地突然发作，直接作用于最近的人或物，如打破家具、向人吐唾沫、抓伤他人及其他狂乱行为等。发作时间短，发作后有自责感。

　　2. 额叶攻击行为　又称为脱抑制攻击行为，因额叶受损引起。特点是对细小的诱因或挫折发生过度的反应，其行为直接针对诱因，最常见的是间歇性的激惹，并逐步升级为一种完全与诱因不相称的反应。

　　3. 负性行为障碍　常为额叶和脑干部位受损的结果，特点是精神运动迟滞、感情淡漠、失去主动性，患者往往不愿动、嗜睡，即使是日常生活中最简单、最常规的活动也完成得十分困难。

（四）言语障碍的评定

　　脑外伤患者言语障碍的特点见表 3-3-5。

表 3-3-5　脑外伤患者常见的言语障碍

Ⅰ 错乱言语	Ⅴ 言语失用
Ⅱ 构音障碍	Ⅵ 阅读困难
Ⅲ 失语	Ⅶ 书写困难
Ⅳ 命名障碍	

1. **言语错乱** 是脑外伤早期最常见的言语障碍。其特点：①答非所问，但言语流畅，没有明显的词汇与语法错误；②失定向，时间、空间、人物等定向障碍十分明显；③缺乏自知力，不承认自己有病，不能配合检查，且意识不到自己的回答是否正确。

2. **构音障碍** 常见，主要表现为吐词不清、鼻音过重、说话费力等。

3. **命名障碍** 常见，而且可以持续很久。

4. **失语** 除非直接损伤语言中枢，真正的失语较少见，在闭合性、开放性脑外伤的发病初期，其发病率分别为 12% ~ 15%、14% ~ 23%。但 3 个月后，闭合性脑外伤患者的失语迅速恢复，因此比例比开放性者明显减少。在失语症中，50% 左右为命名性失语，另外对复杂资料理解差也很常见。

（五）运动障碍的评定

脑外伤可致痉挛、偏瘫、共济失调、手足运动等运动障碍，参见脑卒中所致运动障碍的相关章节。

（六）情绪障碍的评定

脑外伤患者常见的情绪障碍（表 3-3-6）中，以焦虑、抑郁较为重要。

表 3-3-6　脑外伤患者常见的情绪障碍

Ⅰ	淡漠无情感	Ⅴ	情绪不稳定
Ⅱ	易冲动	Ⅵ	神经过敏
Ⅲ	抑郁	Ⅶ	攻击性
Ⅳ	焦虑	Ⅷ	呆傻

对于脑外伤患者的焦虑，可用汉密尔顿焦虑量表进行评定。对于抑郁，则可用汉密尔顿抑郁量表进行评定。

（七）日常生活活动能力的评定

脑外伤患者由于运动、认知等功能障碍的存在，常导致 ADL 能力的下降。基础性 ADL（basic ADL）的评定可应用 Barthel 指数（BI）或改良 Barthel 指数（MBI）；工具性 ADL（instrumental ADL）的评定，可应用社会功能活动问卷（functional activities questionnaire，FAQ）（表 3-3-7）。

表 3-3-7　社会功能活动问卷（FAQ）（问患者家属）

项目	正常或从未做过，但能做（0 分）	困难，但可单独完成或从未做过（1 分）	需要帮助（2 分）	完全依赖他人（3 分）
1. 每月平衡收支的能力，算账的能力？				
2. 患者的工作能力？				

续表

项目	正常或从未做过，但能做（0分）	困难，但可单独完成或从未做过（1分）	需要帮助（2分）	完全依赖他人（3分）
3. 能否到商店买衣服、杂货和家庭用品？				
4. 有无爱好？会不会下棋和打扑克？				
5. 会不会做简单的事，如点炉子、泡茶等？				
6. 会不会准备饭菜？				
7. 能否了解最近发生的事件（时事）？				
8. 能否参加讨论和了解电视、书、杂志的内容？				
9. 能否记住约会时间、家庭节日和吃药？				
10. 能否拜访邻居、自己乘公共汽车？				

注：≤5分为正常；>5分表示该患者在家庭和社区中不可能独立

其他功能障碍的评定：部分脑外伤患者还可能涉及以下功能障碍或损伤，如吞咽障碍、感觉障碍、脑神经损伤（如面神经、位听神经、动眼神经、滑车神经、展神经、视神经）、持发性癫痫等，也需要进行评定。

第四节　康复治疗

不论脑的损伤程度如何，脑始终是学习的主要器官，即使脑部分损伤后认知能力降低，学习的速度变慢，但经过训练，仍可学习新的知识，因此，脑外伤后的康复过程实质上是再学习的过程。颅脑损伤后大部分神经功能的恢复是在 6 个月之内，但整个的恢复过程可持续至两年或更长的时间。与脑卒中患者不同的是，脑外伤患者的手和上肢功能恢复的时间窗相对较长，下肢功能和步行能力恢复的时间窗相对较短。脑外伤后功能障碍的康复治疗可能是一个长期的，需要多学科合作和整体把握的，也是需要患者家属、陪护人员积极参与，持之以恒的过程。

一、康复目标

使患者的感觉运动功能、生活自理功能、认知功能、言语交流功能和社会生活功能恢复到可能达到的最大限度，促进其回归家庭，回归社会，从而提高患者的生活质量。

二、康复原则

(一)早期介入

目前国际上一致强调脑外伤的康复治疗要早期开始,应从急性期就介入,这是关系到脑外伤康复治疗效果的关键。

(二)全面康复

脑外伤所引起的功能障碍是多方面的,因此其康复治疗必须整体考虑。要将各种方法如物理治疗(运动疗法和理疗等)、作业治疗、言语治疗、心理治疗及中医传统疗法(如针灸、按摩、中药等)和药物治疗等综合应用,并且最好有家属参与,以保证康复治疗效果。

(三)循序渐进

在进行功能训练的过程中,时间由短到长,难度由简单到复杂,使患者有一个适应的过程,同时注意保持和增强患者对治疗的信心。

(四)因人而异

由于每个患者损伤的部位、损伤的程度不同,患者的体质、个性也不同,因此在制订治疗方案时,应因人而异,采取个体化的治疗方案,并随时根据病情与功能状况的变化来修订治疗方案。

(五)持之以恒

脑外伤的康复还要做好长期的准备,从急诊外科手术、ICU 阶段开始,直到社区的过渡。在每个阶段均应帮助患者及家庭面对伤病现实、精神和社会能力方面的变化。重度脑外伤患者的康复需要持续许多年,一些患者可能需要长期照顾。

三、不同时期康复治疗的目标与策略

脑外伤患者的康复治疗可以分为以下三个阶段:急性期康复、恢复期康复和后遗症期康复。

(一)急性期康复

脑外伤后急性期患者采取的是综合性治疗措施,无论手术与否,非手术治疗不可缺少。非手术治疗中,除了药物治疗外,康复治疗也发挥着重要的作用。脑外伤患者的生命体征,即呼吸、心率、血压稳定,特别是颅内压变化持续 24 小时稳定在 2.7kPa(20mmHg)以内即可进行康复治疗。

此期的康复治疗目标:防治各种并发症;提高觉醒能力;促进创伤后行为障碍的改善及功能康复。此期康复治疗包括一般康复处理;综合促醒治疗;创伤后行为恢复过程中的治疗等。

1.一般康复处理 具体康复措施包括床上抗痉挛体位的摆放;定时翻身与拍背,并指导体位排痰引流;各关节被动活动;牵拉易于缩短的肌群及软组织,必要时应用矫形器将关节固定于功能位;尽早开始床上活动和坐位、站位的练习。其他如理疗、针灸、高压氧等均可应用。中度及重度的脑外伤患者不管其意识状态如何,在急性卧床期上述的一般康复治疗措施均适合,并不因此导致病情加重。不仅如此,这些治疗措施还有助于预防肢体关节挛缩、压疮、肺部感染、尿路感染、静脉血栓等并发症的发生，也有助于促进功能的恢复。

2. 综合促醒治疗 严重脑外伤患者会出现不同程度的昏迷、昏睡或嗜睡等。除临床上应用药物促进脑细胞代谢、改善脑的血液循环，必要时施行手术降低颅内压以外，还可以给予各种感觉刺激，以帮助患者苏醒，恢复意识。以下是一些常用的感觉刺激方法。

（1）听觉刺激：①定期播放患者病前较熟悉的音乐；②亲属定期与患者谈话，谈话内容包括患者既往遇到的重要事件、患者喜欢或关心的话题等。通过患者面部及身体其他方面的变化，观察患者对听觉刺激的反应。

（2）视觉刺激：患者头上放置五彩灯，通过不断变换的彩光刺激视网膜、大脑皮质。上述治疗每日 2 次，每次 1 小时。

（3）肢体运动觉和皮肤感觉刺激：肢体关节运动觉、皮肤触觉刺激对大脑皮质有一定的刺激作用。可由治疗师或患者家属每天对患者的四肢关节进行被动活动；利用毛巾、毛刷等从肢体远端至近端进行皮肤刺激。

（4）穴位刺激：选用头针刺激感觉区、运动区、百会、四神聪、神庭、人中、合谷、内关、三阴交、劳宫、涌泉、十宣等穴位，采用提插泻法，并连接电针仪加用电刺激，有助于解除大脑皮质的抑制状态，起到开窍醒脑的作用。

3. 创伤后行为恢复过程中的康复治疗 与其他神经障碍的康复处理比较，脑外伤通常有一个长期的恢复过程，并且能够显示出较大程度的功能改善，严重的脑外伤恢复过程可由几个性质截然不同的阶段组成，Rancho Los Amigos 认知功能分级描述了脑外伤神经行为恢复的顺序，为每一个恢复阶段的认知康复提供了理论基础。

（1）创伤后遗忘症康复：创伤后遗忘（post-traumatic amnesia，PTA）患者学习新的信息的能力降低或消失，在 PTA 早期，患者并没有意识到自己在医院里，可能认为自己在家里或在单位工作，这种假象称为虚构症。PTA 后期，患者的虚构症状大为减少，但是难以保持特殊事件的记忆。遗忘症的康复训练有以下几个方面。

1）视觉记忆：先将 3 ～ 5 张绘有日常生活中熟悉物品的卡片放在患者面前，告诉患者每张卡片可以看 5 秒，看后将卡片收去。让患者用笔写下所看到物品的名称，反复数次，成功后再逐步增加卡片的数目。

2）地图作业：在患者面前放一张大的、上有街道和建筑物而无文字标明的城市地图，告诉患者用手指从某地方出发，沿其中街道走到某一点停住，让患者将手指放在治疗师停住处，从该处找回到出发点，反复 10 次，连续两日无误，再增加难度。

3）彩色积木块排列：用品为 6 块 2.5cm×2.5cm×2.5cm 不同颜色的积木块和一块秒表，以每秒一块的速度向患者呈示木块，呈示完毕，让患者按治疗师所呈示次序向治疗师呈示木块，正确的记"＋"，不正确的记"－"，反复 10 次，连续两次均 10 次完全正确时，再加大难度进行（如增加木块数或缩短呈示时间等）。

4）日常生活活动安排：将每天的日常生活活动、治疗安排、时间、地点贴在患者房间里，以期达到不断强化的目的。

（2）躁动不安的康复处理：在 PTA 期间，许多患者表现出一种神经行为综合征，称为躁动或躁动不安（agitation）。它包括认识混乱、极度情感不稳定、运动与活动过度、身体或言语性攻击，这种躁动患者通常不能保持注意力持续到完成一项简单任务如穿衣等，患者易受激怒，对工作人员、家庭成员表现出粗俗的不适当行为。如果患者对自己或别人有妨害（如拔出鼻饲管、跳楼、试图从病房逃跑），躁动不安则成为临床及康复治疗的关键。康复措施包括以下几个方面。

1）排除引起躁动不安的一些原因：躁动时可由一种或多种医疗并发症引起，如电解质紊乱、营养不良、癫痫活动、睡眠障碍或水肿所致，有时躁动是对正经历的一种不舒服状态的反应，如亚急性感染或骨骼肌损伤；躁动也有可能是镇静药或抗高血压药、胃肠道药物，甚至是控制躁动本身药物使用不当所致。康复医生应对这些引起躁动的原因进行具体分析，排除诱因。

2）环境管理：假如躁动的医疗诱因解除后，对躁动首选的干预是环境处理。其目标是降低刺激的水平和患者周围认识的复杂性，对不同患者建议采取如下环境管理选择方案。

减少或降低环境中的刺激水平：把患者放在一个安静的房间里，如果可能，排除有害刺激，如导管、引流管、手脚约束、牵引；限制不必要的声音如电视、收音机、背景谈话；限制探视者数量；工作人员的行为应当平静、毫无顾忌；限制治疗次数的数量和时间长度；在患者的房间里提供治疗。

避免患者自伤或伤害别人：把患者放在周围用海绵垫围起来的地铺上；安排陪护（按1：1或1：2比例）看护患者并保证安全；避免让患者离开病房；把患者放在房门有锁的病房中。

降低患者的认知混乱：在特定时间里，专门由一个人同患者谈话；诊治、护理患者的医护人员尽量固定专人，不要随意变动；最大限度减少与不熟悉工作人员的接触；与患者交谈应简明扼要，如在一定时间内给予一个概念；让患者反复地重新确定时间和空间。

允许患者情感宣泄：允许患者在地铺上翻来覆去；允许患者在监护病房内走动，实施一对一监护；允许错乱的患者语言不适当。

3）药物应用：在尽可能排除引起躁动不安的因素后，一些药物如卡马西平、普萘洛尔、锂盐、奥氮平等选择应用可有利于控制或减轻症状。

（二）恢复期康复

脑外伤的急性期过后，生命体征已稳定1～2周后，可认为病情已稳定，即开始恢复期康复治疗。前已述及，脑外伤后引起的功能障碍多种多样，因此需要针对患者存在的功能障碍，有计划地、针对性地安排康复治疗。

此期的康复治疗目标：最大限度地恢复患者的运动、感觉、认知、语言等功能和生活自理能力，提高其生存质量。

在脑外伤的康复中，运动障碍、感觉障碍、言语障碍、情绪障碍等的治疗可参见本书"脑卒中"的相关部分，这里主要介绍认知、感知和行为障碍的康复治疗。

1. 认知障碍的康复治疗 认知是指大脑处理、储存、回忆和应用信息的能力。脑外伤的认知障碍主要表现在觉醒和注意障碍、学习和记忆障碍及思维障碍等。可根据其认知功能恢复的不同时期（Rancho Los Amigos 分级标准）采用相应的治疗策略。

早期（Ⅱ、Ⅲ）：对患者进行躯体感觉方面的刺激，提高患者觉醒能力，使其能认出环境中的人和物。

中期（Ⅳ、Ⅴ、Ⅵ）：减少患者的定向障碍和言语错乱，进行记忆、注意、思维的专项训练，训练其组织和学习能力。

后期（Ⅶ、Ⅷ）：增强患者在各种环境中的独立和适应能力，提高在中期获得的各种功能的技巧，并应用于日常生活中。

（1）改善患者自知力的康复训练：在脑外伤（尤其是额叶损伤）的恢复早期，患者常缺乏自知力，否认疾病，拒绝治疗，或即使接受治疗但会确定不现实的目标，使康复治疗变得困难，严重影响治疗的效果。因此，在此阶段应首先恢复患者的自知力。可采用下述的方法。

1）改善患者对自己缺陷的察觉：如有条件录像，可向患者播放一段针对暴露他在一些活动中的缺陷的录像，向他指出哪些是对的，哪些是错的，并逐步将放录像任务交给患者，并要求他当录像带中出现他的错误时停住，由自己述说错误的所在。如无录像条件，可面对镜子活动并在自己的实际活动中指出自己的错误。

2）改善患者的感知功能：让患者观看一群颅脑损伤患者的集体活动，并让他观察和记下其中某一患者的错误，和他一起分析错误的特征和原因。

3）改善患者判断行为是否成功的知觉：选择一些与患者康复目标相关的行为，用录像机分别播放该行为成功和不成功的录像带，和患者一起进行足够详尽的分析，使他认识行为成功和不成功的特征及原因，并告诉患者克服不正确行为的方法。

4）改善患者对现存缺陷和远期目标之间差距的认识：具体详尽地讨论患者的长期目标和期望，拟订一个为了达到这一目标所需技能的详尽的一览表，与患者讨论哪些已掌握而哪些尚不足。

（2）注意障碍的康复训练：可用下述的一些方法。

1）注意广度训练：在同一时间内给患者快速呈现一定数量的数字、字母、图片、积木等，让患者说出呈现的数目，进而说出具体是什么。

2）注意的维持与警觉训练：视觉，用图形删除法（同注意力评定）；听觉，听一段数字听到具体数字按键。

3）反应时训练：击鼓传花，治疗师预先向患者说明刺激是什么及要他做什么，计时器记录从刺激呈现到患者反应的时间间隔。

4）视觉注意稳定训练

A. 猜测作业：取两个透明玻璃杯和一粒弹球，在患者注视下治疗师将一个杯子扣在一个弹球上，让患者指出哪个杯子中有弹球，反复进行数次。成功后可通过逐步改用不透明的杯子、用三个或更多的杯子、用两粒或更多不同颜色的弹球等方式以增加训练难度。

B. 删除作业：在一张纸中部写几个汉语拼音大写字母如 KBEZBOY（也可依据患者不同文化程度选用数字或图形），让患者删除由治疗师指定的字母如其中的"B"。成功后，改变字母顺序和要删除的字母，反复进行多次。进一步可通过逐步缩小字母的大小、增加字母的行数、增加小写字母或插入新字母等方式以增加训练的难度。

5）注意的选择性训练：通过增加各种干扰来实现。

A. 视觉注意选择：将一张有错误选择的作业纸作为干扰放在划消作业纸上方，使患者寻找和发现指定数字或形状变得更加困难；也可以通过阅读分类广告或菜单，找到指定项目或内容，从而提高患者功能水平。

B.听觉注意选择：从有背景音乐的录音带上听及指定数字或字母。也可以在一边进行一项活动（如算术作业、木钉盘作业）的同时，一边播放录音带。

6）注意的转移性训练：为患者准备两种不同的作业，当治疗人员发出指令"变"时患者要停止当前的作业改做另一项作业。

7）注意的分配性训练：技能训练及多种技能的协调性训练是注意分配的主要内容，如根据花色、图案或颜色将扑克牌分类。某项任务达到一定熟练程度后，加入另一项活动同时进行信息处理能力训练。

（3）记忆障碍的康复治疗：可采用下述方法。

1）运用环境能影响行为的原理：① 日复一日地保持恒定、重复的常规和环境。② 控制环境中信息的量和呈现条件，每次提供的信息量少要比多好；信息重复的次数多比少好；多个信息相继出现时，间隔时间长比短好等。③ 充分利用环境中的记忆辅助物，要帮助患者学会充分利用记忆策略和内、外环境中的记忆辅助物，而不是单调、重复的训练。

2）教会患者充分利用内部策略和外部策略

A.内部策略：所谓内部策略是在患者记忆损伤的严重程度不同的情况下，让他以损伤较轻的部分来从事主要的记忆工作，或是以另一种新的方式去记忆的方法（如患者言语记忆差就让他改用形象记忆的方法等）。内部辅助主要依靠以下一些记忆的策略。

背诵：是反复无声地背诵要记住的信息。背诵的好处是背诵一个项目可以增加对它们的注意时间，从而加强对它们的记忆；另外，背诵可以将一些项目保持在短期记忆之中，将它们编好码，将之转移到长期记忆中去。

精细加工：是教会患者将要记住的信息详细地分析，找出各种细节，并将之分解，并设法与已知的信息联系起来，以便于记忆的方法。

兼容：要患者培养一种良好的，善于将新信息和已知的、熟悉的信息联系起来记忆的方法。

自身参照：让患者学会分析新信息与其自身有何关系，并将之尽量与其自身的事物联系起来记忆的方法。

视意象：是让患者将要记住的信息在脑中形成与之相关的视觉形象的方法。

首词记忆法：要将记住的信息的头一个词编成一些类似诗歌的句子，以便记忆，例如，将训练记忆的要点编成"天天复习，不要偷懒，作业勤快，美好的结果将等着你"的句子，由于头一个字合起来是"天不作美"这样一个好记的句子，因而易于记住。

编故事法：按自己的喜好、习惯将要记住的信息编成一个自己熟悉的故事。

B.外部策略：主要是利用身体以外的提示或辅助物来帮助记忆的方法。对于提示，要求：能在最需要的时候提供；其内容要和需记住的信息密切相关。对于辅助物，要求：便于携带，而且容量要大；容易使用而无须再借用其他工具。常用的辅助物如下。

日记本：应用的条件，患者能阅读，最好能写，如不能写，由他人代写也可；患者能提取信息中的关键词。应用时要注意：一人一本；随身携带；放置的地点要恒定；开始使用时记录要勤，以15分钟为一段记下要记的事，记忆能力改善后再逐步延长。如患者视力不佳、注意力差或口语能力不良等情况下使用日记本的效果较差。

时间表：将有规律的每日活动写在大而醒目的时间表上，张贴在患者经常停留的场所，初用时，经常提醒患者观看时间表，让他知道什么时候应当做什么。这样，即使有严重记忆障碍，患者也能掌握生活的规律。

地图：适用于伴有空间、时间定向障碍的患者。用大的地图、大的罗马字和鲜明的路线，表明常去的地点和顺序，以便应用。

闹钟、手表和各种电子辅助物：有一种可以定时报时的手表就可适用，如日记本上为每 15 分钟记一次事，则将手表调到每 15 分钟报时一次，则可及时地提醒患者看日记本。

应用连接法训练记忆：将作业分解为许多步骤，每次只要患者记住一个步骤，记住后再加入下一步。

修改外部环境以利于记忆：如房门上贴粗大的字或鲜明的标签，物品放置的位置恒定，简化环境，突出要记住的事物等，均有助于记忆。

提供言语或视觉提示：让患者记住一件事物时，口头提问有关的问题并同时让他观看相关的图片等。

进行记忆训练时，需要注意的事项：每次训练的时间要短，开始要求患者记忆的内容要少，而信息呈现的时间要长。以后逐步增加信息量，反复刺激以提高记忆能力；训练要从简单到复杂，可将整个练习分解为若干小节，分节进行训练，最后再逐步联合训练；如每次记忆正确时，应及时地给予鼓励，使其增强信心。

3）药物治疗：胆碱酯酶抑制剂如多奈哌齐（安理申）、利斯的明（艾斯能）、石杉碱甲（哈伯因）等有助于促进记忆。脑外伤后记忆障碍患者可选择应用。药物与记忆训练两者相结合，可能效果更好。

（4）思维障碍的康复治疗：脑外伤可引起推理、分析、综合、比较、抽象、概括等多种认知过程的障碍，常表现为解决问题的能力下降。对于这些患者，训练其解决问题的能力就是改善其思维障碍的有效方法。简易有效的方法如下。

1）提取信息的训练：取一张当地当天的报纸，让患者找出尽可能多的、不同种类的信息（表 3-4-1）。

表 3-4-1 报纸中的各类信息

信息内容	提取正确时的得分（%）
Ⅰ 报纸名称	10
Ⅱ 日期	10
Ⅲ 头版头条新闻	10
Ⅳ 天气预报	10
Ⅴ 患者感兴趣的栏目	10
Ⅵ 电视节目	10
Ⅶ 体育节目	10
Ⅷ 招聘广告	10
Ⅸ 保健或化妆品广告	10
Ⅹ 家用电器广告	10

给患者报纸后，先让患者自己述说其内容，不完全时，再按表中的项目提问。提问时要稍加扩大，以核实患者是否真正了解。对真正了解的项目给出相应的分数。再次训练时，如分数增加，即可看出进步。

2）排列顺序的训练：让患者进行数列的排序（表 3-4-2）。

表 3-4-2　数列的排序

序列	范围	排列正确时的得分（%）
Ⅰ 数目	1～20	20
Ⅱ 字母	A～Z	20
Ⅲ 星期	1～7	20
Ⅳ 月份	1～12	20
Ⅴ 年份	2000～2012	20

将上述内容制作成分类的卡片，每次一组，打乱后让患者重新排好，正确时给出相应的分数。

3）物品分类的训练：将每类有 5 种共 5 大类物品（表 3-4-3）的卡片打乱后让患者重新分类，正确时给出相应的得分。

表 3-4-3　物品的分类

类别	内容	分类正确的得分（%）
Ⅰ 食物	西红柿、青椒、鸡蛋、土豆、香肠	20
Ⅱ 家具	写字台、沙发、书柜、茶几、椅子	20
Ⅲ 衣物	衬衫、长裤、西装、背心、鞋子	20
Ⅳ 家用电器	电视机、电脑、电扇、电冰箱、电话机	20
Ⅴ 梳洗用品	牙刷、洗发水、肥皂、梳子、毛巾	20

在每组内，如排列不完全对时，可按每对一小项给 4 分计算

4）从一般到特殊的推理训练：方法是向患者提供一类事物的名称（表 3-4-4），让患者通过向治疗师提问的方式，推导出究竟为何物，如告诉患者为事物，患者可以问是否是蔬菜。如回答是，患者可以再问是叶子、茎类，还是根类。如回答是根类，患者可以再问是长的，还是圆的。如回答为长的，患者可以再问，是红的，还是白的。如回答是红的，患者即可推导出是胡萝卜，起初允许患者通过无数次的提问猜出结果，以后限制他必须至多 20 次提问猜出结果，成功后再逐步限定为至多 10 次乃至 5 次。

表 3-4-4　从一般到特殊的推理

类别	目标事物	推理正确的得分（%）
Ⅰ食物	香蕉	20
Ⅱ工具	钳子	20
Ⅲ植物	柳树	20
Ⅳ动物	孔雀	20
Ⅴ职业	医生	20

5）问题及突发情况的处理训练：让患者设想遇到的一些问题（表 3-4-5）。训练患者处理问题的能力。进一步增加难度，可假设一些突发情况。训练其应变处理能力。这里需要指出的是，突发情况下的应变方法可以有多种，只要患者言之有理，均可认为是正确的。

表 3-4-5　问题及突变情况的处理

问题	回答正确时的得分（%）
Ⅰ如何刷牙？	20
Ⅱ怎样煎鸡蛋？	20
Ⅲ丢了钱包怎么办？	20
Ⅳ出门回来忘了带钥匙怎么办？	20
Ⅴ到新地方迷了路怎么办？	20

6）计算和预算的训练：让患者进行简单的计算，并做出一个家庭预算，如表 3-4-6。

表 3-4-6　计算和预算

项目	例	回答正确时的得分（%）
Ⅰ加法	$54 + 47$	10
Ⅱ减法	$67 - 39$	10
Ⅲ乘法	15×6	20
Ⅳ除法	$90 \div 15$	20
Ⅴ家庭预算	每月工资用在房租、水电、伙食、衣着、装饰、文化、娱乐、保健、医疗、预算外支出等方面的分配是否合理	40

在计算方面，可以先是笔算，每题限 30 秒，以后可改为心算，最后即便心算也将规定的时间缩短。在家庭预算方面，视其合理性如何，所需时间是多少，为增加难度，可假设某月因故有较大的预算外开支，将余下的钱让患者重新分配，视其处理问题的能力如何。

以上各种训练，均应得分达到 80% 或 80% 以上，方可增加难度或更换训练项目。另外，并非一日之内将所有训练做完，每日可选择其中的 2、3 项进行练习，视患者的耐受度和反应而定。

（5）电脑在认知障碍康复训练中的应用：由于电脑提供的刺激高度可控，给予的反馈及时、客观、准确；患者自己可以完成训练，也可以自己控制治疗的进程，因而可以节省治疗师的劳动；此外，由于电脑操作的趣味性较大，患者常乐于使用。因此，电脑及电脑软件在注意、记忆、思维等认知功能障碍的训练中得到了广泛应用。在编制或选用电脑软件时，应该注意到以下要求：①作业应有稳定的、可被控制的难度；②训练过程能培养患者的能力；③指导语简明易懂；④有一致的反映形式；⑤内容与年龄相符；⑥有患者乐于接受的反馈方法；⑦有保存记录的方法。由于电脑软件的种类终究不可能多到能满足所有患者的个别需要，因此，只宜作为一种训练方法应用。不能代替全部，更不能代替治疗师。

2.感知障碍的康复治疗　感知障碍主要表现为各种失认症和失用症。康复训练的方法是采用反复多次的训练，通过给予患者特定的感觉刺激，使大脑对感觉输入产生较深影响，从而提高感知能力。

失认症的康复训练：常用的失认症的训练方法如下。

(1) 单侧忽略训练法：①不断提醒患者集中注意其忽略的一侧；②站在忽略侧与患者谈话和训练；③对忽略侧给予触摸、拍打、挤压、擦刷、冰刺激等感觉刺激；④将患者所需物品放置在忽略侧，要求其用健手越过中线去拿取；⑤鼓励患侧上下肢主动参与翻身，必要时可用健手帮助患手向健侧翻身；⑥在忽略侧放置色彩鲜艳的物品或灯光提醒其对患侧的注意；⑦阅读文章时，在忽略侧一端放上色彩鲜艳的标尺，或让患者用手摸着书的边缘，从边缘处开始阅读，避免漏读。

(2) 视觉空间失认训练法：①颜色失认，用各种颜色的图片和拼板，先让患者进行辨认、学习，然后进行颜色匹配和拼出不同颜色的图案，反复训练。②面容失认，先用亲人的照片，让患者反复观看，然后把亲人的照片混放在几张无关的照片中，让患者辨认出亲人的照片。③让患者自己画钟面、房屋，或在市区路线图上画出回家路线等。如画一张地图，让患者用手指从某处出发到某处停止，让患者将手放在停止处，要求其能原路找回出发点，如此反复训练。连续2次无误可再增加难度。④让患者按要求用火柴、积木、拼板等构成不同的图案。如用彩色积木拼图，治疗师演示拼积木图案，然后要求患者按其排列顺序拼积木，如正确后再加大难度进行。⑤垂直感异常：监控患者头的位置，偏斜时用声音给患者听觉暗示。进行镜子前训练，在镜子中间放垂直线，让患者认知垂直线，反复多次地进行。

(3) Gerstmann 综合征训练法：①左右失认，反复辨认身体的左方或右方，接着辨认左方或右方的物体。左右辨认训练可贯穿于运动训练、作业训练及日常生活活动中。②手指失认，给患者手指以触觉刺激，让其说出该手指的名称，反复在不同的手指上进行。③失读，让患者按自动语序，辨认和读出数字，让患者阅读短句、短文，给予提示，让他理解其意义。④失写，辅助患者书写并告知写出材料的意义，着重训练健手书写。

(4) 触觉失认（失实体觉）训练法：触觉失认也称为体觉障碍，包括实体觉和体像觉。实体觉训练方法同身体失认训练。而体像觉则是对身体各部分的定位及命名能力有障碍。训练时可用人的轮廓图或小型人体模型让患者学习人体的各个部分及名称，再用人体拼板让患者自己拼配；同时，刺激患者身体某一部分，让其说出这一部分的名称，或说出患者身体某一部分的名称，让其刺激自己身体的这一部分。也可以看图说明，让患者按要求指出身体的各部分和说出身体各部分名称。

3. **失用症的康复训练** 失用症的治疗一定要根据患者的损伤程度和相应功能障碍有针对性地进行。在训练时先选用分解动作，熟练后再逐步把分解动作合起来，即通过活动分析法进行训练。对难度较大的运动分解动作要反复强化练习。先做粗大运动，再逐步练习精细运动。治疗师使用柔和、缓慢、简单的口令指导患者，也可用触觉、视觉和本体觉暗示患者。应尽可能在真实的生活环境中训练。

失用症的训练方法如下。

（1）结构性失用：如训练患者对家庭常用物品的排列、堆放等，可让治疗师先示范一下，再让患者模仿练习，开始练习时一步一步给予较多的暗示、提醒，有进步后再逐步减少暗示和提醒，并逐渐增加难度。

（2）运动失用：如训练患者完成刷牙动作，可把刷牙动作分解一并示范，然后提示患者一步一步完成或手把手地教患者。也可以将牙刷放在患者手中，通过触觉提示完成一系列刷牙动作。反复训练，改善后可减少暗示、提醒等，并加入复杂的动作。

（3）穿衣失用：训练者可用暗示、提醒指导患者穿衣，甚至可一步一步地用言语指示并手把手地教患者穿衣。最好在上衣、裤子和衣服的左右标上明显的记号以引起患者的注意。

（4）意念性失用：当患者不能按指令要求完成系列动作，如泡茶后喝茶，洗菜后切菜，摆放餐具后吃饭等动作时，可通过视觉暗示帮助患者。如令其倒一杯茶，患者常常会出现顺序上的错误，如不知道先要打开茶杯盖子，再打开热水瓶塞，然后倒水这一顺序，那么就必须把一个个动作分解开来，演示给患者看，然后分步进行训练，上一个动作要结束时，提醒下一个动作，启发患者有意识的活动，或用手帮助患者进行下一个动作，直到有改善或基本正常为止。

（5）意念运动性失用：患者不能按训练者的命令进行有意识的运动，但过去曾学习过的无意识运动常能自发地发生。治疗时要设法触动其无意识的自发运动。如要让患者刷牙，患者不能完成；让他假装刷牙也不行；令其模仿刷牙也不一定能完成。当其不能完成这项动作时，可以将牙刷放在患者手中，通过触觉提示完成一系列刷牙动作。再如患者划火柴后不能吹灭它，假装或模仿也不能完成，但训练者把火柴和火柴盒放到患者手中或许能完成；把点燃的火柴放到患者面前他常能自动吹灭。因此要常启发患者的无意识活动以达到恢复功能的目的。

4. **行为障碍的康复治疗** 对于脑外伤患者的行为障碍，其治疗目的在于设法消除患者不正常的、不为社会所接受的行为，促进其亲社会的行为。其治疗方法如下。

（1）创造适当的环境：指创造一种能减少异常行为出现和增加亲社会行为出现概率的环境。这需要对患者进行详细观察，找出能够促进亲社会行为出现的一些因素，以及能引发异常行为出现的一些不良因素，对于前者要多加维护与保持；对于后者，要设法消除。稳定、限制的住所与结构化的环境，是改变不良行为的关键。

（2）药物治疗：一些药物对患者的运动控制和运动速度、认知能力和情感都有一定效果。尤其在脑外伤早期，药物治疗确有必要。多应用对改善行为和伤后癫痫有效而副作用少的药物，如卡马西平、普萘洛尔、锂盐、奥氮平等对攻击行为或焦躁等有效；选择性5-羟色胺再摄取抑制剂如氟西汀、帕罗西汀、西酞普兰等对症状性抑郁等有效。

在行为疗法中，常用代币法或优惠券法向患者提供他所需要的东西；常用氨气等提供厌恶性刺激，或用隔离室等给予惩罚。行为干预的基本模式如表3-4-7。在强化与惩罚中，实践证明最重要的是正强化与负惩罚。

表 3-4-7 行为干预的基本模式

强化		
Ⅰ技术	正强化	负强化
Ⅱ目的	增加行为的出现频率	增加行为出现的频率
Ⅲ方法	向患者提供一些他所需要的东西	先向患者提供一些他所不需要的东西，然后再撤除这些东西
惩罚		
Ⅰ技术	正惩罚	负惩罚
Ⅱ目的	减少行为的出现频率	减少行为的出现频率
Ⅲ方法	向患者提供一些他所不需要的东西	先向患者提供一些他所需要的东西，然后再撤除这些东西

（3）行为治疗：行为障碍可分为正性行为障碍和负性行为障碍。正性行为障碍常表现为攻击他人，而负性行为障碍常表现为情绪低落、感情淡漠，对一些能完成的事不愿意做。其治疗原则：①对所有恰当的行为给予鼓励；②拒绝奖励目前仍在继续的不恰当行为；③在每次不恰当行为发生后的一个短时间内，杜绝一切鼓励与奖励；④在不恰当行为发生后应用预先声明的惩罚；⑤在极严重或顽固的不良行为发生之后，及时给患者所厌恶的刺激。

（三）后遗症期康复

脑外伤患者经过临床处理和正规的急性期、恢复期康复治疗后，各种功能已有不同程度的改善，大多可回归社区或家庭，但部分患者仍遗留有程度不等的功能障碍需要进行后遗症期康复治疗。

1.康复治疗目标 使患者学会应付功能不全状况，学会用新的方法来代替功能不全，增强患者在各种环境中的独立和适应能力，回归社会。

2.康复治疗

（1）继续加强日常生活能力的训练，强化患者自我照料的能力，提高生活质量。自理生活困难时，可能需要各种自助器具等。尤其注意强化其操作电脑的能力，以便既能训练手的功能与大脑的认知功能，同时方便患者通过电脑网络与外界交流。逐步加强与外界社会的直接接触，学习乘坐交通工具、购物、看电影、逛公园等，争取早日回归社会。

（2）矫形支具与轮椅的训练：当患者的功能无法恢复到理想状况时，有时需要矫形支具或轮椅的帮助，如足下垂内翻的患者可佩戴踝足矫形器。当下肢行走非常困难时，应帮助患者学会操纵手动或电动的轮椅。

（3）继续维持或强化认知、言语等障碍的功能训练：利用家庭或社区环境尽可能开展力所能及的认知与语言训练，如读报纸、看电视、发声与语言的理解、表达训练等，以维持或促进功能的进步，预防功能退化。

（4）物理因子治疗与传统疗法等的应用：物理因子治疗和传统疗法如针灸、按摩、中药等仍有一定的作用。

（5）复职前训练：颅脑外伤患者中大部分是青壮年，其中不少患者在功能康复后尚要重返工作岗位，部分可能要转变工作性质。因此，当患者的运动功能、认知功能等基本恢复后，应同时进行就业前的专项技术技能的训练，包括驾车、电脑操作、汽车修理、机械装配和货物搬运等。可在模拟情况下练习操作，也可把复杂过程分解成几个较为简单的动作，反复操练后，再综合练习。为满足某些工种的特殊需要，也可为患侧的上下肢装配一定的支具，以利于重返工作岗位。

（项　洁　冯　涛　罗　豫　王　盛）

第4章 脊髓损伤

第一节 概 述

一、定义与流行病学

脊髓损伤（spinal cord injury，SCI）是指由于各种原因引起的脊髓结构和功能的损害，导致神经损伤平面以下运动、感觉、自主神经功能部分或完全障碍，使患者丧失部分或全部活动能力、生活自理能力及工作能力的神经损伤，为康复治疗常见疾病之一。

外伤引起的脊髓损伤的发病率各国不同。美国的发病率为 20 ～ 45 例 / 百万人口，患病率为 900 例 / 百万人口。我国北京地区调查资料显示，年发病率为 68 例 / 百万人口。各国统计资料显示脊髓损伤患者大多是青壮年，年龄在 40 岁以下的约占 80%，男性为女性的 4 倍。国外脊髓损伤的主要原因是运动损伤、车祸等，国内则为高处坠落、暴力击打、交通事故等。

二、病因

（一）创伤性

外力打击、刀伤和枪伤等都可以引起脊髓损伤。脊柱骨折患者中约 20% 发生神经损伤。通常脊柱损伤与脊髓损伤程度成正比，但也有可能因血管损伤导致脊髓损伤，而不合并骨折。

1. 颈髓损伤　屈曲型旋转脱位或骨折较为常见，好发于颈 5 ～ 6。约 50% 为完全性损伤。过伸型损伤多见于老年人，最常见于颈 4 ～ 5，属于稳定性损伤。大部分损伤是椎体和椎间盘与增厚的韧带间挤压导致的不完全性脊髓损伤。

2. 胸腰脊髓损伤　常见于胸 12 ～腰 1，以屈曲型骨折脱位或旋转脱位多见，往往造成上方椎体前移。损伤多不稳定，常导致脊髓、圆锥、马尾神经功能障碍。压缩性骨折常见，损伤稳定，多无神经损伤。

3. 开放性损伤　主要为枪伤或刀伤。脊髓损伤可因爆裂伤、血管损伤导致，也可由于贯穿伤或骨折碎片刺入脊髓引起。

4. 挥鞭性损伤　多见于高速运动突然终止，头部由于惯性继续向前运动，造成脊髓损伤。X 线片示阴性，多为不完全损伤。

（二）非创伤性

1. 血管性　动脉炎、动脉畸形、脊髓血栓性静脉炎等。

2. **感染性**　横贯性脊髓炎、脊髓灰质炎、吉兰 - 巴雷综合征等。

3. **退行性**　脊柱肌肉萎缩、肌萎缩性侧索硬化、脊髓空洞症等。

4. **占位性**　最多见于肿瘤，包括原发性肿瘤，如脑脊膜瘤、神经胶质瘤、神经纤维瘤、多发性骨髓瘤等；继发性肿瘤，如继发于肺癌、前列腺癌的脊髓肿瘤等。其他如严重腰椎间盘突出症、脊髓滑脱、椎管狭窄等较少见。

三、病理和病理生理

1. **早期**　损伤后约 3 小时，脊髓灰质出现出血点；6 ～ 10 小时，出血灶逐步扩大，白质出现水肿，胶质细胞浸润；12 小时，神经轴突开始退变，神经细胞逐步坏死；组织水肿 24 ～ 48 小时后，逐渐消退，形成不可逆坏死。脊髓损伤发生后，如无干预，由于椎管容积的限定，继发的出血、水肿、微循环障碍可使脊髓组织压力增高、组织缺氧，形成恶性循环，从而使脊髓神经组织缺血、退变、坏死。

2. **晚期**　损伤区域出现神经坏死，反应性胶质细胞增生和纤维增生，灰白质可遗留软化坏死灶，修复过程可持续 2 年以上。

3. **脊髓功能恢复机制**　动物实验研究提示有脊髓再生现象，对人类研究尚无定论。脊髓损伤后可出现顿抑（stunning）和冬眠（hibernating），导致暂时性脊髓功能丧失，并在日后逐步恢复。顿抑是指损伤后功能丧失时间以分钟、小时或日计算。冬眠则以星期或月来计算。利用这一基本机制促进顿抑和冬眠细胞苏醒，是康复训练的基本机制之一。

（张　霞　夏　楠　倪国新）

第二节　临床表现与功能障碍

一、临床表现

（一）症状

脊髓损伤主要为肌肉运动和控制障碍、大小便控制障碍、感觉障碍。部分患者可能出现异常疼痛和幻觉痛。高位损伤患者可伴有呼吸困难。同时，如伴随并发症，可能出现压疮、尿路感染、痉挛、深静脉血栓、骨质疏松、异位骨化等并发症相应症状。

（二）体征

肌力减弱或消失、肌肉张力异常（低、高）、腱反射异常（无、弱、亢进）、出现病理征（Hoffman 征、Babinski 征阳性）、皮肤感觉异常（无、减退、过敏）、出现皮肤破损或压疮等。高位脊髓损伤可导致呼吸运动障碍和自主神经过反射现象。

（三）临床综合征

完全性损伤表现为损伤平面以下感觉和运动功能障碍。但一些不完全损伤具有以下特殊的表现。

1. **中央束综合征（central cord syndrome）**　常由颈髓血管损伤引起。上肢神经损伤和功能障碍重于下肢，患者可能能步行，但上肢部分或完全麻痹。

2. 半切综合征（Brown-sequard syndrome） 常由刀伤或枪伤引起。损伤同侧肢体本体感觉和运动功能丧失，对侧的温痛觉丧失。

3. 前束综合征（anterior cord syndrome） 脊髓前部损伤，损伤平面以下温痛觉和运动觉丧失而本体感觉存在。

4. 后束综合征 脊髓后部损伤，损伤平面以下，运动和温痛觉存在而本体感觉丧失。

5. 脊髓圆锥综合征（conus medullaris syndrome） 主要为脊髓圆锥损伤，可能引起膀胱、肠道和下肢反射消失。偶尔可保留骶段反射，但是运动功能正常。

6. 马尾综合征（cauda equina syndrome） 椎管内腰骶神经根损伤引起膀胱、肠道及下肢反射消失，以外周神经损伤表现为特征（弛缓型瘫痪）。

7. 脊髓震荡（spinal concussion） 是指暂时性、可逆性的脊髓或马尾神经功能丧失，可见于单纯性压缩性骨折病例，甚至影像检查阴性的患者。脊髓未受到机械压迫，也没有解剖上的损害。另一种假说认为，短时间的压力波导致了脊髓功能丧失。缓慢的恢复过程提示反应性脊髓水肿的消退。此型患者可有反射亢进但没有肌肉痉挛。

二、功能障碍

1. 躯体功能障碍 主要是指脊髓损伤平面以下的运动、感觉功能障碍，括约肌功能障碍和自主神经功能障碍，导致患者的整体生活能力和社会活动参与的障碍。

2. 多系统并发症 包括运动系统并发症（痉挛、关节挛缩、异位骨化、骨质疏松等），心血管系统并发症(直立性低血压、深静脉血栓等)，消化系统并发症(应激性溃疡、便秘等)，呼吸系统、泌尿系统、自主神经系统的并发症，生殖系统（性功能受损等）并发症等。

3. 心理问题 上述一系列问题导致患者生活不能自理，影响患者的职业、经济、家庭关系，患者难以接受残疾的现状，出现焦虑、抑郁甚至痛不欲生。

（张 霞 夏 楠）

第三节 康复评定

一、脊髓神经受损情况评定

国际上一般采用美国脊髓损伤协会（American Spinal Injury Association，ASIA）残损分级和脊髓损伤神经学分类国际标准来帮助确定脊髓病损的平面、范围和严重程度（表4-3-1，表4-3-2）。

（一）脊髓神经受损水平的评定

神经损伤水平是指保留身体双侧正常运动和感觉功能的最低脊髓节段水平。例如：颈6损伤，意味着颈1～6节段依然完好，颈7～骶5节段有损伤。确定损伤的平面时，应注意以下几点。

1. 脊髓损伤水平的判断依据主要是运动损伤平面，但胸2～腰1节段，运动损伤平面难以确定，故主要以感觉损伤平面来确定。

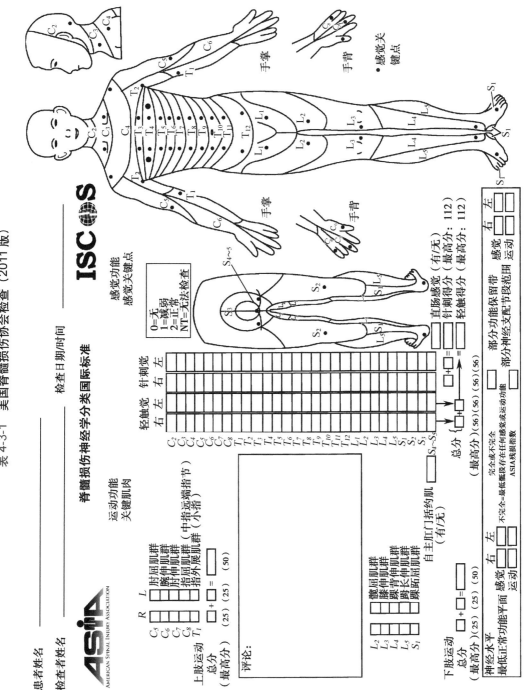

表 4-3-1 美国脊髓损伤协会检查（2011 版）

表 4-3-2 美国脊髓损伤协会检查（2013 版）

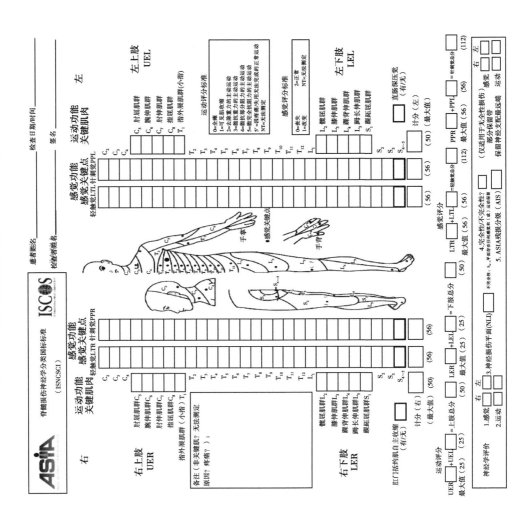

2. 运动损伤平面和感觉损伤平面通过检查关键肌的徒手肌力和感觉关键点的痛觉（针刺）及轻触觉确定。美国脊髓损伤协会根据神经支配的特点，选出一些关键性的肌肉和感觉点，通过对这些肌肉和感觉点的检查，迅速确定损伤水平，评定方法见表 4-3-3。

表 4-3-3 脊髓损伤平面的确定

神经平面	运动平面（关键肌 3 级及以上肌力）	感觉平面（针刺、轻触）
颈 2		枕骨粗隆
颈 3		锁骨上窝
颈 4		肩锁关节顶部
颈 5	屈肘肌（肱二头肌和肱肌）	前肘窝外侧
颈 6	伸腕肌（桡侧腕伸肌）	拇指
颈 7	伸肘肌（肱三头肌）	中指
颈 8	中指末节指屈肌（指深屈肌）	小指
胸 1	小指外展肌	前肘窝内侧
胸 2		腋窝顶部
胸 3		第 3 肋间锁骨中线
胸 4		第 4 肋间锁骨中线
胸 5		第 5 肋间锁骨中线
胸 6		第 6 肋间（剑突水平）
胸 7		第 7 肋间锁骨中线
胸 8		第 8 肋间锁骨中线
胸 9		第 9 肋间锁骨中线
胸 10		第 10 肋间锁骨中线（脐水平）
胸 11		第 11 肋间锁骨中线
胸 12		腹股沟韧带中部
腰 1		胸 12～腰 2 连线中点处
腰 2	屈髋肌（髂腰肌）	大腿前内侧，腹股沟韧带中点（胸 12）和股骨内侧髁连线中点处
腰 3	伸膝肌（股四头肌）	膝上股骨内髁
腰 4	踝背伸肌（胫前肌）	内踝
腰 5	足𧿹长伸趾肌（足𧿹长伸肌）	足背第 3 跖趾关节
骶 1	踝跖屈肌（腓肠肌与比目鱼肌）	外踝
骶 2		腘窝中点
骶 3		坐骨结节或臀下皱襞
骶 4～5		肛周区

3. 确定神经损伤平面时，该平面关键性的肌肉肌力必须≥3 级，该平面以上关键性的肌肉肌力必须等于 5 级。如颈 6 节段发出的神经纤维主要支配桡侧腕伸肌，在检查脊髓损伤患者时若桡侧腕伸肌≥3 级，颈 5 节段支配的屈肘肌 5 级，则可判断损伤平面为颈 6。

4. 损伤平面的记录，身体两侧的损伤平面有可能不一致，因此评定时需要同时检查双侧的运动损伤平面和感觉平面，并分别记录（右—运动，左—运动；右—感觉，左—感觉）。

（二）脊髓神经损伤程度评定

根据美国脊髓损伤协会的损伤分级（表 4-3-4），以最低骶节（骶 4 ~ 5）有无残留功能作为损伤是否完全性的评定标准。刺激肛门皮肤与黏膜交界处有反应或刺激肛门深部时有反应，则表明残留感觉功能。肛门指检时肛门外括约肌有随意收缩，表明有运动功能残留。完全性脊髓损伤：骶 4 ~ 5 既无感觉也无运动功能，可有部分保留区（zone of partial preservation），但不超过 3 个节段。不完全性脊髓损伤：骶 4 ~ 5 有感觉或运动功能，部分保留区超过 3 个节段。

表 4-3-4　美国脊髓损伤协会损伤分级

分级	损伤程度	临床表现
A	完全损伤	骶 4 ~ 5 无感觉和运动功能
B	不完全损伤	损伤水平以下，包括骶 4 ~ 5 有感觉功能但无运动功能
C	不完全损伤	损伤水平以下，运动功能存在，大多数关键肌肌力 < 3 级
D	不完全损伤	损伤水平以下，运动功能存在，大多数关键肌肌力 ≥ 3 级
E	正常	感觉和运动功能正常

（三）脊髓休克的评定

球海绵体反射是判断脊髓休克是否结束的指征之一，此反射消失说明尚处于休克期，反射的再出现表示脊髓休克结束。但需注意有 15% ~ 30% 的正常人不出现该反射，圆锥损伤时也不出现该反射。具体检查方法：用戴手套的示指插入肛门，另一只手刺激阴茎头（女性刺激阴蒂），若手指可以明显感觉肛门外括约肌的收缩则为阳性。脊髓休克结束的另一指征是损伤水平以下出现任何感觉运动或肌张力增高。

（四）损伤平面与功能预后的关系

对于完全性脊髓损伤，脊髓损伤水平确定后康复目标基本确定；对于不完全性脊髓损伤患者来说，则需要根据残存的肌力功能情况修正康复目标，表 4-3-5 介绍的是不同脊髓损伤平面的康复预后。

表 4-3-5　脊髓损伤平面与功能预后的关系

神经平面	最低功能肌肉	活动能力	生活能力
颈 1 ~ 4	颈肌	依赖膈肌起搏维持呼吸，可用声控方式操纵某些活动	完全依赖
颈 4	膈肌、斜方肌	使用电动高靠背轮椅，有时需要辅助呼吸	高度依赖
颈 5	三角肌、肱二头肌	可用手于平坦路面驱动高靠背轮椅，需要上肢辅助器具及特殊推轮	大部依赖
颈 6	胸大肌、桡侧腕伸肌	可用手驱动轮椅，独立穿上衣，可以基本独立完成转移可以驾驶特殊改装汽车	中度依赖
颈 7 ~ 8	肱三头肌、桡侧腕屈肌、指深屈肌、蚓状肌	轮椅实用，可独立完成床 - 轮椅 / 厕所 / 浴室转移	大部自理

续表

神经平面	最低功能肌肉	活动能力	生活能力
胸 1 ~ 6	上部肋间肌、背肌	轮椅独立，长腿矫形器下挂拐短距离步行	大部自理
胸 6 ~ 12	腹肌、胸肌、背肌	长腿矫形器挂拐步行，长距离行动需要轮椅	基本自理
腰 4	股四头肌	踝足矫形器扶手杖步行，不需要轮椅	基本自理

二、运动功能评定

（一）肌力的评定

肌力的评定主要对代表脊髓有关节段的神经运动功能肌肉进行徒手肌力测试，通常采用美国脊髓损伤协会提出的运动评分法（motor score）来评估肌力。肌力检查中必查肌肉为身体两侧各自 10 个肌节中的关键肌，检查时分左右两侧进行，顺序从上而下。评定标准：采用徒手肌力测试法评定，每块肌肉所得分与测得的肌力级别相同，如测得肌力为 1 级，评 1 分。最高分左右侧各 50 分，总共 100 分，评分越高肌肉功能越好。

其他肌肉肌力评定包括肛门括约肌、膈肌、三角肌、腹肌、腘绳肌、髋内收肌等，肌力按无、减弱、正常来记录。

（二）肌张力评定

大部分脊髓损伤患者会出现不同程度的肌张力增高，肌张力增高会不同程度影响关节活动度或出现疼痛、肌肉阵挛，但下肢肌张力适当增高有助于患者站立。目前临床上评定肌张力的方法有神经科分级、阿什沃思分级和改良阿什沃思分级、Penn 分级及 Clonus 分级。目前临床上使用最多的量表是改良阿什沃思量表，它具有良好的信度和效度。

（三）关节活动度评定

脊髓损伤患者由于长期卧床、肢体瘫痪无法活动和后期肌张力增高，容易出现受累肢体的关节活动受限，后期甚至出现关节挛缩，严重影响运动功能，因此需要进行受累肢体的关节活动度检查。

（四）步行运动指数

步行运动指数（ambulatory motor index，AMI）可对截瘫患者的步行功能进行预测。具体评定方法如下，对髋屈肌、髋外展肌、髋伸肌、膝伸肌、膝屈肌这 5 个肌群进行肌力评定，肌力评定标准：0—无；1—差；2—尚可；3—良；4—正常标准，每个肌群最高得分 4 分，5 个肌群最高得分 20 分，此即为 AMI 得分。AMI 达 6 分才有可能步行，达 12 分才有可能在社区内步行，大于 6 分但小于 8 分时需用踝足矫形器和双拐才能步行。

三、感觉功能评定

脊髓损伤后，保持正常感觉功能（温痛觉、触压觉和本体感觉）的最低脊髓节段（皮节）为感觉平面。脊髓损伤后，左右侧感觉水平可能不同，感觉平面应左右分开确定。通常采用美国脊髓损伤协会的感觉指数评分（sensory index score，SIS）来评定感觉功能，选择颈 2 ~ 骶 5 共 28 个节段的关键感觉点，每个关键点检查针刺觉和轻触觉，并按 3 个等级进行评分：0= 缺失，1= 障碍，2= 正常，NT= 无法检查。每种感觉一侧最高 56 分，两侧最高 112 分。两种感觉得分最高 224 分。分数越高，感觉功能越好。

四、膀胱功能评定

脊髓损伤后容易出现神经源性膀胱，发生率可达79%。对于神经源性膀胱的患者，很难根据临床表现推断膀胱功能，因此进行尿流动力学检查在诊治过程中有至关重要的作用。下面主要介绍膀胱功能评定。

尿动力学是依据流体力学和电生理学的基本原理及方法，通过检测尿路各部压力、流率及生物电活动来判断尿路排尿功能及机制，以及排尿功能障碍性疾病的病理生理学变化。检查的主要内容包括以下几点。

1. **尿流率**　单位时间内排出的尿量。主要反映排尿时逼尿肌与尿道括约肌相互作用的结果。主要参数有尿量、最大尿流率及尿流时间等。尿流率的影响因素包括性别、年龄和体位、患者心理、测试过程中有无腹肌收缩、尿道病理情况等。

2. **膀胱压力容积测定**　包括膀胱内压、直肠内压（腹压）及逼尿肌压（膀胱压—直肠压）。正常压力容积测定：①无残余尿；②膀胱充盈期内压维持在0.49～1.47kPa，有良好的顺应性；③没有无抑制性收缩；④膀胱冲洗过程中，开始出现排尿感觉时的容量为100～200ml；⑤膀胱总容量为400～500ml；⑥意识能够控制排尿及中止排尿。

3. **尿道压力分布测定**　主要参数包括最大尿道闭合压为4.90～12.75kPa（女性为5.88～6.87kPa）；功能性尿道长度男性为（5.4±0.8）cm，女性为（3.7±0.5）cm。

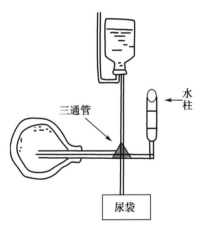

图4-3-1　简易膀胱功能测定

4. **括约肌肌电图**　通过肛门内放置表面电极，测定肛门括约肌肌电活动，或用针式电极经会阴直接插入尿道外括约肌，记录肌电活动。从而了解逼尿肌收缩过程中，尿道外括约肌的协调性活动。正常排尿周期中，膀胱充盈期间，尿道外括约肌持续兴奋，排尿时，肌电活动突然中止，排尿结束后，肌电活动又重新出现。

5. **尿动力学和影像学同步联合检查**　用稀释的碘溶液代替生理盐水充盈膀胱，进行尿流动力学检测时，同步获得尿流动力学及膀胱尿道形态等各项资料，收集资料较全面。

6. **膀胱容量与残余尿的简易测量方法**（图4-3-1）　在社区中，有可能无法进行尿流动力学检测，此时可进行简易膀胱容量和残余尿测定，以粗略地评估膀胱功能。

残余尿测定：患者自行排尿后，立即插入导尿管所导出的尿液容积即为残余尿量。

膀胱容量测定方法：排空膀胱后，缓慢注入生理盐水（37℃），直到生理盐水不再滴入，所灌入的盐水的体积即为膀胱容量。然后打开膀胱与水柱间的通路，得到的水柱即为膀胱压力。

7. **其他检查**　包括尿常规、尿病原学培养、尿量测定、肾功能测定、尿路造影、泌尿系彩超等。

五、心理功能评定

神经心理学评定（neuropsychological assessment）是脊髓损伤患者康复评定的重要内容之一。脊髓损伤患者由于损伤带来的一系列问题，导致患者生活难以自理，影响其职业、经济和家庭关系，使得患者难以承受残疾现状，出现焦虑、抑郁等情绪情感障碍。

1. 抑郁（depression）　指显著而持久的情绪低落。常见症状有情感低落、兴趣索然、忧郁悲观；主动言语缺乏；出现自责、自罪观念；睡眠质量下降，食欲缺乏，担心自己患有某种疾病；严重者可出现自杀倾向。

（1）汉密尔顿抑郁量表：目前国内和国际上最常采用的由医务人员进行抑郁评定的量表是汉密尔顿抑郁量表。评定方法是由主试者通过观察患者，对其进行打分，总分最高为76 分。需要 15 ～ 20 分钟完成一次评定，时间视患者情况而定。

（2）评定内容：具体内容见表 4-3-6。评定项目中的第 10 ～ 17 项提示抑郁躯体化，第 18 项提示日夜变化；第 2、3、9、19、21 提示认知障碍；第 1、7、8、14 项提示迟缓；第 4 ～ 6 项提示睡眠障碍；第 22 ～ 24 项提示绝望感。汉密尔顿评定结果分级见表 4-3-7。

表 4-3-6　汉密尔顿抑郁量表

序号	项目	圈出最适合患者情况的分数				
1	抑郁情绪	0	1	2	3	4
2	有罪感	0	1	2	3	4
3	自杀	0	1	2	3	4
4	入睡困难	0	1	2		
5	睡眠不深	0	1	2		
6	早醒	0	1	2		
7	工作无兴趣	0	1	2	3	4
8	迟缓	0	1	2	3	4
9	激越	0	1	2	3	4
10	精神性焦虑	0	1	2	3	4
11	躯体性焦虑	0	1	2	3	4
12	胃肠道症状	0	1	2		
13	全身症状	0	1	2		
14	性症状	0	1	2	3	4
15	疑病	0	1	2		
16	体重减轻	0	1	2		
17	自知力	0	1	2		

续表

序号	项目		圈出最适合患者情况的分数				
18	日夜变化	早 A	0	1	2		
		晚 B	0	1	2		
19	人格或现实解体		0	1	2	3	4
20	偏执症状		0	1	2	3	4
21	强迫症状态		0	1	2	3	4
22	能力减退感		0	1	2	3	4
23	绝望感		0	1	2	3	4
24	自卑感		0	1	2	3	4

表 4-3-7　汉密尔顿评定结果分级

总分	判定
< 8	无抑郁
8 ~ 20	轻度抑郁
21 ~ 35	中度抑郁
> 35	严重抑郁

2. 焦虑　常用的是汉密尔顿焦虑量表对焦虑状态进行评定，一次评定需要 10 ~ 15 分钟。

(1) 评分标准：汉密尔顿焦虑量表无工作用评分标准，但一般参照以下标准。1 分，症状轻微；2 分，有肯定症状，但尚未影响生活与活动；3 分，症状重，需加处理，或已影响生活或活动；4 分，症状极重，严重影响生活标准。最高总分 56 分。

(2) 评定内容：具体见表 4-3-8，表中第 1 ~ 6 及 14 项反映精神性焦虑，第 7 ~ 13 项反映躯体性焦虑。焦虑评定结果分级见表 4-3-9。

表 4-3-8　汉密尔顿焦虑量表

序号	项目	圈出最适合患者情况的分数				
1	焦虑心境	0	1	2	3	4
2	紧张	0	1	2	3	4
3	害怕	0	1	2	3	4
4	失眠	0	1	2	3	4
5	认知功能	0	1	2	3	4
6	抑郁心境	0	1	2	3	4
7	躯体性症状：肌肉系统	0	1	2	3	4

续表

序号	项目	圈出最适合患者情况的分数				
8	躯体性症状：感觉系统	0	1	2	3	4
9	心血管系统症状	0	1	2	3	4
10	呼吸系统症状	0	1	2	3	4
11	胃肠道症状	0	1	2	3	4
12	生殖泌尿系统症状	0	1	2	3	4
13	自主神经症状	0	1	2	3	4
14	会谈时行为表现	0	1	2	3	4

表 4-3-9　焦虑评定结果分级

总分	判定
< 7	无焦虑
7 ~ 14	可能有焦虑
15 ~ 21	肯定有焦虑
22 ~ 29	肯定有明显焦虑
> 29	可能为严重焦虑

六、社会功能评定

康复医学的目的在于能够使患者最大限度地恢复其功能，回归社会。而能否重返社会，除了良好的躯体功能外，患者还需要完好的社会功能。因此，有必要了解患者在这方面的功能情况。社会功能是生活质量评定的一项重要内容，既可作为单独的项目进行评定，也可以作为生活质量的一部分进行评定。

1. 社会生活能力评定　用社会生活能力评估患者各种社会活动参与的情况，包括工作、社交及参与各种娱乐活动等。通过量表性质的调查问卷获取患者社会生活能力概况和近况等信息。

Barthel 指数（Barthel index，BI）广泛应用于 ADL 能力评定，是目前临床应用最广、研究最多的一种 ADL 能力的评定。不仅可以用来评定治疗前后的功能状况，还能预测疗效和预后，见表 4-3-10。

功能独立性评定量表（functional independence measure，FIM）常用来评定独立生活能力。FIM 内容包括躯体运动功能和认知功能两大类，其中运动功能包括自我照料、括约肌控制、转移、行走 4 个方面，13 个项目；认知功能包括交流和社会认知 2 个方面，5 个项目。

表 4-3-10 Barthel 指数评分表

项目	分类与评分	
大便	0	失禁或无失禁，有昏迷
	5	偶尔失禁
	10	能控制
小便	0	失禁
	5	偶尔失禁
	10	能控制
修饰	0	依赖或需要帮助
	5	自理：在提供器具情况下，独立完成刷牙、洗脸、梳头等
用厕	0	依赖
	5	需要部分帮助：穿脱衣裤；擦拭帮助保持平衡等
	10	自理：独立进出厕所
进食	0	依赖
	5	需要部分帮助：能吃任何食物，但在夹菜、搅拌、切割、盛饭等时需要帮助
	10	自理：使用必要工具独立完成进食
转移	0	依赖：坐起不能，需要两人以上帮助
	5	需要大量帮助：能坐，但需要两人帮助
	10	需要少量帮助
	15	自理：独立完成床椅转移等
平地步行	0	依赖，不能步行
	5	需要大量帮助：能用轮椅行走 45m
	10	需要小量帮助：一个人帮助下行走 45m 以上
	15	自理：在家中或病房等水平路面上，独立步行 45m 以上
穿着	0	依赖
	5	需要帮助
	10	自理：独立完成
上下楼梯	0	依赖：不能完成
	5	需要帮助：体力帮助，语言指导
	10	自理：独立上下一层楼
洗澡	0	依赖或需要帮助
	5	自理：洗澡全程不需要帮助

评出分数后，判断患者 ADL 独立程度的标准如下：60 分以上者，虽有轻度残疾，但生活基本自理；40～60 分者为中度残疾，生活需要部分帮助；20～40 分者为重度残疾，

生活需要大部分帮助；20 分以下者为完全残疾，生活完全依赖。

2. **就业能力评定**　是衡量患者社会功能的一个重要部分，可采用功能评估调查表进行评定。

3. **行为评定**　社会行为计划量表（social behavior schedule），该评定表反映患者先前一个月的行为，主要考虑行为的程度和频度，更多考虑频度。每项评分为 0 ～ 4 分，其中 0 分为正常，2 分为轻度紊乱；3 ～ 4 分为严重紊乱，4 分为最严重紊乱。具体评定内容见表 4-3-11。

表 4-3-11　社会行为计划量表

1	交流：主动开始交流
2	交流：不着边际
3	交谈：怪异 / 不恰当
4	社会融合：以适当方式进行社会接触
5	社会融合：具有敌意的社会接触比例
6	社会融合：寻求被注意的行为
7	自杀和自我伤害的意念与行为
8	惊恐和恐惧
9	多动不安
10	大笑和自语
11	因怪异念头而起的行动（仅 0 ～ 2 分）
12	作态和装相
13	不为社会接受的习惯和方式
14	破坏性行为（专指财物）
15	抑郁（0 ～ 3 分）
16	不当性行为
17	个人外表与卫生
18	迟缓
19	少动
20	专注力（0 ～ 2 分）
21	妨碍进步的行为
22	上班职业类型（0 ～ 5 分）
23	闲暇：活动

七、性功能障碍评定

脊髓损伤后的性功能障碍是康复过程中极为重要的问题，涉及生理、心理、生育等。由于传统意识，中国人倾向于回避这一问题，从而使许多脊髓损伤患者面临这方面的困境而无法得到合理的康复治疗。

1. 损伤平面及严重程度与性功能障碍的关系

胸 10 ～腰 2 平面以上完全性脊髓损伤使男女生殖器感觉全部丧失。但直接刺激可以使阴茎反射性勃起或阴唇反射性充血，阴道润滑，阴蒂肿胀，产生这一现象的原因是损伤平面以下存在的交感和副交感神经反射。

腰 2 ～骶 1 平面的完全性损伤者出现分离反应，即男性可以有生殖器触摸和心理性勃起，但不能协调一致。男女均不能通过生殖器刺激获得性高潮。

骶 2 ～ 4 平面的完全性损伤者生殖器感觉完全丧失，男性丧失勃起和射精能力，不可能通过生殖器刺激获得性高潮。

2. 具体检查方法

（1）检查有无精神性勃起的可能：睾丸的传入纤维进入胸 9，胸 9 未损伤则有精神性勃起可能。捏患者睾丸如有不适，表示有精神性勃起可能。

（2）检查有无触摸性勃起的可能：如果圆锥、马尾和阴部神经完好，有触摸性勃起的可能。将手指插入患者肛门，另一手指捏患者龟头，如肛门括约肌有收缩，表示有触摸性勃起的可能。

（3）检查有无性高潮体验的可能：如果患者外生殖器感觉正常及肛门括约肌可收缩，就有性高潮体验的可能，分别检查外生殖器有无痛、冷、热觉和让患者收缩肛门括约肌。两种检查结果均正常，意味着有性高潮体验的可能。

（张　霞　夏　楠　周月珠　倪国新）

第四节　康复治疗

一、康复目标与原则

1. 损伤平面与康复目标　完全性脊髓损伤患者，脊髓损伤平面确定后，康复目标基本确定（神经平面与预后的关系）；不完全性脊髓损伤患者，需根据残存肌力功能状况确定康复目标。患者需要重新获得独立能力，独立能力不仅包括自理能力，还包含独立做出决定和解决问题的自决能力，最终能够回归社会。康复治疗不能简单局限于物理治疗、作业治疗，患者的社会适应能力及潜在的就业能力也应加以重视。

2. 康复治疗原则

（1）因人而异：脊髓损伤患者损伤的平面不同，类型不一，实际的残存功能状况差别很大，按照各个患者功能障碍的特点和需求制订相应的康复目标和方案，并根据治疗进度和功能及时调整方案。

（2）循序渐进：脊髓损伤患者转诊至康复病区之前，大多卧床已有一段时间，康复治疗，特别是功能训练要逐步进行，治疗效应必须符合量变到质变的积累过程，康复训练是技能学习的过程，神经 - 肌肉功能重建也是系统再学习的过程，因此，治疗强度应由小到大，运动时间由短到长，动作复杂性由易到难，休息次数和时间由多到少、由长到短，重复次数由少到多，运作组合由简到繁。

（3）持之以恒：康复治疗需要持续一定的时间才能获得显著效应，停止治疗后，一些训练效应将逐步消退，并可能会出现很多并发症，因此，康复治疗需要长期持续，对于大多数脊髓损伤患者而言，康复治疗或训练是终身的。

（4）主动参与：大部分脊髓损伤患者的康复治疗需要持续数周、数月甚至终身，但患者不可能长期住在医院，最终要回归家庭和社会，这就需要患者学会部分治疗方法。只有主动参与到治疗和训练中，才能获得最佳的治疗效果并维持该效果。

（5）全面康复：脊髓损伤常合并多种并发症，且患者卧床时间较长，康复治疗不应仅局限于患者的瘫痪肢体，还包括患者健肢、心理、心肺功能等。

二、不同时期的目标与策略

（一）早期康复

1. 关节保护和训练　生命体征稳定之后就应立即开始进行全身各关节被动活动，1 ～ 2 次 / 日，每一关节在各轴向活动若干次即可，以避免关节粘连、挛缩。进行被动活动时，动作尽量轻柔、缓慢，有节奏，活动范围应达到最大生理范围，但不可超过，以免拉伤肌肉或韧带。下胸段或腰椎骨折时，屈髋屈膝运动应避免疼痛，不可造成椎体移位。禁止同时屈曲腕关节和指关节，以免拉伤伸肌肌腱。腰椎平面以上损伤的患者，髋关节屈曲及腘绳肌牵张较为重要，因为只有髋关节直腿屈曲达到或超过 90° 时，才有可能独立坐在床上，这是各种转移训练和床上活动的基础。高位脊髓损伤患者为了防止关节僵硬和脱位，可以使用各类矫形器。

2. 直立适应训练　逐步从卧位转向半卧位或坐位，倾斜的高度每日逐渐增加，以无头晕等低血压症状为度。下肢可使用弹性绷带，同时可使用腹带，以减少静脉血淤滞。从仰卧位到直立位通常需 1 ～ 3 周的适应，适应时间的长短与损伤平面相关，起立床训练是常用的方法。

3. 膀胱训练　脊髓损伤后早期常有尿潴留或者尿失禁。大量输液的情况下可采用留置导尿的方式。留置导尿时，要注意卧位时男性导尿管的方向必须朝向腹部，以免导尿管压迫尿道穹隆部，造成尿道内压疮。还要注意夹放导尿管的时机，膀胱储尿 400ml 左右有利于膀胱自主收缩功能的恢复。要记录水的出入量，以判断放导尿管时机。留置导尿时，每日进水量必须达到 2500 ～ 3000ml，以避免膀胱尿液细菌的繁殖增长。留置导尿者发生泌尿系统感染可以没有症状，抗菌药物往往无效，最好的办法是拔除导尿管。一旦出现全身性菌血症可以采用敏感的抗生素治疗。留置导尿要尽快结束，改为清洁间歇导尿。

4. 直肠训练　直肠功能障碍主要是便秘。教育患者足量粗纤维饮食（如蔬菜等）和规律的排便习惯（一般以原先的习惯为准）。肛门 - 直肠润滑剂和导泻剂都可以采用。手指肛门牵张是较好的被动排便法——中指戴指套，黏润滑剂后插入肛门，缓慢用手指向肛门一侧牵拉，或者进行环形牵拉，刺激结肠蠕动，缓解肛门括约肌的痉挛，从而促进排便。腹泻少见，多半合并肠道感染。可采用抗菌药物及肠道收敛剂治疗。

5. 压疮处理　应用气垫床；保持皮肤清洁干燥；保持良好的营养状态；根据患者情况

变换体位，避免长时间皮肤受压等能有效预防压疮出现。对已形成的压疮，采用生理盐水敷料创面覆盖（湿到半湿法）是有效且廉价的治疗方法。湿到半湿法是指将湿的生理盐水敷料覆盖在创面，通过水分蒸发作用将创面的分泌物吸附在敷料上，并在敷料达到半湿程度的时候去除敷料，更换新的敷料。这样可以将分泌物去除，而不损伤创面新生的上皮组织。不主张在创面直接使用抗菌药物，以免出现耐药菌株。

6. 物理因子治疗　超短波或短波有消炎、减轻水肿、改善循环及镇痛、促进脊髓神经功能恢复等作用。神经肌肉电刺激可以加速运动功能的恢复。

7. 主动运动训练　对于有运动功能残留的肌肉进行主动运动训练，训练方式有主动助力训练、自身抗重训练、自身对抗训练、沙袋或弹力带抗阻训练等。

8. 心理治疗　几乎所有的脊髓损伤患者在伤后都会出现严重心理障碍，包括极度压抑或抑郁、烦躁甚至精神分裂症等。因此康复治疗时必须向患者进行耐心细致的心理工作，对于患者的问题给予鼓励性的回答，帮助患者建立信心，鼓励其参加康复训练。

9. 肺功能康复　颈髓和上胸段脊髓损伤会导致患者限制性通气功能障碍造成肺容量减低、咳嗽能力受损、呼吸模式改变，患者咳嗽费力和气道分泌物排出困难，导致痰液潴留、肺不张、肺部感染甚至死亡。因此尽早进行肺功能康复，显得尤为重要。早期肺功能康复手段包括口腔护理，体位训练，呼吸肌训练，体外膈肌起搏治疗，叩击、震动等排痰技术等。

10. 其他　针灸、按摩推拿、双下肢气压治疗、简单的日常生活活动训练等。

（二）恢复期康复

一旦患者生命体征稳定、骨折部位稳定、神经损害或压迫症状稳定后即可进入恢复期治疗。恢复期康复主要进行十个方面的康复，内容详见下文"（四）具体训练方法"。

（三）社区康复

1. 脊髓损伤患者的社区康复目标　通过综合的康复措施解决患者存在的功能障碍问题，达到与其损伤程度相适应的最大功能状态，提高患者生存质量，使他们能够重返社会。

由于脊髓损伤患者的致残原因不同、脊髓损伤的水平不同、横贯性损伤的完全性不同、功能障碍的程度不同，因此，康复的目标、项目和方法也不同。脊髓损伤患者应尽早进行康复训练，根据其功能障碍特点制订出阶段性短期训练计划，明确在某一时间段内具体的训练措施和训练目标，并把一个个训练的短期目标连接起来，最终达到预期的长期目标。如果短期目标提前或未能按时完成，应分析原因并及时修改训练计划，最终使功能得到最大程度的发挥，增强患者适应环境、生活自理和参与社会生活的能力。

2. 制订训练计划的基本原则

（1）全面了解病史：了解患者的过去史，以便对功能障碍及其与疾病之间的影响做出客观的分析和判断。

（2）以脊髓损伤患者所存在的问题为中心制订全面计划：社区康复人员应具备全面的康复知识和技能，在制订计划时根据患者的具体情况正确做出损伤水平的、活动水平和参与水平的检查和评定。选择适宜的个体化训练项目和方法，恰当地实施康复训练。

（3）需要康复对象、家庭、社区共同参与：为使脊髓损伤患者尽快改善功能障碍重返社会，仅靠康复医师和治疗师的康复训练是不够的。在拟订训练计划时，应有患者本人、家庭成员及他们所在的社区共同参与，根据患者的自身需求和客观的可能拟订康复目标、计划和措施，以确保康复训练工作的实施。

（4）计划应具有安全性、可行性：在制订计划时，应考虑两个方面的问题。首先，康复措施应是科学安全的；其次，实施康复计划的过程中，现有的康复资源（康复设施、家庭成员、社区的参与等）应具有可利用性，这样康复各个阶段的目标才有可能达到。

3. 训练计划　不完全性脊髓损伤的患者，应尽量使损伤平面以下的各种功能得以恢复。完全性脊髓损伤患者，则以代偿性功能恢复为主制订训练计划。事实上，由于现代科学技术的发展，许多职业性活动并不需要过多的身体活动能力，因此，一位低颈段完全性脊髓损伤患者可能是一位称职的事业管理者或设计人员。

（四）具体训练方法

1. 理疗　指应用天然的或人工的物理因子如电、光、声、磁、热、冷等作用于人体，治疗疾病的方法。脊髓损伤患者的理疗主要分为消炎、消肿、镇痛和神经肌肉刺激等大类。

（1）消炎：脊髓损伤患者，损伤平面以下由于感觉和运动功能障碍，常见软组织急慢性炎症，损伤平面以上，由于承担身体负荷过重，易造成运动性劳损。根据炎症的性质和部位的深浅，可选用不同的理疗方法，急性炎症可使用无热量超短波、紫外线、微波治疗；慢性炎症可选用微热量超短波、抗生素药物离子导入、红外线（注：对有感觉障碍的患者，必须控制好红外线灯离皮肤的距离）等。

（2）消肿：脊髓损伤患者由于损伤平面以下失神经支配，造成肌肉瘫痪，经常会出现下肢的肿胀，颈脊髓损伤患者的上肢也会伴有肿胀。消肿的理疗有蜡疗、磁疗、温热量超短波、气压治疗和淋巴回流治疗等，但由于脊髓损伤患者的温度觉障碍问题，一般只选用气压治疗、淋巴回流和磁疗。

（3）镇痛：完全性脊髓损伤患者，疼痛主要集中在损伤平面周围区域，不完全性脊髓损伤患者疼痛主要集中在肢体的远端，此外，患者日常生活活动大大增加了上肢的负荷，腕关节和肩关节运动劳损也较常见。理疗中镇痛疗法较多，磁疗、干扰电、间动电疗、经皮神经电刺激均具有显著的镇痛作用，而红外线、蜡疗、特定电磁波、短波等有温热作用的物理因子，虽然也能镇痛，但对于有痛温觉障碍的脊髓损伤患者显然不适合。

（4）神经肌肉刺激：神经肌肉刺激疗法，理论上是促进脊髓损伤者瘫痪肢体功能恢复的重要方法之一。低频及中频电疗均可以兴奋神经和肌肉，常用于萎缩的肌群。而功能性电刺激疗法是最常用的刺激方法，功能性电刺激是应用某种参数的电刺激作用于已丧失功能或功能低下的肢体，使其产生即时效应来代替或矫正肢体已丧失的功能。

应用功能性电刺激去刺激运动神经肌肉的同时，也刺激着传入神经；经脊髓投射到高级中枢，从而影响本体感受机制，有助于皮质中枢兴奋痕迹的建立，进而又会对功能性电刺激所引起的步态和姿势的改善起永久性效应。这种运动功能的代偿性恢复或重建，对脊髓损伤患者的心理状态具有深刻影响，甚至可以影响到一些瘫痪患者整个生命和社会活动。

功能性电刺激和一般的神经肌肉电刺激疗法有所不同，前者是对肢体已丧失功能的代替和矫正，后者是一种对失神经支配肌肉进行治疗的手段；前者应用于以中枢神经病损引起的瘫痪，后者的治疗对象主要是外周神经病损引起的瘫痪。功能性电刺激分体表电极和植入性电极两种刺激方式，其中体表电极对皮肤的电阻较大，因此所需要的电流强度也大；植入性电极免除了皮肤的阻抗，其所需要的电流强度常较体表电极小，但操作复杂，常出现副作用。

2. 关节活动度训练　是为了维持和恢复因各种原因所致的脊髓损伤患者关节活动范围所使用的康复治疗方法。

（1）脊髓损伤患者关节活动范围下降的主要原因：①长时间制动致关节周围结缔组织纤维性融合；②弛缓性瘫痪造成的关节周围软组织挛缩；③肌肉痉挛导致关节运动范围下降；④一些骨性因素限制关节有效活动。

（2）脊髓损伤患者关节活动训练方法

1）体位摆放：很多脊髓损伤患者，受伤早期卧床时间较长，此时，为了防止患者软组织粘连和关节挛缩，应首先教会家属或护理人员正确摆放患者的肢体。患者取仰卧位时，髋关节稍外展，膝关节腘窝垫毛巾卷保持髋膝关节微屈，踝关节利用"丁"字鞋防止足下垂和髋关节内外旋，如果患者是高位的颈脊髓损伤，则还需要使肩关节轻度外展，肘关节小范围屈曲，掌心垫毛巾腕关节背屈 40°，五指微屈持毛巾卷（图 4-4-1）。

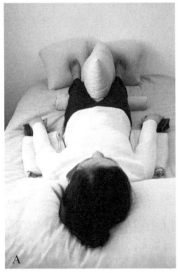
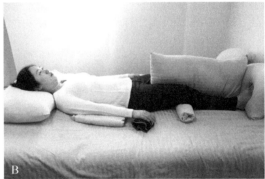
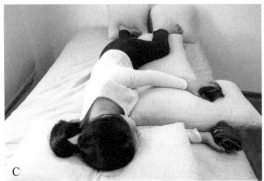
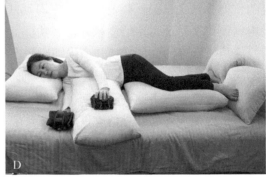

图 4-4-1　卧位
A、B. 仰卧位；C、D. 侧卧位

2）被动活动：脊髓损伤患者瘫痪肢体的被动活动，应在患者生命体征稳定以后，尽早进行。每一侧肢体从近端到远端应活动15分钟以上，即每次活动不少于半小时，每天2次，治疗师在做被动活动时，切忌暴力和超范围活动，到达患者的生理活动范围即可。如果在治疗过程中发现有阻力，应查明原因后再做被动活动，排除禁忌证后，做关节牵伸增大关节活动范围，动作要缓慢、轻柔、均匀，在不引起病情加重的情况下进行关节被动活动（图4-4-2）。

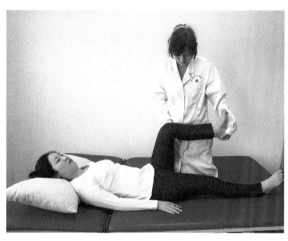

图 4-4-2　关节被动活动

3）主动活动：规律的日常生活活动可以非常有效地防止关节挛缩，保持正常关节活动范围。当患者生命体征稳定后，可以在治疗师和辅助器具的帮助下，进行翻身、坐起、站立、转移、穿衣、如厕、洗漱等主动活动，这些日常生活活动均有多关节参与，是维护关节正常形态和功能不可缺少的训练方法，尤其是对有轻度关节粘连和肌肉痉挛的患者，非常有利。

3. 牵张训练　是使病理性缩短的软组织延长的一种治疗方法。脊髓损伤患者牵张训练主要针对的是痉挛或挛缩的肌肉，较常见的为腘绳肌、小腿三头肌和髋关节内收肌群。由于很大一部分脊髓损伤患者下肢感觉丧失或严重减退，因此，做牵张训练时，必须注意以下一些原则。

（1）训练原则

1）牵张训练前一定要先评定患者，明确功能障碍的部位和等级，对适合牵张的肌肉进行训练。

2）牵张训练时，让患者处于舒适的体位，必要时先进行放松训练和热疗。

3）牵张力量应轻柔、缓慢、持续，达到一定的力量，持续一定的时间，逐渐放松，休息片刻后再重复牵伸。

4）牵张训练后，可用冷疗和冷敷，以减少牵张所致的肌肉酸痛。

5）在获得改善后的关节活动范围以内，必须辅以相应的主动训练，增加肌肉功能，增强肌肉之间的协调和平衡，防止肌肉再次挛缩。

（2）训练方法：脊髓损伤患者牵张训练主要有以下两种训练方法。

1）被动牵张：也就是利用外界的力量（治疗师或者器械）来牵拉肌肉的一种方法，又分为手法被动牵张和器械被动牵张，在给脊髓损伤患者进行手法被动牵张时，并不是治疗师在患者身上下狠功夫，加大力气，最重要的是力量的对抗和保持，顺应性阻力是最佳的，不仅可以把患者肌肉的牵张反射降到最低限度，而且能够使痉挛的肌肉在最短的时间内实现蠕变和应力松弛。手法被动牵张训练是比较累的，治疗师很难保持力量较长时间，在保证获得同样治疗效果的前提下，越来越多的被动牵张训练可以通过器械来完成，采用重锤、沙袋、轮滑、矫形器等来进行牵张，时间可达几十分钟甚至数小时（图 4-4-3）。

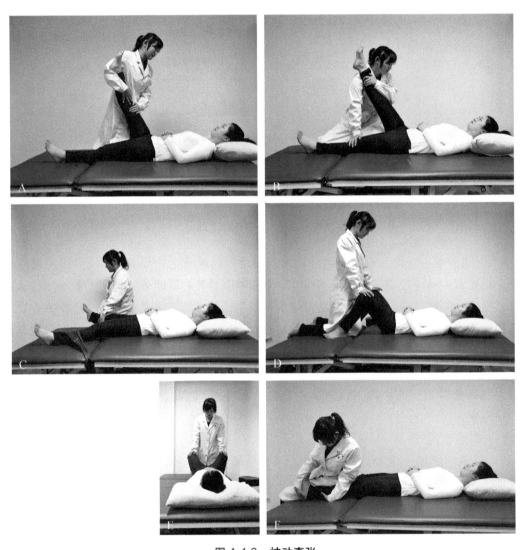

图 4-4-3 被动牵张
A、B. 腘绳肌被动牵张；C、D、E. 内收肌牵张；F. 小腿三头肌牵张

2）自我牵张：主要是利用身体自身的力量和身体的某一姿势来进行牵张训练，如长腿坐位时，我们可以利用躯干前倾牵张腘绳肌；站斜板是利用身体重量来牵张小腿三头肌（图 4-4-4）。

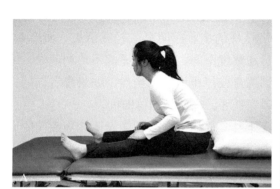
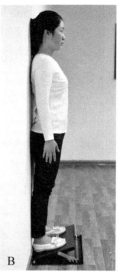

图 4-4-4　主动牵张

A. 腘绳肌主动牵张；B. 跟腱牵张

（3）牵张训练注意事项

1）脊髓损伤患者牵张训练，针对的是患者的软组织痉挛或挛缩，而对于骨性关节活动障碍患者，是不适用的。

2）由于脊髓损伤的大部分患者下肢感觉丧失或减退，因此，我们不可能利用疼痛指标来防止牵张过度，而是观察患者被牵张部位皮肤的颜色和温度，当被牵张部位颜色变深，皮温比周围皮肤高时，应立即停止牵张。

3）有些脊髓损伤患者的痉挛和挛缩替代了关节的稳定性，成为功能活动的基础，这样的软组织我们不要轻易去降低它的张力。

4）很多卧床时间较长的脊髓损伤患者，双下肢会合并骨质疏松，牵张训练时一定要注意避免关节过度活动和暴力牵张。

4. 肌力训练　是脊髓损伤物理治疗的重中之重，完全性损伤患者需要强大的残存肌肉力量代偿其失去的功能，完成日常生活活动，不完全性损伤患者，需要促进、改善、提高肌肉力量，恢复其日常生活功能。

（1）训练方法：脊髓损伤患者进行肌力训练时，能够抗阻训练的，优先抗阻训练，不能抗阻练习的，尽量选择主动训练，如果主动训练也不能做，才考虑助力运动和功能性电刺激。

（2）训练原则：在肌力训练的过程中，为达到增强肌力的目的，训练时应遵循三条原则。首先是超常负荷原则，即训练必须超过一定的负荷量和超过一定时间，例如，为了增强脊髓损伤患者的上肢力量，在他们的肩部增加负荷，负荷应略高于现有的肌力水平，使患者支撑身体时非常吃力，一组运动只能部分地完成 2 ~ 3 次，30 分钟完成 5 组左右即比较疲劳，这样的训练至少持续 6 周才能取得明显效果。

其次是阻力原则，阻力的施加是增强肌力的又一原则，阻力主要来自于肌肉本身的重量和纯粹外加的阻力，若在无阻力的情况下训练，将达不到增强肌力的目的。

最后是疲劳原则，即训练时应使肌肉感到疲劳但不应过度疲劳，是指使肌肉以较大程度收缩，并重复一定的次数或持续一定的时间以引起适度的肌肉疲劳，以达到增粗肌纤维、增强肌力的目的。训练中应严密观察，一次大运动量后，患者24小时以内是可以有肌肉酸痛、主述疲乏劳累的，但一天以后这样的症状应明显减轻或消失，如果24小时以上持续表现运动速度减慢，肌肉力量和运动幅度下降，出现明显的不协调动作，或主诉疲乏劳累，应视为过度疲劳，应适度减少训练量或停止训练，当然，如果患者训练完以后并没有任何疲劳表现或主述，应适当增加训练强度，或延长训练时间。

（3）训练方式：在训练内容的选择上，脊髓损伤患者优先选择功能性的训练，而不是单纯性的肌力训练，例如，一位患者他可以练习手持哑铃屈伸肘关节，也可以握拳或者利用三脚架支撑身体，我们优先选择支撑身体的训练，因为它更接近日常生活功能，使患者能够更快地实现独立转移的功能（图4-4-5）。

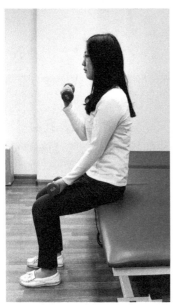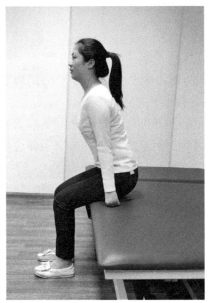

图4-4-5　上肢肌力训练

（4）注意事项：避免持续的握力训练，防止血压过度增加；增加负荷训练时避免长时间憋气，以免加重心肺功能的负担；在训练中应协调好呼吸，出力时吸气，放松时将气体慢慢呼出；应在治疗师监督下进行负荷较重、危险性较大的训练；训练时的负荷量要缓慢逐渐增加。

5. 耐力训练　耐力是指人体长时间持续进行某项特定任务的能力。脊髓损伤患者的某些日常生活活动是需要持续较长时间的，如驱动轮椅步行。

（1）训练负荷：脊髓损伤患者的耐力训练，训练强度相对较小，训练时的心率可控制在 140 ～ 155 次 / 分，这个训练强度对提高脊髓损伤患者的心脏功能、改进肌肉的供血和吸氧能力尤为有效。普通人耐力训练的适宜心率可通过公式：安静心率 +（最大心率 – 安静心率）×60% 来计算，脊髓损伤患者由于并发症、基础病、损伤平面、制动时间等限制，适宜心率要相应减小一点，但如果心率低于 140 次 / 分，心排血量将达不到较大值，吸进的氧气也少，会影响耐力训练的效果。

（2）训练方式：完全性脊髓损伤患者，训练方式主要是驱动轮椅和上肢功率手摇车，不完全性脊髓损伤患者根据其损伤程度，可增加平板步行、功率自行车、上下台阶等训练（图 4-4-6）。

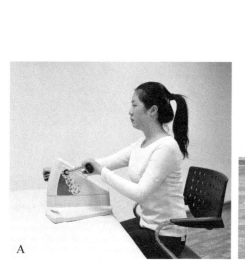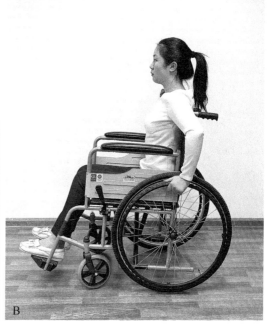

图 4-4-6　耐力训练
A. 手摇车；B. 推轮椅

（3）训练时间：提高机体的耐力水平，训练时间不应少于 20 分钟，大多数脊髓损伤患者的耐力训练控制在 30 ～ 40 分钟，在实际训练中，患者一组训练分几次完成，一次训练心率恢复到 120 次 / 分左右，便可进行下一次训练。

6. **运动控制训练**　主要针对的是伴有运动控制障碍的脊髓损伤患者，以不完全性脊髓损伤患者居多，主要是因肌肉的神经控制失常而出现肌肉痉挛或过度活跃。

运动控制训练的治疗思路是以功能为核心，而非针对某块肌肉张力情况进行训练。所以，在训练时应注意几个要点：首先，要给患者设定一个目标来完成训练过程，不必担心最初做出的动作是否准确，只要患者能够完成即可，如果目标确实难以完成，则应降低目标，例如，行走训练，可改为迈步或抬腿训练；其次，要分解动作，单个训练，当患者能完成某一目标性任务之后，治疗师需仔细观察动作的速度、节奏和准确性，找出患者不能平滑、协调完成该动作的原因，确定是其中的哪一个分解动作，进行单独、反复训练；最后，注意相关动作训练，患者进行动作分解训练一段时间以后，需要分析患者运动控制障碍的因素，如一些患者步行的步宽很大，说明患者有可能存在站立平衡问题，可以增加一些站位平衡的训练，有些患者迈步时，步幅很小，可适当增加跨步训练（图 4-4-7）。

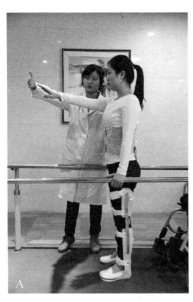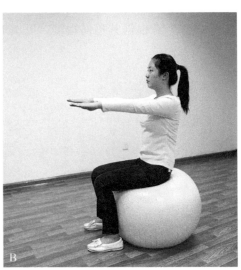

图 4-4-7 平衡控制训练

A. 站立平衡训练；B. 坐位平衡控制训练

7. 站立训练 是恢复独立站立能力或者辅助站立能力的锻炼方法。脊髓损伤患者站立是行走的基础，因此，在行走训练之前，必须进行站立训练。

对于长期卧床或高位脊髓损伤患者，为预防直立性低血压，可利用起立床将患者逐渐从水平位倾斜至垂直位，使患者达到站立状态。到达站立的稳定状态之后，患者就可以转移到平行杠内训练站立了。以下介绍几种脊髓损伤患者常见的平行杠内训练站立的方法。

（1）辅助下站起：患者坐在轮椅上，位于平行杠中间，治疗师坐在患者前方，用手托住患者的臀部，患者用双上肢勾住治疗师的颈部，治疗师用双膝固定住患者的双膝，治疗师重心后移同时将患者臀部向前上方托起，患者顺势站起，治疗师抱住患者臀部，双膝顶住患者的双膝，使其保持立位，患者双手虚抓平行杠（图 4-4-8）。

（2）佩戴长腿矫形器站立：患者佩戴好长腿矫形器坐在轮椅前部，双腿伸直，矫形器膝关节处锁死，人体位于平行杠中间，将躯干尽量前屈，双手握杠，同时用力将身体拉起，臀部用力向前，将髋关节处于过伸展位，迅速调整重心，保持站立平衡（图 4-4-9）。

（3）佩戴短腿矫形器站立：患者佩戴好短腿矫形器坐在轮椅上，位于平行杠中间，将躯干尽量前屈，双手握杠，双手同时用力，将身体撑起，身体稍微前倾，用力使腿伸直至膝关节过伸，保持站立（图 4-4-10）。

脊髓损伤患者每天的站立训练是必不可少的，因为它可以有效地预防直立性低血压、骨质疏松等并发症。

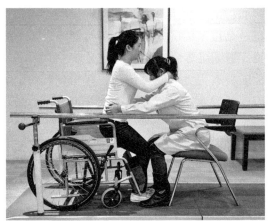
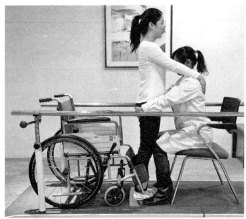

图 4-4-8　辅助下站起

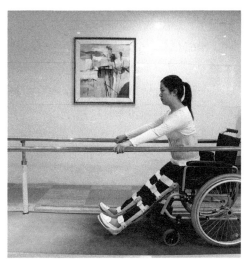
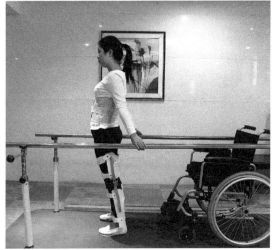

图 4-4-9　长腿支具站立

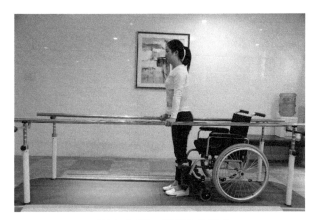

图 4-4-10　短腿支具站立

8. 步行训练 步行是涉及全身多关节、多肌群的一种周期性、移动性运动，正常步行是高度自动化的协调、均匀、稳定的运动，也是高度节能的运动。在步行训练之前，先要进行步态分析，确定髂腰肌、臀肌、股四头肌、腘绳肌等肌肉的功能状况。

完全性脊髓损伤患者步行的基本条件是上肢具有强大的支撑能力，躯干具有一定的控制力。如果要具有实用步行能力，则神经平面一般要在腰2水平以下，并可能需要短腿矫形器或辅助器具。

不完全性损伤患者，由于损伤的类型不同、平面不同，步行条件千差万别，必须要根据残存肌力的情况确定步行的预后，不可能一概而论。但是，步行训练的基础是坐位平衡、站位平衡、单腿站立平衡、重心转移、躯干控制和髋、膝、踝关节的控制协调能力，如果这些步行的基础训练未能达到较好效果，则步行结局往往欠佳。

不管是完全性还是不完全性损伤，患者的早期训练可以在平行杠内进行，包括四点步、三点步、两点步、摆至步和摆过步，并逐步过渡到利用助行器、双拐步行。但是，关键控制肌不能达到3级以上水平者，需要考虑使用适当的矫形器以代偿肌肉功能。

脊髓损伤患者步行训练的结局被分为功能性步行和治疗性步行，功能性步行是指终日穿戴矫形器并能耐受，能上下楼，能独立进行日常生活活动，能连续走900m；治疗性步行是指借助矫形器，只能在平地上短暂步行，不能实现独立的日常生活活动，步行时，需有人辅助或监护（图 4-4-11，图 4-4-12，图 4-4-13，图 4-4-14，图 4-4-15）。

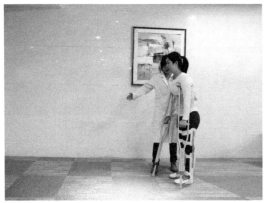
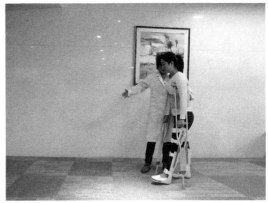
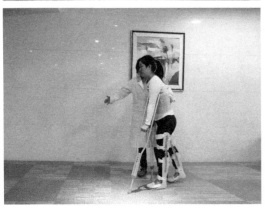
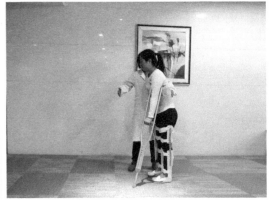

图 4-4-11 四点步

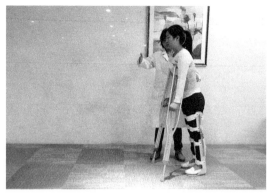
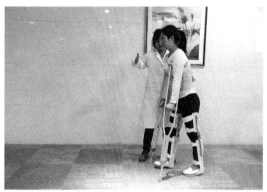
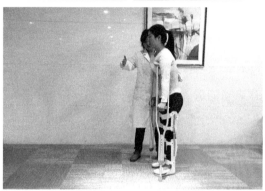

图 4-4-12 三点步

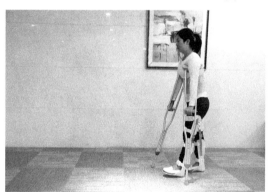
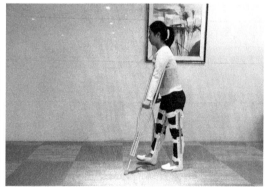

图 4-4-13 两点步

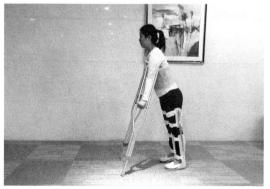
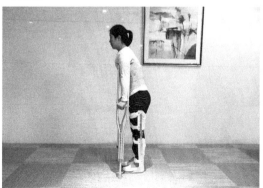

图 4-4-14 摆至步

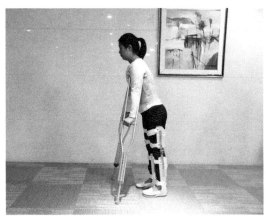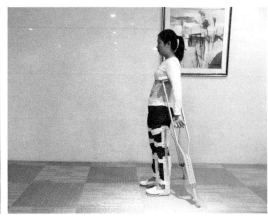

图 4-4-15　摆过步

9. **转移训练**　为增强患者回归社会的信心,提高患者独立生活能力,减少患者对他人依赖,转移训练是脊髓损伤患者功能锻炼中必不可少的部分。转移训练包括帮助转移和独立转移,帮助转移是指患者在他人的帮助下转移体位,可有两人帮助和一人帮助,独立转移指患者独立完成转移动作,包括从卧位到坐位转移、床上或垫上横向和纵向转移、床至轮椅双向转移、轮椅至凳的双向转移及轮椅至地面双向转移等。下面介绍脊髓损伤患者常用转移训练方法。

（1）卧位至长腿坐位转移

方法1:患者仰卧于治疗床上,双肘尽量贴近躯干两侧支撑身体,双上肢同时用力向一侧摆动,躯干转向该侧,一只手和对侧肘支撑床面,对侧肘伸展关节,支撑手移动使患者至长坐位（图 4-4-16）。

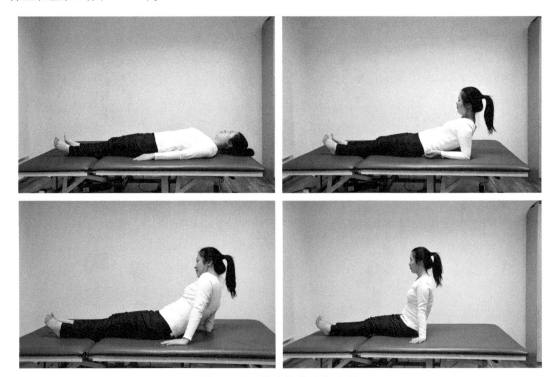

图 4-4-16　卧坐转移（方法1）

方法 2:患者首先旋转身体至侧卧位,下方主动手转换为肘支撑,上方助力手协助支撑,回旋身体至长腿坐位 (图 4-4-17)。

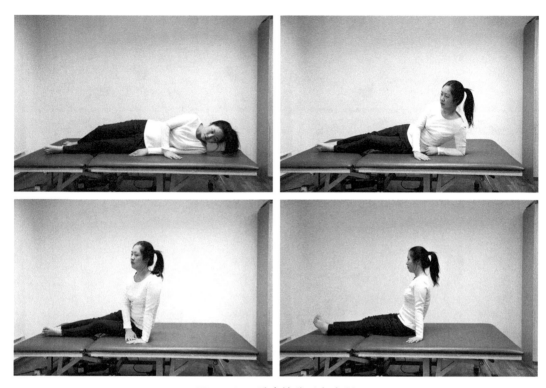

图 4-4-17　卧坐转移(方法 2)

(2) 长腿坐位床上移动:患者长坐于治疗床上,双手置于臀部稍前方,躯干前倾,上肢支撑躯干,充分伸展肘关节将臀部抬起,身体向前方移动,屈肘坐下,放平屈曲下肢,反复进行此动作完成移动 (图 4-4-18)。

(3) 辅助下轮椅至床转移:患者端坐于轮椅上,治疗师推轮椅至物理治疗床边,使轮椅侧面与床沿的夹角成 30°～ 45°,治疗师面对患者半蹲,双膝夹紧患者膝关节外侧方,患者双臂环抱治疗师颈部,治疗师双手托住患者臀部发力站起,带动患者身体旋转 90°左右,缓慢下蹲,将患者置于床上 (图 4-4-19)。

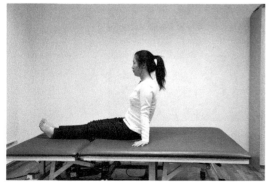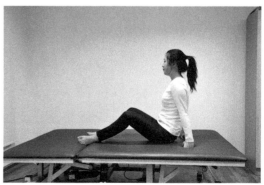

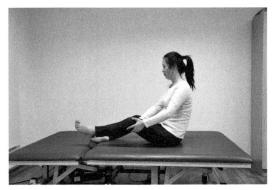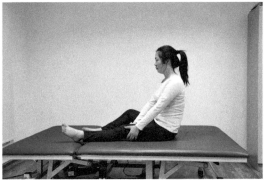

图 4-4-18　床上移动

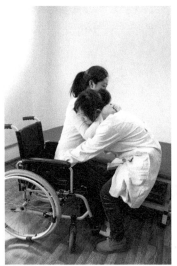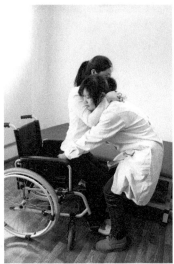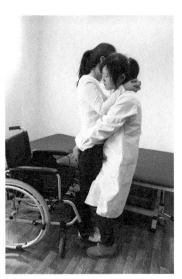

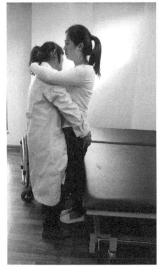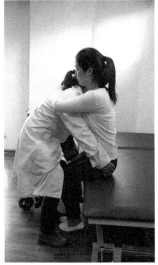

图 4-4-19　辅助下轮椅至床转移

（4）独立轮椅至床转移：独立轮椅至床的转移方法有两种。

方法 1：直面转上床，患者驱动轮椅至床边，面对床，离床有一些距离，将外开式脚踏板打开，将两脚提至床上，再向前移动轮椅，使轮椅紧靠床沿，刹住闸。头部和躯干向前屈曲，两手撑住轮椅扶手向上支撑，使臀部离开椅垫，并向前移动。将两手放在床上后，继续支撑抬起臀部，向前移动直至臀部移至床面（图 4-4-20）。

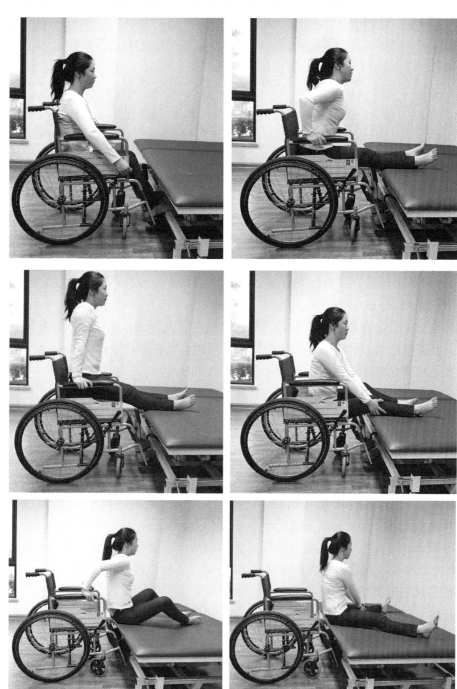

图 4-4-20　直面独立轮椅上床

方法 2：斜靠位转移上床，驱动轮椅将轮椅斜靠床（轮椅侧面与床沿成 30°～ 45°），刹住闸，将一只脚放在另一侧脚踏板上，用手将该脚踏板立起，然后将两脚放在地面上，把另一只脚踏板也立起，一只手放在床上，另一只手放在轮椅扶手上支撑，两臂同时用力支撑身体移至床面（图 4-4-21）。

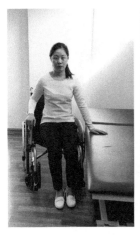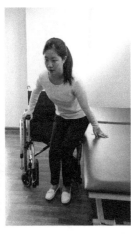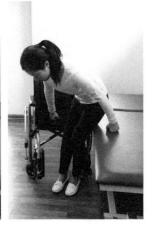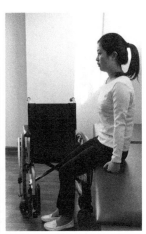

图 4-4-21　斜靠位独立轮椅上床

10. 轮椅训练　很多脊髓损伤患者需要依靠轮椅代替腿进行移动，所以掌握轮椅的技能就显得至关重要。

（1）坐垫：完全性脊髓损伤的患者，损伤平面下感觉丧失，轮椅中一定要放置坐垫来预防压疮，目前市场上的坐垫主要有硅胶和充气两种。有些患者坐骨有压疮的，坐轮椅时，可以将坐垫后中部削减下去一块，以便减轻对坐骨的压迫。

（2）高位截瘫患者的轮椅使用：高位截瘫患者的轮椅选择，首先要看他能否自己操纵轮椅。颈 7 以上脊髓损伤的患者，通常使用电动轮椅，颈 7 以下（含颈 7）患者一般使用手动轮椅。颈脊髓损伤患者大多合并手功能障碍，为了提高患者驱动轮椅的力量，可以在手轮圈缠上防滑胶皮或安装推手，然后带上胶皮或防滑塑胶手套来增加手与手轮圈之间的摩擦力，这样可以保持上肢，特别是肩的活动能力。

（3）轮椅上正确坐姿：脊髓损伤患者，由于长时间坐轮椅导致关节变形、肌肉萎缩，所以要保持良好坐姿，即头颈需正直，脊柱也要伸直，保持正常的生理曲线，骨盆的位置要端正，不要倾斜；膝关节的位置要求髌骨正向前方，不要偏向一侧，如果两膝关节向内侧靠拢（髋关节内旋），可用枕头将两膝撑开，保持膝关节的位置端正；两脚尖也要正对前方，使脚后跟能够接触到脚踏板。

（4）轮椅上减压：压疮是脊髓损伤患者常见并发症，卧床患者要求不少于 2 小时翻身一次，坐轮椅要求不少于半小时抬一次臀，上肢功能较好的脊髓损伤患者可以手握轮椅扶手抬臀，上肢功能较差患者，可以利用轮椅上姿势改变臀部的压力（图 4-4-22）。

（5）手握轮椅手轮圈的姿势：拇指和大鱼际压扶在手轮圈正上方，示指、中指和环指在手轮圈铁管的下方，小指辅助在旁边，虚扶在轮圈上，如果五个手指都握紧手轮圈，就会导致手腕不灵活。所以，接触轮椅用力的部位是拇指、大鱼际、示指、中指和环指。肘关节不要向外展开过大，那样也会影响手腕的运动功能。

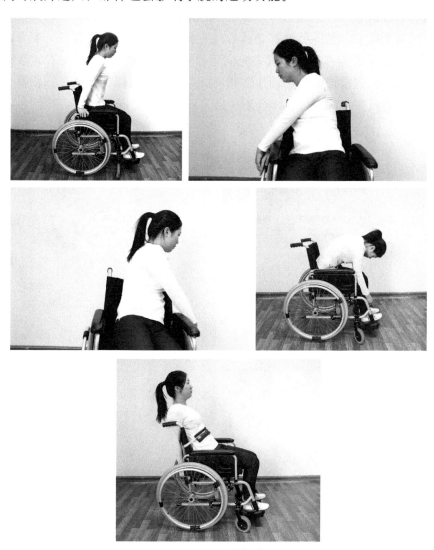

图 4-4-22 轮椅减压

（6）向前驱动轮椅时手和臂的动作：同时提肩、屈肘，用手握在躯干垂直线后方手轮圈上，然后伸肘，用大鱼际和拇指指腹紧压住手轮圈向前下方用力推动（手在手轮圈上用力的距离尽量长一些），由拇指指腹最后离开手轮圈。当手离开手轮圈后，两臂、两手要立即充分放松，并随惯性向下后方伸直划弧摆动，然后屈肘，手握住手轮圈成为下一个动作的开始。

（7）抬前轮练习：抬前轮技术要领是大多数脊髓损伤患者必须掌握的，掌握了抬前轮技术之后，可克服外出路上所遇到的一些障碍。例如，路上有一条仅 5cm 深、宽 5cm 的小沟，或一个 5cm 高的台坎，轮椅的前脚轮直径为 12cm，如果不会抬前轮技术，那么沟、台、坎就成为前脚轮很难越过的障碍。如果掌握了抬前轮技术，就可以很容易地过沟和台。先将前脚轮抬起，然后只用两大轮向前行走到沟或台前，把前脚轮越过障碍物后着地，用轮椅的大轮去过沟和台（图4-4-23）。初练抬前轮，患者都会感到失去重心，非常害怕。首先要消除他们的恐惧心理，这是练习掌握动作的先决条件。治疗师站在轮椅的后面，用两手扶住轮椅的两个扶手，告诉患者："请放心，有我在身体后面进行保护，不会向后翻倒。"告诉患者两手握紧手轮圈在基本位置，先向后拉至手轮圈的12点位左右，然后突然向前推手轮圈，向后拉和向前推的两个动作之间不能有停顿，这样轮椅的前脚轮就会向上抬起离开地面。让患者反复多次练习，体会怎样用力可以轻松抬起前轮。

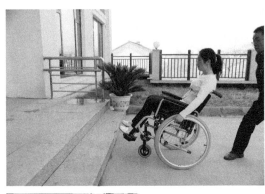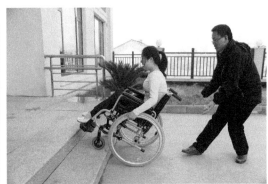
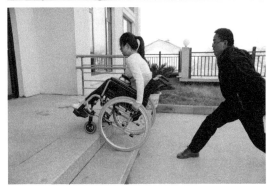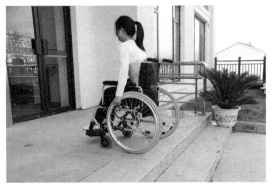

图 4-4-23　抬前轮上台阶

11. 作业治疗　脊髓损伤患者后期康复目的之一是使其恢复某种职业工作的能力。作业治疗有助于患者恢复职业工作能力，治疗项目应当根据患者功能恢复的等级及患者兴趣来选择，如各种手工制作、手工修理、打字、绘图、著作等。儿童脊髓损伤患者，还应进行适合其年龄的教育。

12. 中医传统治疗　脊髓损伤肢体由于制动，容易引起关节活动受限甚至挛缩，通过适当的按摩和牵伸，可以改善关节活动范围。针灸治疗对预防肌肉萎缩、增强肌力、减缓疼痛等有一定的疗效。

三、并发症防治

脊髓损伤后主要的致死并发症为压疮并发败血症、尿路感染与呼吸系统及心脏并发症。

痉挛、深静脉血栓、骨质疏松、异位骨化也不少见，因此对于并发症的处理十分重要。压疮见本章"康复治疗"中的早期康复。

（一）栓塞性疾病

深静脉血栓形成（deep venous thrombosis，DVT）是临床常见问题，尤其是长期制动患者。DVT 不仅给患者带来痛苦，而且也严重影响患者的功能恢复和康复治疗甚至危及生命。

DVT 的临床征象包括患者无外伤情况下出现单侧水肿、低热、疼痛或压痛。然而，由于水肿的出现可能继发于制动，而且患者可能丧失感觉功能，因此对脊髓损伤患者的体格检查受到一定限制。所以，在收入康复科时建议筛查深静脉血栓（通过多普勒超声），即使在康复过程中也要注意监控 DVT 的形成。肺栓塞的临床征象包括发热、呼吸急促、呼吸困难、心动过速、胸痛和低血压等。

现简要介绍制动对 DVT 形成的影响、DVT 的康复预防和康复治疗。

1. 制动对 DVT 形成的影响　制动（immobilization）是指人体被迫长时间处于静止状态，常见的原因包括卧床休息、局部固定和神经瘫痪。制动是最常用的医疗措施，对于严重疾病和损伤的患者，制动有利于保护受损组织、降低组织负担、维持病情稳定和自然恢复过程。但是制动本身可以带来一系列弊端，而往往被临床忽视。DVT 就是制动的常见并发症之一。制动导致 DVT 形成的主要机制如下。

（1）血容量降低：从直立位转为平卧位，下肢有 500 ～ 700ml 血容量立即进入中心循环，右心房的压力迅速增加，心房压力感受器兴奋，给心血管中枢发布"血容量过多"的信号。心血管中枢的调节措施是降低抗利尿激素的分泌，因此肾小管重吸收量降低，尿液增加。我们每天清晨都必须排尿，并且感觉口渴，就是血容量调节的结果。有研究表明 20 天强制性卧床使血浆容量减少 15% ～ 20%，总血容量减少 5% ～ 10%，心脏容量减少 11%，左心舒张末期容量减少 6% ～ 11%。由于血容量减少，每搏量和心排血量相应降低 6% ～ 13%，基础心率不变或增加。由于循环功能减退导致运动能力显著减退。长期卧床时液体摄入量不足也是导致血容量降低的因素之一。

（2）血流速度减慢：卧床休息后腹主动脉血流速度降低 24.4%，股动脉降低 50%，大脑中动脉也有所减低，但冠状动脉流速保持不变。下肢静脉血流阻力增加 91%，静脉顺应性增加，血流速度显著减慢。

（3）血液黏滞度增高：由于血容量减少，而血液中有形成分并不减少，导致血液黏滞度明显增加。

（4）血栓形成概率增加：由于血液黏滞度增加和血流速度缓慢，使血栓形成的概率明显增加，最常见的是深静脉血栓、血栓性脉管炎和肺栓塞。这是长期卧床患者引发 DVT 的可能性高达 15% ～ 50% 的基本原理。DVT 的发生大部分在下肢，导致下肢严重水肿，常合并感染；深静脉栓子脱落可造成致死性肺栓塞，病死率很高。

2. DVT 的预防　国际上对静脉血栓预防的忽视情况普遍存在。对美国 183 家医院 5451 个 DVT 患者的研究发现，3894（71%）无预防措施，其中 2295（59%）为非手术患者。非手术患者入院后 DVT 发生比手术和创伤患者还要严重，因为前者往往忽视了 DVT 的预防措施。DVT 预防关键是去除诱发血栓的基本因素，具体内容包括如下几点。

（1）适当的体位：经常采取直立体位是最常用和最有效的措施。对于可以自主坐和站的患者，要鼓励患者每天有多次采取坐和站立的体位。如果患者无法独立坐和站，如脊柱骨折和脊髓损伤患者，也可以采取摇高床头，靠坐在床上的方式。即使是脊柱骨折的患者，摇高床头和靠坐的方式，亦不会引起骨折移位。况且大部分脊柱不稳的患者，都已经接受了内固定手术，采取靠坐的姿势不会引起脊柱的不稳定，相反由于局部承受重力，可以加速骨折的愈合。对于心肺疾病的患者，采取坐位不仅可以预防 DVT，也有利于降低心脏负担，改善呼吸功能。因为直立姿势可以减少静脉回流，从而降低心脏前负荷，而心脏后负荷不增加或降低。直立姿势有利于横膈的下移、降低吸气阻力、维持合理的通气 / 灌流比例、有助于咳嗽动作等。心力衰竭患者和慢性支气管炎肺气肿患者都自发地采取坐位或者靠坐位的姿势，从另一个角度说明坐位是这类患者合理的功能代偿措施。

（2）适当饮水和补充液体：由于患者的血容量降低，给予患者足够的水分摄入是必要的预防 DVT 的措施。在补充体液的时候，不仅要考虑尿量，而且要考虑非显性水分丢失，其原因是呼气的水汽排出和皮肤出汗。非显性水分丢失约 800ml/d。在剧烈运动、炎热和出汗的情况下，水分丢失更加严重。

（3）适当肢体活动：可以通过肌肉泵的作用，促进静脉血流，预防 DVT 发生。在患者损伤部位不稳定的情况下，可以在非损伤部位进行活动。例如，脊柱骨折的患者可以做下肢和上肢活动；下肢瘫痪的患者可以鼓励进行上肢活动；股骨骨折的患者可以进行踝关节的活动。即使在骨折部位，进行肌肉等长收缩即有肌肉收缩但不引起关节活动的运动，也是预防 DVT 的有效方法，同时还有利于促进骨折愈合。心肺疾病的患者在进行肢体活动时要注意运动强度不能过大。一般来说，轻微不对抗阻力的肢体活动的体力负荷极小，很少会诱发心血管和呼吸问题。必要时在运动或者活动时可以分别采用心电图和血氧饱和度的监测。在无法主动活动的情况下，适当的被动运动也有价值。

（4）早期下床活动：早期进入步行状态，有利于预防 DVT 的发生。临床经验表明，已经恢复步行的患者极少发生 DVT。

（5）使用降低血液黏滞度的药物：阿司匹林是最常见的药物。其他抗凝剂也是可以考虑的药物，特别是有血栓形成史的患者。

（6）注意观察 DVT 的早期表现并采取积极的措施，可以有效地预防并阻止病变的进展。观察要点包括肢体的皮肤温度、色泽、弹性；肢体的围度和压痛；患者的感觉异常。DVT 早期的肿胀往往表现为弥散性肢体肿胀，张力较高，皮肤温度可增高，有压痛，肿胀由肢体远端向近端逐步发展。到后期则表现为凹陷性水肿。如果有肢体局部明显肿胀，而远端肢体不肿胀，最常见的可能性是异位骨化，而不是 DVT。

3. DVT 的康复治疗　对于已经发生 DVT 的患者，康复治疗的目标是减轻症状、促进血管再通、消除诱发血栓形成的各种危险因素。常用的措施包括以下几种。

（1）体位治疗：经常采用直立姿势，如坐位。直立的时间不宜过长，一般在 30 分钟内。平卧时抬高下肢。一般抬高患肢高于心脏平面 20 ～ 30cm，以促进静脉回流，减轻肢体肿胀。通常在仰卧位采取垫枕头抬高的方式。

（2）压力治疗：通常采用特制的压力袜或压力袖套。制作压力袜和压力袖套时，要求压力从远端到近端递减，即远端压力最大，近端压力最小。也可以采用弹性绷带，包扎时应从肢体远端开始，逐渐向上缠绕，压力梯度变化同压力袜/袖套。也可使用普通的弹力袜，但是要特别注意，不能在袜的近端有弹力圈，以避免近端压力太大，影响静脉回流。近端的松紧度以能将一个手指伸入袜内为宜。在压力治疗前应该先抬高患肢，尽量保证肢体潴留液体的回流。在 DVT 后期和血栓稳定的情况下，可以选择性使用序贯压力治疗。

（3）运动治疗：血栓形成部位远端肢体的不抗阻主动收缩活动，特别是等长收缩运动，有利于通过肌肉泵的作用，促进静脉回流。常用的运动有踝关节屈伸运动、股四头肌等长收缩运动（绷紧大腿）、握拳运动等。不抗阻力的踏车或者手摇车运动也有明确的价值。运动治疗一般不在早期进行，以免发生血栓脱落，导致栓塞。进行肌肉收缩时，强调缓慢持续的动作，以增加运动的安全性。

（4）手法治疗：DVT 进入后期或者恢复期，在临床判断血栓稳定的情况下，可以采用淋巴按摩的手法，即由远端到近端的向心性按摩。手法必须轻柔和表浅，禁忌深部和发力的手法。

（5）抗凝和溶栓治疗：抗凝治疗主要根据不同情况应用低分子肝素、华法林、阿司匹林。溶栓治疗已经有几十年的历史，有肯定的疗效，但目前在一些具体问题上仍有争论，治疗方法有待不断研究和完善。

（6）下腔静脉滤器置入术：以健侧股静脉或一侧颈内静脉（双侧下肢病变者）为入路，将滤器放置于肾静脉开口下缘以下的下腔静脉内，防止患肢血栓脱落，栓子顺血流上行而致重要脏器的栓塞，也有其他的手术方式。

（7）危险因素控制：经常采用直立体位，避免血容量降低；足量饮水，保证合理的血容量；预防便秘，避免腹内压升高；禁止在血栓形成的肢体进行静脉输液；禁止在血栓不稳定的肢体进行脉动压力治疗和深部按摩。治疗过程中要严密观察肢体皮肤色泽和肿胀，以判断效果。DVT 血栓脱落会导致肺栓塞，病死率很高，所以务必密切观察呼吸情况。

（二）异位骨化

异位骨化是在关节周围的软组织内见层状骨形成，发生率为 13%～57%。通常在损伤后 6 个月（峰值在 2 个月）内发现，一年后发生的异位骨化，通常与新发生压疮、深静脉血栓或骨折有关。风险因素包括老龄（儿童和青少年发生率低）、完全性神经损伤、男性、深静脉血栓、痉挛和压疮。这些因素多累积存在。

多数情况下，异位骨化可通过放射检查发现，不具有重大临床意义。20% 的异位骨化可能限制关节活动度，8% 会引起关节粘连。只有低于神经平面的关节会发展为异位骨化，最常见的部位为臀部（前内侧面），其次是膝关节和肩关节。关节可能会出现发热和肿胀，应与感染、蜂窝织炎、DVT、骨折和炎性关节炎鉴别。患者可能出现疼痛、不适、微热、强直状态。在严重情况下，相邻神经血管结构可能受到影响导致极度肿胀和远端神经损害。

异位骨化病理机制至今未明。被动关节活动度延迟一周，患者发展为异位骨化的可能性更大。活动关节时压迫肢体导致微创伤出血也可能产生异位骨化。

早期诊断异位骨化，三期骨扫描是最敏感的影像学指标，普通 X 线片中钙化灶能在明显成像之前，就可以预测疾病活动。前两期的骨扫描测量到早期炎症期关节的血流量增加。

第三期，即静态骨化阶段，测量放射性核素骨基质吸收，更具有特异性，但在未真正成形前可能需要 3 周。骨扫描也是评估异位骨化成熟度最实用的技术。普通平片的阳性结果一般要 2 ～ 6 周的时间，在三期骨扫描显示异位骨化，或有临床表现后 1 ～ 10 周。超声波检查早期就可能有阳性结果，优点是相对便宜，且没有辐射。磁共振检查，肌肉、筋膜和皮下组织的 T_2 加权成像可帮助诊断急性期的异位骨化。CT 扫描可以用来确定手术切除骨的体积。

治疗方法包括在急性炎症期后（1 ～ 2 周）温和牵伸关节；无禁忌证情况下可用磷酸盐、非甾体抗炎药（如吲哚美辛）、放疗和外科切除等治疗。为防止关节活动度受限，主动和被动活动肢体是必要的。不推荐过度关节活动度（超过最初的终端），尤其是在急性炎症阶段。磷酸盐治疗已经证明可降低异位骨化患者新骨形成的速率，但不影响成骨。依替膦酸二钠抑制破骨细胞的活动和磷酸钙转化为羟基磷灰石。虽然有报道称注射依替膦酸二钠能迅速消除水肿而且停用药物后较少反弹，但此药不能长期使用。

功能严重受限患者可实施外科切除手术。大多数临床医生建议手术要等到骨骼扫描显示异位骨成熟后进行，时间可能要长达 12 ～ 18 个月。外科手术并发症包括大量失血、感染和多发异位骨化。术后处理包括使用 6 周以上的非甾体抗炎药、3 ～ 12 个月的磷酸盐和放射治疗。放射治疗可降低异位骨化发生但会延迟伤口愈合，增加骨坏死及肉瘤发生的风险。

（三）骨质疏松症

受伤后骨质丢失明显增加，在受伤后前 14 个月骨质丢失最活跃，随后变慢。损伤导致患者病理骨折的风险增加。患者双下肢骨丢失速率为每月 1% ～ 2%，与上中段股骨相比，股骨远端和胫骨近端丢失更快，骨小梁较骨皮质更易丢失。四肢瘫患者也有骨量丢失问题，但有报道称其腰椎骨质密度反而增加，这可能与长期坐轮椅，经常运动前臂及腰部负荷增加有关。增长的腰椎骨量只是假象，不能掩盖骨矿物质丢失的事实。骨质丢失在四肢瘫和截瘫患者间没有区别。骨质疏松，尤其是膝关节，最大的危险因素还包括神经系统完全损伤、低体重指数和老龄。

骨丢失的治疗方法包括负重、功能性电刺激和药物干预。治疗措施包括使用站立架、步行。

（四）脊髓损伤后心血管疾病、肥胖及糖尿病

脊髓损伤患者，心血管疾病是导致死亡的主要原因。与健康人群比较，心血管疾病多发生在年轻的脊髓损伤患者。相对久坐的生活方式、不良饮食习惯、高血脂、肥胖和糖尿病等因素造成心血管疾病的发生率增加。四肢瘫及神经完全损伤更是高危因素。流行病学显示心血管疾病的发病率为 25% ～ 50%。

流行病学显示：心血管疾病的脊髓损伤患者，早期发现风险因素可避免发生心血管疾病。美国心脏协会认为年龄（男性 > 45 岁，女性 > 55 岁或绝经）、高血压（SBP ≥ 140mmHg 或 DBP ≥ 90mmHg）、糖尿病、吸烟、高密度脂蛋白低于 35mg、有心血管疾病家族史等因素与发病尤为相关，肥胖列为重要危险因素。

心血管风险因素干预最初应关注可改变因素，包括戒烟、减肥、改变饮食、增加身体活动。患有高血压、高血脂、高血糖并试图行为矫正缓解症状者，应该做适当的药物治疗。

推荐运动疗法，如上肢做功（高强度的 70% ~ 80% 的靶心率）和功能性电刺激能改善脊髓损伤患者糖耐量和血脂水平。

急性运动的反应及能力与脊髓病变平面及程度有关。胸 4 及以上完全性脊髓损伤患者心率增速变慢，最大心率不超过 130 次 / 分。由于心排血量及运动肌肉组织循环的减少，运动能力受到限制。截瘫也存在运动能力降低和心率反应变慢，这与瘫痪循环系统的局限性有关。

采用体脂指数估算脊髓损伤患者肥胖的发病率得出：2/3 的脊髓损伤患者存在肥胖现象，由于评估方式的不同，实际发病率可能比预估的要高。由于瘫痪患者长期使用轮椅，故减肥非常困难。对于心血管训练的建议包括锻炼，至少每周 3 次（更有利于减肥）90 分钟 / 天，结合心血管调节和力量训练。应当注意避免过度训练而导致常见的上肢损伤。肥胖可能与乳腺癌和结肠癌、腕管综合征、脑卒中、冠状动脉疾病、糖尿病、高血压、高血脂、阻塞性睡眠呼吸暂停和压疮等相联系。

报道约 20% 的脊髓损伤患者伴发糖尿病。治疗关键在于减少长期并发症，包括慢性皮肤溃疡、周围血管疾病、心脏病发作和脑卒中等与糖尿病相关的并发症。高血糖的症状包括多饮、多尿，在脊髓损伤患者人群中，多尿可能包括间歇导尿的尿量增加，新发尿失禁或老年痴呆症。

（五）疼痛

绝大部分脊髓损伤患者在损伤平面以下均有不同程度的感觉异常，文献报道的发生率在 80% ~ 94%。部分感觉异常可以是疼痛，发生率为 14% ~ 45%。比较公认的估计是 1/3 ~ 1/2 的脊髓损伤患者有疼痛，其中 10% ~ 20% 达到严重程度并影响日常生活，5% 最严重者需要手术治疗。脊髓损伤后疼痛的性质、程度和分类目前仍然没有公认的定义，因此带来较大的统计差异。

1. **分类** 从总体说，脊髓损伤的疼痛可以根据部位、临床表现和神经生理学机制进行分类。

（1）根据部位分类可将疼痛分为以下几种。

1）神经平面以上部位的疼痛，包括内脏反射性肩痛、肩周炎疼痛、过度自主神经反射症所致头痛等。

2）神经平面的疼痛，包括神经平面痛觉过敏带、放射痛和马尾损伤性疼痛等。

3）神经平面以下部位的疼痛，包括弥散性烧灼感、针刺感等，可以进一步分为血管牵拉性疼痛（与体位有关）、内脏牵涉性疼痛和痉挛性疼痛。

（2）根据病理来源分类

1）神经根性疼痛：尖锐的放射痛、酸痛、烧灼感。

2）内脏疼痛（牵涉痛）：与内脏投影区相应部位的疼痛。

3）损伤远端疼痛：麻木、烧灼、针刺、酸痛等。

（3）根据神经生理特征分类：于 1982 年由 Donovan 等发展，主要包括以下几点。

1）周围神经痛（包括马尾）：数天或数周发生，表现为刺痛或烧灼痛，持续数秒或数十秒，安静时加重，活动时好转。

2）脊髓中枢神经痛：数周至数月发生，表现为刺痛或麻木，持续性，活动加重，休息好转。

3）内脏痛：数周至数月发生，表现为烧灼感，持续性。

4）肌肉张力或机械性痛：数周至数月发生，表现为钝性酸痛，持续时间可变，活动加重，休息好转。

5）心理源性疼痛：发作特征、疼痛性质和持续时间及发作诱因和缓解因素可变。

1987 年，Davidoff 等将这一分类方法中的中枢和外周神经痛综合为钝性触物痛综合征，得到日益增加的公认和重视，典型特征：疼痛性质为烧灼痛、刺痛、咬噬痛、锐痛、麻痛、钻痛、压榨痛、割痛、拉痛，一般为持续性。发作特征是 2/3 发生于脊髓损伤后一年之内，常为非器质性病变。偶可在受伤数年后发生，提示器质性病变（脊柱、内脏等），包括脊髓空洞症。疼痛随着病程症状逐渐减轻，可能与痛阈提高有关。疼痛部位弥散，难以精确定位，不对称，可发生于腿、会阴、背、腹、手臂、足。痛觉过敏边缘区反应。截瘫患者多见于下肢，四肢瘫患者多见于手臂。约 10% 的疼痛位于内脏。

发病因素可发生于任何脊髓损伤水平。最常见于马尾损伤、中央索综合征、不完全性损伤、枪击伤，以及年龄增长、高智力、高焦虑、恶性心理社会环境等。诱发因素为各种有害刺激，包括吸烟、膀胱或肠道合并症、压疮、痉挛、长时间坐或不活动、疲劳、冷湿气候、季节改变。

2. 病因学

（1）钝性触物痛综合征：主要病因为中枢性疼痛，其机制目前不明，一般认为可能是多种综合因素造成疼痛。支持疼痛中枢机制的根据是脊髓横断、外周神经切断或局部麻醉后，疼痛仍可存在。矛盾之处在于难以发现疼痛相应的脊髓或大脑定位点。1987 年 Pagni 曾列举了 9 条与中枢性疼痛可能有关的机制。

1）感觉传导通路激惹。

2）交感神经系统激惹。

3）下丘脑源性疼痛。

4）损害未涉及的少数伤痛感受器冲动累积或错误综合。

5）伤痛感受器的抑制机制丧失。

6）继发性替代通道激活。

7）附属于旧脊髓丘脑系统的非特异性多突触通道激活。

8）传入性中枢感觉神经核的异常触发。

9）附属传入性网状丘脑通道过分反应。

（2）脊髓空洞症：除中枢机制外，脊髓空洞症是引起钝性触物痛综合征的原因之一。脊髓损伤后发生脊髓空洞症的发病率为 5%。典型表现为进行性运动或感觉功能减退，痉挛和水肿加重，肠道功能障碍及自发性疼痛（多为烧灼痛或刺痛），也可发生其他感觉改变。开始时疼痛可为偶发和局部散在，以后可以发展为持续、连续和弥散。磁共振或脊髓造影可以确诊。可采用外科手术治疗。非手术治疗也可以有效，但不确切。

（3）肌肉骨骼源性四肢痛：病因包括长骨骨折、肌筋膜疼痛综合征、异位骨化、压榨性单神经病变（如腕管综合征）、反射性交感神经肌营养不良综合征、退行性骨质改变、肩关节异常等。

（4）早期肩痛：一般为肩周软组织损伤性疼痛，与不适当的转移、体位和手法操作或外伤时的直接损伤及半脱位等有关。治疗可以采用适当的体位（肩外展、外旋、伸展位）、治疗性运动、超声或非激素类抗炎药物。

（5）晚期肩痛：指慢性期的肩痛，多半是由于肩部过分受力所致。脊髓损伤患者进行转移、驱动轮椅和扶拐时肩部负荷明显增加，而上肢在解剖上并不适合如此负重，反复过度负荷可以造成肩、肘、腕和手的损伤，有学者将此称为"负重肩"或"轮椅使用者肩"。在长期轮椅使用者中的发病率高达 31% ～ 51%。这些患者中显著的异常是肩关节内压力明显升高，可达到 33kPa（250mmHg）。最常见的疼痛原因是肱二头肌肌腱炎，其发病率与损伤年限有关。有报道在前 5 年的发病率为 52%，至第 10 年则达到 62%，15 年时为 72%，而 20 年时达到 100%。

（6）压榨性单神经病变：腕管综合征在脊髓损伤中并不少见，发病率可高达 40%，尺神经病变亦可达到 40%。其发生率和病程有关，在第 1 年内发病率为 0，第 1 ～ 10 年为 30%，第 11 ～ 30 年为 54%，31 年以上为 90%。脊髓损伤患者在腕背伸时腕管内的压力明显高于无脊髓损伤的患者，这与脊髓损伤患者上肢负重明显增加有关。典型症状为手部刺痛或烧灼感，通常夜间加重，多见于正中神经部位，但也可在全手。治疗主要为制动、手制动支具、电动轮椅、激素封闭及外科手术松解。

（7）退行性骨质改变：常见有骨囊肿、关节腔狭窄、骨赘、骨质硬化。这些退行性改变可能与疼痛有关。髋关节骶髂关节改变也较常见，但由于这些部位感觉丧失，所以临床表现不明显。

（8）反射性交感神经肌营养不良综合征：疼痛主要为烧灼痛和刺痛，可包括肩手肿胀和活动受限。积极的康复锻炼有助于减轻症状。

（9）内脏痛：来源于内脏扩张、痉挛、缺血、炎症、牵拉等，通过细内脏神经经较大的相互交通的感觉神经入路，再传递到弥散多突触的交感神经链，进入脊髓。脊髓损伤患者的特异性感觉通路虽然大部分被隔断，但一些内脏的弥散性感觉（疼痛刺激）仍然可以上传。临床表现为含糊、钝性、弥散性疼痛或不适感，也可表现为牵涉痛，如肩痛。由于腹肌痉挛和腹部痛觉过敏，可以表现为严重的腹部及反跳痛。要注意引起内脏反射的消化道病变，包括消化道溃疡、胃扩张、胃炎、胰腺炎、粪便干积、腹壁脓肿、肠梗阻、肠梗死、胆囊炎等。

（10）非内脏性腹痛：背部筋膜炎、腹壁痉挛或上述的钝性触物痛综合征。

3. 治疗

（1）预防性措施：疼痛可以由于感染、压疮、痉挛、膀胱和肠道问题、极度温度变化、吸烟、情绪波动等因素诱发，因此避免这些因素，或进行积极的处理或治疗可以有效地防治疼痛。保持良好的营养及卫生状态、正确地处理骨折和软组织损伤、适当的关节被动和主动活动及正确的体位均有助于避免疼痛发生或治疗疼痛。适当的运动是预防肩袖损伤和肩关节周围炎最有效的方法。在卧位时患者应该使肩外展 90°，肘关节稍伸展，用枕头支托。

（2）心理治疗：所有慢性疼痛均有一定的精神因素参与。放松技术、催眠术、暗示技术、生物反馈、养生功、教育均有助于治疗。

（3）理学治疗：运动有助于增加关节活动范围、提高肌肉力量、改善心理状态；按摩、理疗和水疗有助于减轻局部炎症、改善血液循环。这些方法均有助于治疗慢性疼痛。

（4）药物治疗：脊髓损伤患者使用镇痛药物非常广泛，但是有关药物镇痛作用的研究甚少，缺乏科学依据。一般使用的药物为非激素类消炎镇痛药。麻醉镇痛药只有在极度疼痛时才考虑使用。三环类抗抑郁药目前已经广泛用于治疗中枢性和周围性疼痛，但是有关研究依据并不充分，机制尚不十分明了。单纯使用药物治疗的有效性只有 22%，因此最好和其他措施配合使用。

（5）神经注射：对于外周性的疼痛可以在疼痛相关的神经干局部注射无水乙醇或 2%～7% 石炭酸 2～5ml，亦可注射于蛛网膜下腔，以解痉镇痛，效果良好。采用激素注射也有一定效果。一般认为，无水乙醇或石炭酸所造成的局部神经坏死是可逆的，恢复时间一般在 1 年左右。

（6）电刺激：各种神经电刺激已经广泛应用于镇痛和解除痉挛，但应用于脊髓损伤患者的报道不多。经皮神经电刺激在脊髓损伤的应用开始于 1967 年，有效性报道不一，多数报道在 30%～40%。但是有部分患者的疼痛在电刺激后加重，特别是中枢性疼痛患者。此外还有可能造成膀胱逼尿肌和括约肌协同异常。而采用植入电极的骶段硬膜外电刺激镇痛和解除痉挛的短期效果较好，但也有上述副作用。而长期治疗效果均不太理想。近年来开始试用深部脑电刺激进行镇痛，但效果也不太理想。

（7）神经外科手术：手术治疗包括神经干切断术、交感神经切除术、脊髓前外侧或后根切断术和脊髓切断术，应用于脊髓损伤疼痛已经有数十年历史，有效率在 40%～50%，但是由于长期疗效不佳，国外已经较少使用。经皮脊髓射频治疗的有效性为 40%。近来受到重视的是脊髓背根消融术，有效率为 50%，但对弥散性远端肢体痛（有效率 20%）和烧灼感（有效率 38%）的疗效较差。

（8）中医治疗：中药、针刺、针灸。

总之，对于外周性疼痛的治疗方法较多，效果也较好。但是中枢性疼痛的治疗目前尚无良策。需要强调的是，多数脊髓损伤患者的疼痛只有在影响功能的情况下才必须治疗，否则不一定需要治疗，以避免治疗本身的副作用。治疗时要注意明确疼痛原因和诱因，采取综合措施，以取得最佳效果。

（六）泌尿系统合并症

1. **尿路感染**　患者由于感觉障碍，发生尿路感染时尿道刺激症状不明显，只能通过尿液混浊，尿中有红、白细胞，尿培养阳性，血象白细胞增多和体温升高等感染现象观察。没有全身症状时一般不采用药物治疗。增加饮水量是有效的治疗方法。出现全身症状时，最好进行尿培养和药敏试验，以选择恰当的抗菌药物。理疗（超短波等）有明确的效果。

2. **泌尿系统结石**　脊髓损伤患者饮水一般偏少，加上长期卧床，使尿液浓缩，长期不活动造成高钙血症和高磷酸血症，容易发生泌尿系统结石，也容易继发泌尿系统感染。防治方法：适当增加体力活动，减少骨钙进入血液，多饮水，增加尿量和尿钙排泄，根据结石的性质适当改变尿液的酸碱度。必要时可以采用超声振波碎石、中药排石等。

（七）痉挛

痉挛是脊髓损伤后常见的并发症，对患者的影响有两个方面。不利方面：严重的痉挛影响患者呼吸功能、平衡功能，不利于转移，影响睡眠和性生活，引起疼痛。有利的方面：可减缓肌萎缩的速度，防止深静脉血栓，适当的肌张力有助于维持患者坐姿、转移、站立甚至行走。

只有影响患者功能活动和日常生活活动的痉挛才需要处理。具体方法如下。

1. **体位治疗**　①良姿位：抗痉挛的良好体位有预防痉挛产生和缓解痉挛的作用。②负重体位：站立或站起立床等负重训练，可以较好抑制下肢的痉挛。

2. **矫形器的使用**　矫形器能减轻脊髓损伤后肢体痉挛。①充气夹板：利用充气夹板将痉挛的肢体固定于良姿位，持续牵伸痉挛的肢体，以达到降低痉挛的目的。②矫形器：利用低温热塑板材制作的各种类型的矫形器，如踝足矫形器可以控制踝关节的痉挛；手功能位矫形器可以使前臂、腕、手关节保持在功能位。

3. **运动治疗**　①手法牵拉用此法治疗：痉挛肢体的关节，可以缓解肌肉的痉挛，改善关节的活动范围。②肌力训练：痉挛和制动可导致痉挛肌本身及其拮抗肌肌力减弱，肌力训练可在一定程度上恢复痉挛肌肉和拮抗肌的肌力水平。③在抗痉挛体位上活动痉挛的肢体，可以有效抑制痉挛。痉挛肢体的持续性被动活动治疗（CPM），也有缓解痉挛的作用。

4. **物理因子疗法**　①冷疗：将痉挛肢体浸泡在冰水中 10 秒左右，反复多次，可以缓解痉挛。冰敷痉挛肌肉，可以缓解痉挛。②温热疗法：各种热疗均有暂时缓解痉挛的作用，如生物陶瓷、中药外敷、蜡疗、红外线等。③电刺激：各类型的低频电刺激，尤其是痉挛肌和拮抗肌的交替电刺激、肌电生物反馈刺激等。④水疗：水疗有全身电动浴缸、Hubbard 槽浴、步行浴、水中运动池训练和水中步行训练等。各种方式的水疗尤其水中运动治疗有助于提高脊髓损伤患者的运动功能和生活自理能力，缓解肌肉痉挛，消减麻、胀、痛等症状。

5. **药物治疗**　口服抗痉挛药物是治疗痉挛的首选方法，因为使用方便，对多数患者有效且副作用较少。临床上常用控制痉挛的药物主要是作用于中枢神经系统的巴氯芬、地西泮、替扎尼定和直接作用于骨骼肌的丹曲林。

目前最常用的药物是巴氯芬，巴氯芬是一种抑制性神经递质 GABA 的衍生物，是 GABA 受体的促效药。巴氯芬可增强中间神经元的抑制作用，尤其对降低肌肉痉挛发生的频率和严重程度有效。适应证是各种脊髓损伤导致的肌痉挛，尤其是伴有腹肌和呼吸肌或尿道外括约肌痉挛者。服药方法：首先每日 3 次，每次 5mg 口服，以后逐步增加剂量，每日增加 5mg。增加剂量的间隔时间为 3 ～ 7 天，至痉挛明显减轻时的剂量即为维持剂量。成人一般剂量为 15 ～ 80mg/d。如需停药应逐步减量。其副作用有嗜睡、头晕、乏力，并可影响注意力和记忆力，且可发生精神错乱。

6. **神经传导阻滞**　常用无水乙醇和石炭酸进行神经传导阻滞，主要副作用有注射部位疼痛、肌无力、静脉血栓形成，过量注射可引起抽搐、中枢抑制、心力衰竭等。

7. **肉毒毒素注射**　肉毒毒素可作用于运动神经末梢神经肌肉接头处，抑制乙酰胆碱的释放，导致肌肉松弛麻痹。目前临床上使用的是 A 型肉毒毒素，应根据患者肌肉痉挛程度和肌肉体积来确定剂量。注射时应尽量把药物注射到神经肌肉接点密集处，以获得最大的阻滞效应。通常在注射后 2～3 天见效，疗效持续 3～6 个月。注射后配合运动疗法、矫形器等康复训练效果更佳。副作用可在少数患者中出现，主要表现为肌无力，偶有过敏。

8. 手术治疗　肌痉挛不能通过药物、神经阻滞、理疗等方法得到控制时，可以通过手术方法使得过高的肌张力得到下降。常用的手术方法有选择性胫神经切断术、选择性脊神经后根切断术、肌腱切断或延长术。

四、康复护理

康复护士不仅为患者及家属提供了医疗护理、康复资讯、健康教育，而且致力于改变大众的态度，让他们获得更多的社会支持，帮助他们去规划今后的人生。个案管理是一系列程序，包括评估、计划、实施、相互协调、监测及评估方法和措施是否满足患者的身心需求，是否提高生活质量。其核心就是让患者及家属最大程度理解自己的疾病及残存的功能，呼吁更多的人士（医疗、社会、法律等）人性化地关注这类人群及他们的需求，给予更多的医疗帮助及社会支持。在团队中，康复护士的角色被定义为照顾者、协调者、教育者、提倡者、合作者、促进者及出院计划者，与其他成员密切合作，共同完成对患者的管理，使其尽早重返社会。

（一）创造温度适宜、安全的环境

室温维持在 20～22℃，相对湿度为 50%～60%。地面平整，干燥。出院前康复护士和治疗师应进行家访，给出专业意见，改造家庭环境，以适合患者居住。室内要进行无障碍设计，设有扶手，取消门槛，门的宽度适合轮椅自由进出，厨房的操作台、卫生间面盆的高度不应高于 80cm，衣柜的深度不大于 60cm，便于患者操作。卫生间的空间应足够大，轮椅的转动面积不小于 183cm×183cm，坐便器、淋浴房均有扶手，坐便器高度为48～50cm，便于体位转移及预防摔倒。

（二）心理支持

患者遭遇脊髓损伤后，面对自己功能上的缺陷会产生强烈的无助感、自卑感，自我形象严重紊乱，拒绝与人交往。受伤后患者的心理过程分为五期：否定期、愤怒期、抑郁期、讨价还价期及接受期。早期给予患者、家属适当的心理疏导、支持，使其尽早面对自身情况，积极投入康复训练，自主参与对今后生活的规划，显得尤为重要。介绍相关疾病知识、治疗康复及预后，消除患者不安情绪。鼓励患者表达悲痛、愤怒等情绪，耐心倾听他们的主观感受，给予一定时期让其适应。同时提供强大的情感支持，注意照顾者的心理改变，倾听他们的感受，疏导其不良的情绪，使之坚强地面对患者，支持、帮助患者共同走过难关。鼓励患者参与"自我决策"，并提供适当的机会，如膀胱管理的方式、日常生活的安排（穿衣、沐浴安排等）等。评估患者面对压力、处理应激的能力，传授应对应激的技巧，协助患者解决各种问题。鼓励患者消除悲痛情绪，积极投入康复训练及日常生活活动中。鼓励患者向其他专业人士寻求帮助，如社会工作者、牧师、心理医生、精神科医生及护士等，必要时给予药物治疗。

（三）体位摆放正确

体位摆放可维持正常的关节活动范围，防止肌肉挛缩，关节僵硬及肌痉挛等并发症。体位：患者可采用平卧或侧卧，但要求身体与床接触的部位全部均匀分担接触，避免局部压力过重，以免发生压疮。在病情许可的前提下，逐步让患者从平卧位向侧卧位和坐位过渡。为减轻直立性低血压，除采用逐步抬高床头的方式外，还可以使用下肢弹力绷带、弹力袜或腹带。踝关节应尽量保持在背屈 90° 位置，可使用软垫支撑。

1.保持脊柱的稳定性　选用高规格的泡棉床垫及固定枕，卧位时保持脊柱成一条直线，并注意翻身或转移时的技术，防止进一步加重脊髓损伤。患者处于仰卧位时，鼻尖、胸骨及耻骨联合应在一条直线上；肩关节、髋关节也应在一条直线上。颈髓损伤患者早期变换体位时，一名"主导"护士站在患者头侧，双手放置在患者耳后、颈项部，双手腕托住固定患者头部，当团队其他成员准备好后，发出指令，指挥、协调翻身全过程。

2.下肢的摆放（仰卧位）　大毛巾卷放置在双下肢外侧，使髋关节轻度外展 30°，踝关节保持中立位，背伸 90°，膝下、小腿处放一软枕，保持膝关节微屈曲及足跟处悬空。背部、髋部放一软枕防止骶尾部受压。两腿之间放软枕，防止内收肌痉挛（图 4-4-24）。

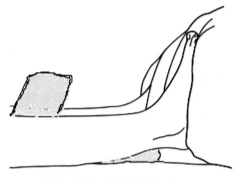

图 4-4-24　踝关节背伸 90°

下肢的摆放（侧卧位）：下方的腿应保持伸直位，上方的腿应微屈曲，放置于软枕上，切忌压在下方腿上。

3.上肢的摆放（截瘫）　患者双上肢功能正常，可随意摆放。

4.上肢的摆放（四肢瘫）

（1）骨盆倾斜侧卧位：侧卧位时，身体转向侧上肢保持伸展或前臂指向脚部，对侧肢体成屈曲位指向头部或脚部，避免与对侧肢体处于相似的体位（图 4-4-25，图 4-4-26）。

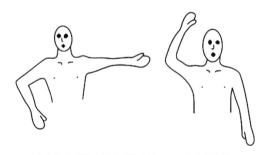

图 4-4-25　骨盆屈曲法——左侧卧位

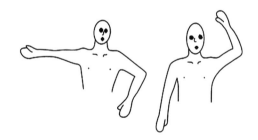

图 4-4-26　骨盆屈曲法——右侧卧位

（2）直线翻转法：身体转向侧的上肢处于伸展位，对侧上肢可放在体侧或屈曲过胸（图 4-4-27，图 4-4-28）。

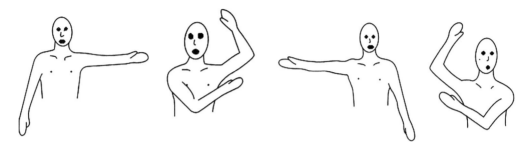

图 4-4-27　直线翻身法——左侧卧位　　　图 4-4-28　直线翻身法——右侧卧位

（3）仰卧位：上肢和手部位于伸展位，用软枕支撑，放于体侧（图 4-4-29）。

（4）注意所有肢体下方放一软枕，保护骨突处，预防压疮。

（四）保持皮肤的完整性

压疮最经济的治疗为预防。要告知患者及家属压疮发生的原因、症状、治疗、预后及预防，让其充分意识到预防的重要性及必要性。卧床时需 2 小时更换体位一次，检查、保护骨突处不受压。坐位或使用轮椅时，要学会轮椅减压技术。要求患者有较好的上肢力量，能将自己向前、向后或向两侧抬高臀部，减轻局部压力。减压的时间依据受压的时间，原则上保持坐位 15 分钟，减压 15 秒；坐位 30 分钟，减压 30 秒；坐位 60 分钟，减压 60 秒。使用产品性能良好的床垫、轮椅垫或身体骨突处使用减压垫，减少压疮发生。

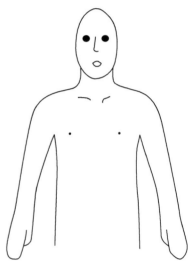

图 4-4-29　仰卧位

与物理治疗师沟通，根据人体生物力学和工程力学理论，为患者选择一款适宜的轮椅，避免局部压力过大（骶尾处、坐骨结节等）。每日定时清洁患者皮肤，水温控制在 40℃以下。使用中性沐浴液，涂抹亲水性的润肤乳，增强皮肤的抗压能力。内衣选用全棉材质，无缝设计。避免过热水、摩擦力或使用某些产品使得皮肤很敏感，很干燥。减少潮湿状态对于皮肤的影响，如尿失禁、出汗、伤口分泌物等。使用失禁产品，加强伤口的处理，及时更换衣物等措施，可减少潮湿对皮肤的影响。局部温度升高，压疮的发生概率也会增高，故患者若发热时，要密切观察皮肤状况，做到勤翻身。补充适当的营养，增强患者体质。给予优质高蛋白、高维生素饮食，鼓励大量饮水 2000ml（如果膀胱计划支持）。教会患者如何每天 2 次使用长柄镜来观察自己的皮肤（特别是发红或皮肤破损处）。家中如有宠物，要预防其对患者身体感觉障碍部位造成的损伤。

出现压疮后，立即评估压疮的部位、大小、分期，有无坏死组织，窦道或潜行分泌物的量，气味及周围皮肤状态。在治疗期间，需每周评估一次，判断治疗效果。如果伤口有坏死组织，必须立即清创，方法为机械手法清创、化学药物、生物酶制剂及手术。选用合适的敷料，为伤口肉芽组织的生长提供湿性的环境。对于创面大的伤口可采用负压引流的技术。若换药无效或不显著，可选用手术方法。

（五）膀胱管理

通过询问病史、体格检查、实验室检查、器械检查，对膀胱进行功能评定，制订个性化处理方案。早期膀胱功能不稳定时，以留置导尿为主。恢复期尽早拔除留置导尿管，评估逼尿肌和括约肌功能，及早进行膀胱再训练。避免感染，提高患者生活质量。

（六）神经源性直肠

1. 评估　包括心理状态、饮食习惯、饮食结构及饮食量、受伤前排便习惯、损伤平面、损伤时间、排便的频率、排便的方式、有无辅助药物、粪便的形状、稠度、每日活动情况及能否坐直到 90°等。

2. 排便训练　训练原则急性期过后，一旦肠鸣音恢复，预示着麻痹性肠梗阻的消失。不论损伤平面如何，都应鼓励患者进行排便训练。

（1）如果可能，尽量沿用伤前的排便习惯，例如，患者伤前习惯于晚餐后排便，可将排便训练尽量安排在晚饭后。

（2）应考虑患者出院后的情况，如患者出院后是去工作或学校，把排便安排在早上可能比较合适。

（3）如果患者有陪护，排便应尽量安排在有陪护在场陪同的时间。

（4）避免长期使用缓泻药，如果建立起良好的排便规律，缓泻药是不需要常规用的。

（5）当出现问题时，应找出是何种因素引起，如饮食结构发生变化等。患者不是每天都需要排便，也不应强迫患者进行排便。

（6）应尽量少用药物，可使用大便软化剂，但用量应个别掌握。

（7）应向患者讲解脊髓损伤后排便障碍的有关问题，以取得患者的理解和配合。

（8）鼓励患者参与解决问题。

3. 训练方法

（1）反射性大肠：在确认直肠有大便后，应进行刺激，坚硬的大便应该用手抠出；若为软便，即戴上手套，抹上润滑剂，手指轻柔地插入直肠做环形运动，顺时针刺激肠壁30～60秒，以刺激直肠排空。特别需要强调的是，脊髓损伤（胸6以上）有自主神经过反射的患者在做反射性排便刺激时要使用利多卡因胶冻涂抹在手指插入直肠停5分钟使直肠黏膜麻痹后再做环形运动，以预防引起自主神经过反射。

（2）弛缓性大肠：因为排便反射的丧失，处理更加困难，又因为其内、外括约肌功能均丧失，经常可发生大便失禁，患者很担心这个问题永远得不到解决。开始时，给患者每天使用栓剂，坚硬的大便应用手抠出，手指刺激对这种患者无任何作用，因而也不需要。栓剂用后20分钟检查直肠，如果直肠有大便，让患者立即转移到便池上，让大便排出。

（3）一般类型：患者隔日一次大便，先使用栓剂（如开塞露），使用栓剂时应越过括约肌，贴近肠壁上，注意勿损伤肠壁，然后做10～15分钟的手指刺激，以辅助排便。如果患者能坐直到90°，应让患者坐在便池或坐便椅上，让重力协助排便。

开始训练排便时应做记录：大便1次需要多少时间；大便的量和组成；大便失禁的情况，

以便决定排便方式。

4. 便秘的处理　提供排便环境,屏风遮挡,提供视觉上的隐蔽,便于患者安心排便。

(1) 取适当的体位和姿势,如病情许可,患者取坐位排便;卧床患者可酌情略抬高上身,以便排便。

(2) 腹部按摩:用单手或双手的示指、中指、环指重叠在左下腹乙状结肠部深深按下,由近心端向远心端做环形按摩,以刺激肠蠕动,帮助排便。

(3) 按医嘱给予缓泻剂。

(4) 改变食物结构,增加饮水量和纤维素的摄取量。

(5) 适当活动。

(6) 教会患者、家属如何使用软便剂等,辅助排便。

5. 失禁的处理　失禁指肛门括约肌不受意识控制而不自主地排便。

(1) 心理护理和环境:同便秘护理。

(2) 皮肤护理:床上垫大尿垫或中单,每次便后用温水清洗肛门周围及臀部皮肤,保持清洁干燥,以预防皮肤感染。

(3) 观察排便反应:了解患者排便时间的规律,观察排便前的表现,如因进食刺激肠蠕动而引起,酌情定时给患者便盆以试行排便,帮助患者重建排便的控制能力。

(4) 健康教育:教会患者进行盆底肌收缩活动锻炼,以逐步恢复肛门括约肌的控制能力(让患者取立、坐或卧位,试做排便或排尿动作,先慢慢收紧,再缓缓放松,每次 10 秒左右,连续 10 遍,每日进行 5 ~ 10 次,以不觉疲乏为宜)。

(七) 自主神经过敏反射

胸 6 以上脊髓损伤患者,由于内脏的恶性刺激和其他不良刺激而引发的高血压、心动过缓或过速、大汗、面部潮红和头痛等症状,称为自主神经反射异常。胸 6 以上脊髓损伤患者如突发剧烈头痛,损伤平面以上大汗、皮肤潮红,焦虑不安,心动过缓或过速,血压比基础血压高出 40mmHg,应主要考虑自主神经反射异常。对于某些易发生自主神经过敏反射的患者,给予提醒,告知患者和家属常见的症状及如何预防、处理。强调这是一种危机的状态,患者身边需要人陪伴。

1. 评估有无头痛症状。

2. 评估是否有皮肤发红、起疹、出汗、心动过缓、鼻塞或寒战(不伴有发热)等症状。

3. 立即抬高头部,有助降低血压。密切观察血压的变化(间隔 2 ~ 5 分钟)及患者对治疗的反应。

4. 立即解除诱因,首先考虑膀胱因素,确认膀胱引流是否通畅。检查引流系统是否受压扭曲、夹闭或贮尿袋过满等。如果尿管堵塞,轻柔地冲洗尿管(使用无菌生理盐水,量不宜超过 30ml)。若患者尿潴留时,立即给予导尿,缓慢引流出尿液。若非膀胱因素导致,检查肠道内是否有粪块。首先使用含有麻醉剂的软膏(地布卡因等)涂抹在肛门内,以减少刺激,避免加重症状。轻柔地从直肠内取出粪块。寻找其他可能导致自主神经过敏反射的因素,如泌尿系感染、压疮、疼痛、内生甲、器械检查、过紧的衣着、晒伤及分娩等,积极处理。非手术治疗无效,可遵医嘱使用抗高血压药物,观察血压的变化及药物不良反应等。

（八）痉挛

日常生活中合适的体位与姿势可减少痉挛的发生，有助于保持正常的关节活动范围及减少挛缩等并发症，提高患者的日常生活能力。

1. 告知患者及家属痉挛的发生机制及其与随意运动的区别。

2. 教会患者正确的穿衣、如厕、转移等姿势与技巧，打破痉挛模式。平卧位时，应采取屈髋屈膝位，避免下肢过度伸张。轮椅位，背部稍屈曲，避免背部过度伸展；出现踝阵挛时，可将踝向下屈曲以缓解症状。活动时避免肢体过度施力，易导致肌肉痉挛。

3. 创造舒适、平静的环境，避免情绪激动，加重痉挛。教会患者、家属应对压力的技巧。

4. 严格掌握康复训练和运动量，给予充分休息，避免过度疲劳。

5. 告知患者及家属常见诱发痉挛的因素，如膀胱感染、压疮、便秘、过紧的衣着、内生甲等，日常生活中尽可能避免这些因素。

6. 告知照顾者维持关节被动活动的重要性，督促其按照治疗师的要求每日帮助患者做关节被动活动，注意动作轻柔，防止损伤。告知患者、家属有关肌肉挛缩、关节损伤、僵硬等常见症状及后果，强调床上、坐位（轮椅）正确体位的重要性。

7. 药物控制时应遵医嘱从低剂量开始，逐渐增加剂量以控制痉挛状态。最常使用的药物为巴氯芬，给药的方式分为口服及鞘内注射泵。用药期间避免饮用含乙醇的液体，同时观察患者有无乏力、嗜睡等症状，定期门诊随访。

（九）骨质疏松症

脊髓损伤后患骨质疏松症的风险增高，特别是老年女性，骨折的概率也增大，预防尤为重要。

1. 告知相关疾病知识、治疗及预防。教会患者、家属定期检查（每日或每周）有无骨折的症状和体征。

2. 提供辅助用具，鼓励患者独立完成日常生活。使用保护性支具，增加腰椎、髋部骨骼的稳定性，注意观察局部皮肤的颜色，防止压疮。

3. 每日饮食中增加钙的摄入，如牛奶、酸奶、奶酪及海鱼（三文鱼、沙丁鱼等）。避免饮用碳酸饮料及含咖啡因的饮料。每日增加户外活动的时间，以促进钙的吸收。

4. 必要时遵医嘱进行药物治疗。用药期间注意观察治疗效果及药物不良反应。

（十）性生活和生育

鼓励患者和家属主动表达爱及对性的需求，告知其相关的医学、安全问题，给予他们正确的指导，以安全的方式来进行性生活。患者在性生活中处于被动方，注意避免胸部（高位损伤）或损伤平面以下肢体长时间受压。

性生活前，处理好膀胱、直肠等问题。告知患者先排空膀胱，必要时做间歇导尿。如果是留置导尿，男性患者可先拔除尿管；女性患者可拔管，或将尿管固定在合适部位。根据患者习惯，选择在非排便日进行性生活，或事先积极处理排便。性生活前注意会阴部清洁，使用尿片，预防失禁。

男性患者可在医生的指导下使用医学方法增加勃起时间及促进射精等。在性过程中，容易出现自主神经过敏反射，特别是男性患者，应告知患者出现症状时，应立即停止性行为，保持上身直立位，必要时口服降低血压药物。

女性患者受孕后要在康复科、妇产科医生、护士的指导下，做好孕期保健。胸 10 平面以上的完全性损伤患者，可以使用产钳术来缩短产程。胸 6 平面及以上损伤的患者，易引发自主神经过敏症状，应在产科医生、麻醉师的监护下，硬脊膜外麻醉下行剖宫产术。

（李勇强　朱　静　王志勇　倪　隽　倪国新　陈思婧）

第五节　矫形器应用

一、矫形器概述

（一）矫形器的定义和分类

矫形器（orthosis）又称为支具，是由受专业训练的矫形器师制作的用于代偿或者补偿神经肌肉和骨骼系统功能障碍的体外装置。我国矫形器生产始于 20 世纪 50 年代。随着康复医学的发展，矫形器科研、开发、制造、装配方面都取得很大进展。矫形器研制和应用日益受到重视。假肢矫形器技术已被视为与物理治疗、作业治疗、语言治疗一样重要的四项康复医学技术之一。

矫形器按照人体使用部位分类，分为上肢矫形器、脊柱矫形器和下肢矫形器（表 4-5-1）。常见上肢矫形器包括腕手矫形器、肘腕矫形器。常见脊柱矫形器包括颈部矫形器、颈胸矫形器、腰骶矫形器和胸腰骶矫形器。常见下肢矫形器包括踝足矫形器、膝踝足矫形器和髋膝踝足矫形器。

表 4-5-1　常用矫形器分类和名称一览表

类别	名称	英文	缩写
上肢矫形器	腕手矫形器	wrist hand orthosis	WHO
	肘腕矫形器	elbow-wrist orthosis	EWO
脊柱矫形器	颈部矫形器	cervical orthosis	CO
	颈胸矫形器	cervico-thoracic orthosis	CTO
	腰骶矫形器	lumbo-sacral orthosis	LSO
	胸腰骶矫形器	thoraco-lumbo-sacral orthosis	TLSO
下肢矫形器	踝足矫形器	ankle-foot orthosis	AFO
	膝踝足矫形器	knee-ankle-foot orthosis	KAFO
	髋膝踝足矫形器	hip-knee-ankle-foot orthosis	HKAFO

（二）现代矫形器的基本功能和作用

1. 矫形器的基本功能

（1）稳定和支持：通过限制肢体或躯干的异常运动来保持关节的稳定性以恢复肢体的承重能力。

（2）代偿和助动：通过某种装置（如弹簧、橡筋或利用其他外力源）对已经失去肌肉功能或肌肉功能较弱的部位提供动力，以代偿肌肉功能或辅助肢体进行活动，使麻痹的肌肉产生运动。

（3）固定和矫正：对已经出现畸形的肢体或躯干进行固定，通过力的作用来矫正畸形或防止畸形加重。

（4）保护：通过对病变肢体的保护使其维护正常的对线关系促使病变愈合。

2. 矫形器的作用

（1）稳定和支持：通过矫形器对关节周围软组织的强固和对关节活动的适当限制，增强关节的稳定性，防止关节及肌肉、韧带的损伤。

（2）固定和保护：通过矫形器固定病变肢体，限制肢体异常运动，达到镇痛、缓解肌肉痉挛、促使炎症消失或骨折愈合的目的。

（3）预防、矫正畸形：通过矫形器矫正畸形或预防畸形的发生或加重。柔软性畸形可以利用矫形器矫治。

（4）减轻轴向承重：通过矫形器减免肢体局部承重，促进病变愈合。

（5）抑制肌肉反射性痉挛：通过矫形器帮助肢体功能障碍的患者抑制肌肉反射性痉挛，通过锻炼以恢复部分生活自理和工作能力。

（6）改进功能：能够辅助肢体关节运动的功能性矫形器。

（三）矫形器处方

矫形器治疗常常需要临床医师、物理治疗师与矫形器师的密切协作，理想的矫形器处方应该来自康复协作组的认真讨论。矫形器处方需要注明患者一般情况、简要病史、主要功能障碍及其具体评定情况（关节活动度、肌力、肌张力、皮肤、感觉等）、治疗目的、要求、品种、材料、固定范围、体位、作用力的分布、使用时间、佩戴方式等。处方要求明确、不含糊其词，同时要切实可行。要将使用目的、固定范围、体位和作用力的分布等一一写明。为脊髓损伤患者安装矫形器时需要考虑的因素：运动受损的平面（完全性还是不完全性损伤）、激发运动的能力、肌肉痉挛的程度、体重、上肢肌力及患者的体形、皮肤情况、年龄、心理状态、社会背景及一般健康状况。

（四）脊髓损伤患者应用矫形器的指征和意义

脊髓损伤造成的肢体瘫痪分为颈髓损伤所致的四肢瘫和胸腰脊髓损伤所致的截瘫。脊髓损伤的处理可分为三个阶段：急救阶段、早期康复治疗阶段和后期康复治疗阶段。在急救阶段，凡是怀疑脊髓伤的患者在急救阶段即应重视矫形器的使用，如应用围领、脊柱和四肢固定装置等急救用具保持平卧体位，避免转运过程中的二次脊髓损伤。在脊髓损伤手术后需要根据术后脊椎损伤部位的稳定情况选用矫形器。在脊髓损伤治疗的后期康复阶段应用矫形器的主要目的是充分运用现代康复工程技术帮助患者实现移动，辅助患者站立、步行，进行家务或社交活动，提高患者日常生活自理能力，改善患者心理状态，减少由于长期卧床而可能出现的并发症（如压疮、尿路感染、直立性低血压、心肺功能障碍等），有助于改善患者生活质量，帮助患者回归家庭和社区，减轻患者家庭和社会负担，是脊髓损伤患者综合性康复治疗中至关重要的环节之一。

近年来随着科学技术的进步和新材料、新工艺的不断出现使矫形器技术有了新的发展。由于采用了各种高分子材料和热成形、抽真空成形等新工艺，一批新型矫形器已广泛用于患者。此外气动、电动、功能性电刺激、生物反馈和环境控制技术也相继进入矫形器领域。随着矫形器知识的进一步普及和原材料、零部件供应的逐步改善，今后矫形器在脊髓损伤康复治疗中将发挥日益重要的作用。

二、脊髓损伤患者常用的上肢矫形器

上肢矫形器主要用于补偿失去的肌力，扶持麻痹的肢体，保持或固定肢体于功能位，提供牵引力以防挛缩，预防或矫正畸形。有时，也可作为一种附加装置用于患者。临床上应根据脊髓损伤患者不同的损伤平面和关节功能丧失情况，选用合适的上肢矫形器。

（一）颈3损伤

1. 患者特点　患者不能自主呼吸（膈肌和肋间肌均瘫痪），除头部能活动外，四肢和躯干均不能活动，日常生活完全不能自理。

2. 适配矫形器　该平面损伤的患者需应用呼吸机辅助呼吸，包括室内用和轮椅上使用的以充电电池驱动呼吸机。适配带有各种坐姿保持器的附件和装置的高靠背轮椅，保持头部、躯干和四肢在稳定及合适的位置。

（二）颈4损伤

1. 患者特点　患者有自主呼吸（有膈肌运动），能颈部固定和旋转，生活需要完全依赖他人辅助。

2. 适配矫形器　该平面损伤的患者可适用高靠背电动轮椅，一般患者需使用头控电动轮椅（即头部有一固定皮垫，头向后浅靠即可前进，深靠即可后退，左靠可左转，右靠可右转。使用前需训练颈部和头部活动的灵活性。另外，尚有气控电动轮椅，靠吹口气来控制轮椅的进退）。

还可配长对掌矫形器（图4-5-1）、背侧腕手矫形器（图4-5-2）、上肢悬吊架，固定腕关节及掌指关节于伸展位。患者经过训练后可在矫形器的辅助下完成进餐动作。另外，往往需要特制的防止饭菜向外滑落的碗和盘（碗的下面有固定吸盘，碗上部有半蓬式遮盖顶；盘的边缘有半环突起的遮沿）配合这类矫形器完成进餐动作。颈4及以下平面损伤的患者，也可以使用一种功能性的上肢平衡式前臂矫形器，亦称为轴承式前臂矫形器（图4-5-3）。这是一种多功能改善生活质量的通用装置，不仅能辅助患者完成独立进食，而且利用这一装置，患者能够从事读书、写字、吸烟和完成某些文娱活动及工作，主要用于颈4神经节残存的四肢麻痹患者，肩、肘关节肌肉重度无力或麻痹，为1～2级以上，同时使用轮椅能稳定地保持坐位者。但并不是所有颈4以下平面损伤患者都可以使用该矫形器。

（三）颈5损伤

1. 患者特点　患者可完成较好的膈肌运动，呼吸已不困难，但肺活量小。肩胛骨可上提，肩关节可上提，肘关节可屈曲（肱二头肌作用），但无肘关节伸展动作（肱三头肌瘫痪），没有腕关节背伸动作。较颈4损伤患者增加了上肢部分运动功能，但仍需要靠别人的帮助才能完成日常生活动作。

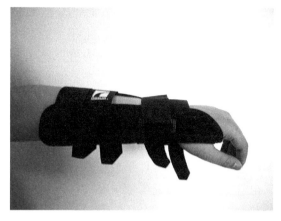

图 4-5-1　长对掌矫形器

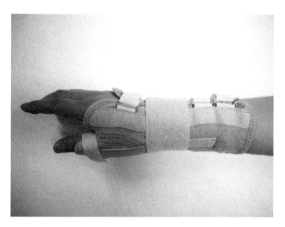

图 4-5-2　背侧腕手矫形器

2. **适配矫形器**　根据患者上述损伤特点，可配备高靠背电动轮椅（仍需以头控电动轮椅为主，部分患者手部固定，可以训练手控电动轮椅）；可配制对掌矫形器、背侧弹性伸腕矫形器（图 4-5-4）辅助患者完成进食；也可配备吹吸气控制的环境控制器。

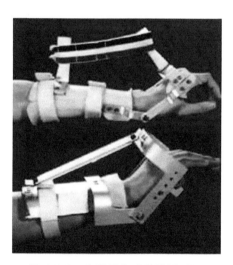

图 4-5-3　上肢平衡式前臂矫形器

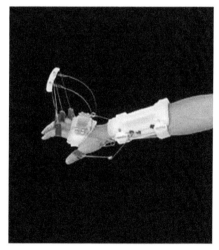

图 4-5-4　背侧弹性伸腕矫形器

（四）颈 6 损伤

1. **患者特点**　患者的肩关节可以完成屈曲、伸展及内收、外展、旋转等动作，肘关节虽可屈曲，但仍不能伸展，腕关节具备主动背伸功能，但屈指肌力弱。患者可完成上半身更衣动作、床上翻身、起坐及平面转移（需要肘关节的过伸运动）。

2. **适配矫形器**　该平面损伤的患者可适用普通手动轮椅，为了增加驱动摩擦力，可以在轮椅的驱动圈上缠上橡胶带；同时可佩戴护腕手套，防止腕部掌侧皮肤受损；轮椅脚踏板和扶手要求可拆式以方便患者上下轮椅。最重要的是该平面损伤患者可使用一款非常经

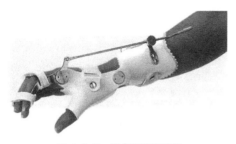

图 4-5-5　恩根型矫形器

典的矫形器——恩根型矫形器辅助患者完成进食（图4-5-5）。它是将拇指固定于对掌位，可用示指、中指和拇指进行三点捏取的矫形器。通过在掌指关节和腕关节处安装铰链，从而利用腕关节的背屈运动来完成捏取动作。

该平面损伤患者也可以使用多用万能生活袖带或 C 形夹连接勺子、叉子辅助进食；或者连接笔辅助写字等；也可给杯子套上 C 形或 T 形手把辅助自行饮水；可配备触键式环境控制系统，辅助控制电灯、电视、门窗等家电及居住设施。

（五）颈 7 损伤

1. **患者特点**　肩关节除内收、外展、屈曲、伸展、旋转等动作外，亦可水平外展。肘关节亦可以伸展动作（肱三头肌作用），腕关节亦可屈曲，掌指关节可伸展，但是手的握力不良。除翻身、起坐外，尚可完成双上肢的支撑动作，可使臀部上提，从而较好地完成平面以外的转移动作，如从床到轮椅或从轮椅到便器的转移。

2. **适配矫形器**　该平面损伤的患者可适用手动式轮椅或手控式电动轮椅，按键式环境控制系统辅助控制电灯、电视、门窗等家电及居住设施，还可使用万能袖带（多用生活袖套）和手部矫形器，完成梳头、刷牙、照镜、操作计算机等动作（图4-5-6，图4-5-7）。

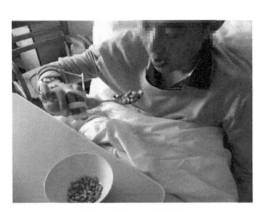

图 4-5-6　万能袖带

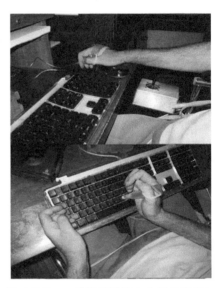

图 4-5-7　万能袖带辅助患者操作计算机

三、脊髓损伤患者常用的脊柱矫形器

脊柱矫形器主要用于固定和保护脊柱，矫正脊柱的异常力学关系，减轻躯干的局部疼痛，保护病变部位免受进一步的损伤，支持麻痹的肌肉，预防、矫正畸形，通过对躯干的支持、运动限制和对脊柱对线的再调整达到矫治脊柱疾病的目的。根据不同的设计，脊柱矫形器可分为硬性、半硬性、软性 3 种。按人体部位分为颈部矫形器、颈胸矫形器、腰骶矫形器和胸腰骶矫形器。

（一）颈部矫形器

颈部矫形器多为成品，前后两片式佩戴，可根据患者体征选择不同的种类和型号。

1. 颈托　用前后两块塑料板按照模型制成，安装在颈部、围住颈椎，以限制颈部运动，同时减轻头部重量加给颈椎的负担。目前国际上常用的颈托：①费城颈托（图 4-5-8），对颈椎正常的屈伸运动可以限制到 30% 左右，而对回旋、侧屈的限制力较小。穿着感好为其特点。②迈阿密颈托（Miami J），目前欧美发达国家临床应用最多的一款成品颈托，是目前所有颈托中固定限位支撑效果最好的颈托（图 4-5-9），也是前后两片式穿脱，同样的前片包含下颌，后片达到枕骨，其效果几可媲美颈胸矫形器。

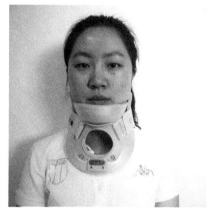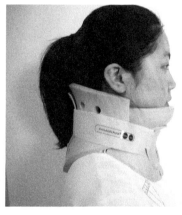

图 4-5-8　费城颈托

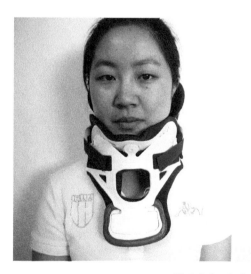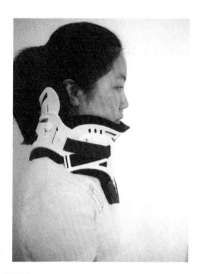

图 4-5-9　迈阿密颈托

2. 带金属支条的颈椎支架 是在头的前后竖置数根支条的颈椎矫形器（图 4-5-10）。有带颌托的、不带颌托的、通过调节支条的高度来调节颈椎的屈曲伸展角度。

（二）颈胸矫形器

早期治疗中颈髓损伤患者多应用 Halo 式颈胸矫形器（图 4-5-11）牵引固定颈椎，以利于早期颈椎内固定手术。脊髓损伤手术后常常需要根据术后脊髓损伤部位稳定情况选用矫形器。在恢复期，高位脊髓损伤的患者可使用颈胸矫形器起到支撑和固定颈胸的作用，常见的颈胸矫形器（图 4-5-12）前面包裹的范围根据需要可达到前额，后面的高度可包含整个头部，下部件可延伸至下胸椎，是由高温热塑材料模塑制成，分前后两片，这样患者

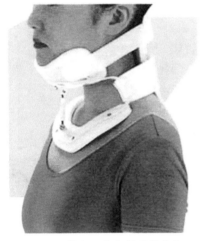

图 4-5-10　带金属支条的颈椎支架

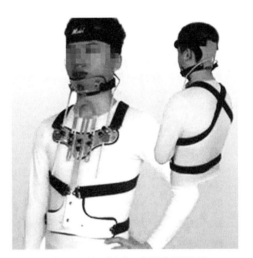

图 4-5-11　Halo 式颈胸矫形器

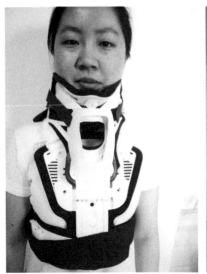
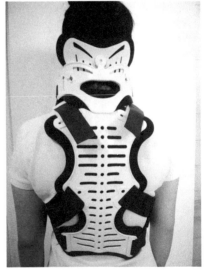

图 4-5-12　颈胸矫形器

穿脱这类矫形器会比较方便，而且固定更牢靠。但缺点是需要在患者身上打石膏取模型，比较麻烦且需要一定的制作时间，因而目前临床中成品的颈胸矫形器应用非常普及。

（三）腰骶矫形器

腰骶矫形器分为硬性、半硬性、软性 3 种，临床以硬性、软性腰骶矫形器应用为主，可帮助患者实现轮椅中坐稳、移动、从事某些日常活动和职业康复项目。

软性腰骶矫形器（图 4-5-13）以各种织物（棉布、帆布、网状尼龙布或其他弹性布）为主要材料，内加弹性支条增强的制品，也称腰围。软性腰骶矫形器一般首选成品，材料强度高、耐用、适用性强，有各种型号可以选择。硬性腰骶矫形器（图 4-5-14）多为高温热塑板材定制而成，一体式构造，与躯干服帖，穿着感和固定性好。与软性脊柱矫形器相比，硬性脊柱矫形器由于材质的强度大，对脊柱的支撑、固定效果明显优于软性腰围，特别是腰背肌力不足的高位截瘫患者，应用硬性脊柱矫形器可以帮助其固定、支撑躯干，从而达到坐位平衡。

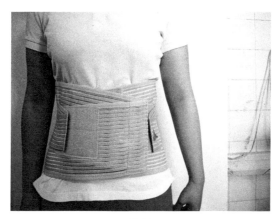

图 4-5-13　软性腰骶矫形器

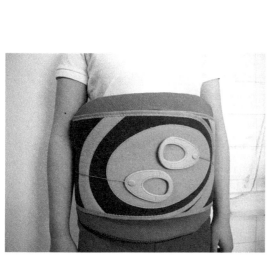
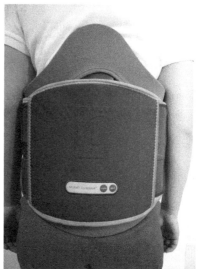

图 4-5-14　硬性腰骶矫形器

（四）胸腰骶矫形器

在腰骶矫形器的基础上改进的脊柱矫形器，可以包住整个躯干和骨盆，可以从其前方、侧方、后方调节腰围的围长。其主要生物力学原理是通过对胸椎、腰椎提供矢状面、冠状面运动的控制，增加腹压，减轻胸腰椎承重，禁忌应用于合并呼吸窘迫综合征的患者。胸腰骶矫形器可分为软性胸腰骶矫形器和硬性胸腰骶矫形器。软性胸腰骶矫形器和前述软性腰骶矫形器类似，也有各种型号选择，只是和软性腰骶矫形器相比，比普通腰围高 10cm 或 10cm 以上，支撑范围可达低位胸椎（图 4-5-15）。硬性胸腰骶矫形器（图 4-5-16）为高温热塑板材定制而成，一体式或分前后两片式构造，与躯干服帖，穿着感和固定性好。值得注意的是，脊柱矫形器除了具有肯定的治疗作用外，如果使用不当，特别是在长期穿戴的情况下，也可能会出现某些副作用。常见的副作用有肌肉萎缩、肌肉韧带紧张甚至挛缩等，预防的方法是穿戴矫形器应在医生指导和观察下进行。此外还应注意及早配合体育锻炼。

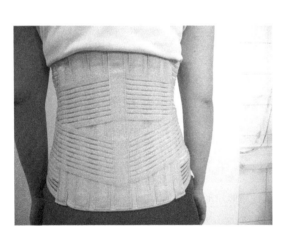

图 4-5-15　高腰围

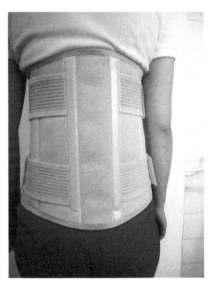

图 4-5-16　硬质高腰围

四、脊髓损伤患者常用的下肢矫形器

脊髓损伤患者使用下肢矫形器的目的主要是支撑患者体重，辅助或替代患者肢体功能，限制患者下肢关节不必要的活动，保持下肢稳定，帮助患者移动，实现站立、步行，改善患者的心理状态，减少由于长期卧床而可能出现的并发症（如压疮、尿路感染、直立性低血压、心肺功能障碍等），并有助于锻炼患者体力，进行一定的家务或社交活动。患者应用下肢矫形器时需要考虑的因素包括运动受损的平面（完全性还是不完全性损伤）、激发运动的能力、肌肉痉挛的程度、体重、上肢肌力，以及患者的体形、皮肤情况、年龄和一般健康状况。

下面根据不同损伤平面患者的情况分述常用下肢矫形器。

（一）颈 8 损伤

1. **患者特点**　患者上部躯干肌尚未恢复，掌指关节可屈曲，指间关节可屈曲，手指可外展、内收。

2. **适配矫形器** 该平面损伤的患者可适用躯干髋膝踝足矫形器及双拐（手部固定）小步幅步行训练（治疗性）；但根据临床装配效果来看，这类损伤平面的患者由于整个躯干和下肢都没有力量，因而穿戴这种躯干髋膝踝足矫形器一般也就起到站立床的效果，很难真正地行走，不过这个平面损伤的患者可以使用普通轮椅、残疾人专用汽车、配备手的矫形器（手功能不全）以完成更多生活动作。

（二）胸1～2损伤

1. **患者特点** 患者部分肋间肌和上部躯干肌存在功能，手指功能正常。由于上肢功能正常，可完成大部分日常生活和转移动作，但腰背肌力量不足。

2. **适配矫形器** 此种情况下，该平面损伤的患者可应用硬性胸腰骶的背部矫形器，可实现患者躯干直立，增加肺活量；应用髋膝踝足矫形器，进行患者站立训练；双腋拐与髋、膝、踝、足矫形器配合使用，可进行患者大步幅步行训练（治疗性）；也可应用常把持物钳等自助具，提高患者生活自理能力；还可配备普通轮椅和自助具。

（三）胸6～7损伤

1. **患者特点** 患者该平面损伤特点是肋间肌和上部躯干肌大部分存在功能，可独立地由床上转移至轮椅。

2. **适配矫形器** 此种情况下，由于躯干肌肉部分丧失功能，装配矫形器可辅助站立、训练行走，但使用矫形器仍不能完成上下台阶动作。此种情况可同胸1～2损伤患者配备，一般需选用双侧髋膝踝足矫形器，通过双侧髋铰链、膝铰链加锁可辅助患者控制屈髋、屈膝；另外，有时髋铰链与硬性胸腰骶矫形器或硬腰骶矫形器相连接，可控制躯干稳定，有一定的实用价值。也可选用交互式步行矫形器和往复式截瘫站立行走支具。

（1）交互式步行矫形器：由一对髋关节、两个与髋关节相连接钢索作为核心部分，另外还有与之相连接的上躯干部分和下大腿部分（图4-5-17）。作用原理是通过导锁紧紧连接步行矫形器的两个髋关节，如一髋关节做过伸动作，通过导锁移动使另一关节产生髋屈曲运动，从而达到带动腿前向移动的目的，同时还可以通过躯干肌作用，使重心做侧向移动及向前移动，或通过主动躯干骨盆后伸运动带动矫形器下肢部分，实现主动向前步行（图4-5-18）。此矫形器主要适用于胸4～腰2完全性截瘫患者或部分高位不完全性截瘫患者，要求脊柱稳定、屈膝不超过10°，没有屈髋畸形或痉挛。

（2）往复式截瘫站立行走支具（ARGO）：分别代表英文 A（advanced，高功能的）、R（reciprocating，往复式）、G（gait，步态）和 O（orthosis，矫形器）。其结构特点与交互式步行矫形器相仿，主要将以前两个与髋关节连接的钢索改为一条钢索，另外对髋关节等结构也做了改进，增加了膝髋关节助伸气压装置。作用原理也与交互式步行矫形器相仿，但由于增加了膝髋关节助伸气压装置，不仅步行时有助动功能，而且在坐位与站位转换过程中也得到辅助助动功能，患者在实际使用过程中，稳定性得到提高，比交互式步行矫形器更先进，更能节省患者能耗，能让患者独立穿脱而无须别人帮助，从而实现让患者独立生活（图4-5-19）。患者使用往复式截瘫站立行走支具可以独立穿戴，无须别人帮助，另外，依靠特殊的液压膝关节与髋关节的作用，可实现独立由坐位变为站位，可在站位时自

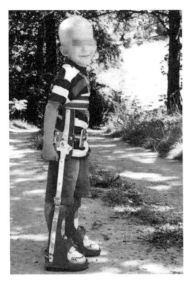

图 4-5-17 交互式步行矫形器

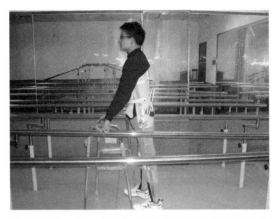

图 4-5-18 交互式步行矫形器辅助胸 4 脊髓损伤患者站立行走

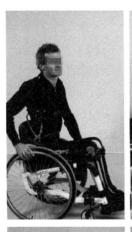
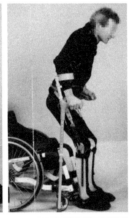
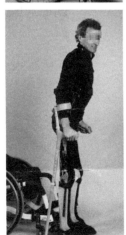
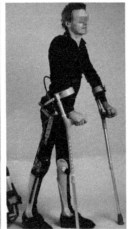
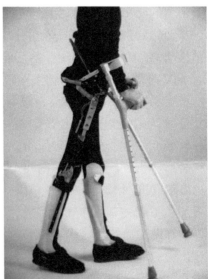

图 4-5-19 往复式截瘫站立行走支具

动锁住膝、髋关节,从而让患者可以稳定站立。在由站位转为坐位时只需解开髋关节锁定装置,而不需要解开膝关节锁定装置即可完成体位转变(交互式步行矫形器不具备此功能),因而可以实现患者独立生活的需求而在目前临床中广泛应用。主要适用于胸 4 以下完全性截瘫患者。患者使用往复式截瘫站立行走支具必备的条件:足够的信心、脊柱应有良好的稳定性、脊髓损伤的水平和程度、无痉挛状态、上肢有足够的力量、能保持坐位平衡和确保体重标准。患者对往复式截瘫站立行走支具应具有明确的目标:较低的期望优于过高的期望,往复式截瘫站立行走支具的训练相当艰苦,往复式截瘫站立行走支具不能代替轮椅,往复式截瘫站立行走支具不能使患者像正常人一样。

（3）截瘫行走器:是另一种常用于脊髓损伤患者的截瘫行走器。由两部分组成:一是互动式铰链装置,作为关键部分通过利用重力势能提供交替迈步的动力;二是膝踝足矫形器用于支撑双腿,为支撑站立平衡提供必要的保证,必须根据患者实际腿形制作。作用原理类似钟摆工作原理,当患者重心转移时,利用装在大腿矫形器内侧的互动铰链（铰链的转动重心）装置的作用,实现瘫痪肢体的被动前后移动。穿戴截瘫行走器 WALKABOUT 行走时,当重心由躯干向一侧倾斜时,另一侧下肢在铰链带动下离开地面,然后重心转移使悬空的下肢在重力作用下依靠互动式铰链装置跟着重心前移,在惯性作用下向前摆动从而完成迈出腿的动作。截瘫行走器还有个作用是可以限制换这款关节的内收和外展运动,因而对有内收肌痉挛和剪刀步态的患者能起到比较好的改善,主要适用于胸 10 ～ 12 完全性损伤患者（图 4-5-20、图 4-5-21）。

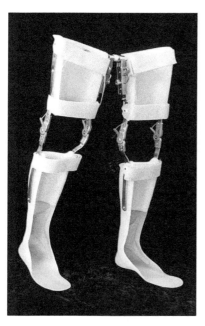

图 4-5-20　截瘫行走器

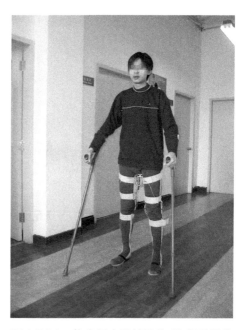

图 4-5-21　截瘫行走器辅助胸 10 脊髓损伤患者站立行走

(四) 胸 12 损伤

1. **患者特点** 患者该平面损伤特点是肋间肌、躯干肌和腹肌正常，躯干平衡功能好。

2. **适配矫形器** 该平面损伤的患者使用膝踝足矫形器和拐可进行大步幅 4 点步行训练（功能性），可完成大部分生活动作，包括驾驶残疾人汽车，操纵轮椅过障碍。此情况适用的矫形器有膝踝足矫形器、双拐（腋拐或前臂拐）和助行器。

腰 2 ~ 胸 12 平面之间的损伤患者都可使用膝踝足矫形器，在辅助器具的配合下行走站立。主要用于足踝无力，而且无法在步行支撑期保持膝关节稳定的患者。根据需要膝部可安装不同形式的铰链或不加铰链。①全塑料制式的膝踝足矫形器（图 4-5-22）：其构成全部由塑料制成，因而重量较装配金属铰链式的膝踝足矫形器轻，与下肢服帖性也比较好，尤其是膝关节处可以和肢体贴服，不会出现装配金属铰链式的膝踝足矫形器那样在膝关节处突出来，也便于清洁，也比金属铰链式的穿戴方便，最重要的价格比较便宜，对于经济方面困难的患者更易接受，缺点是：对于体重比较重的患者，全塑料制式的膝踝足矫形器使用强度和寿命上会有影响，患者穿戴此类膝踝足矫形器无法实现弯曲膝盖，因而不好坐着。②带金属膝铰链的膝踝足矫形器见图 4-5-23，图 4-5-24。

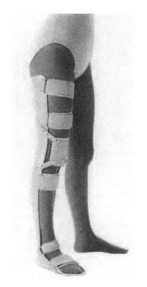

图 4-5-22 全塑料制式的膝踝足矫形器

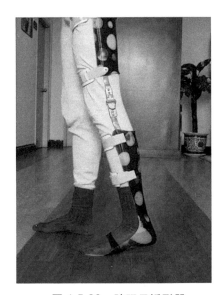

图 4-5-23 膝踝足矫形器

从步行矫形器工作原理看，临床常用的膝踝足矫形器只能使患者重新获得站立能力而不能使双下肢交替迈步。截瘫行走器 WALKABOUT 利用钟摆原理，当患者重心转移时，在位于大腿矫形器内侧的互动铰链（铰链的转动中心）装置的作用下，实现瘫痪肢体的被动向前移动。行走时重心向一侧移动，带动摆动腿离开地面，使悬空的下肢在重力的作用下，依靠互动式铰链装置随着重心前移和惯性的作用向前摆动，从而完成迈出腿的动作，最终实现交叉向前运动。交互式步行矫形器的行走助力来自于髋关节的设计：通过导索紧紧连

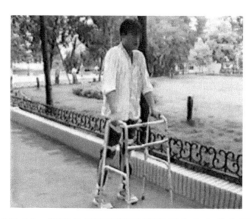

图 4-5-24　膝踝足矫形器辅助脊髓损伤患者站立行走

接步行矫形器的两个髋关节，若一侧髋关节做过伸运动时，通过导索移动，使另一侧髋关节产生屈曲运动，从而带动腿向前移动。由此可见，矫形器佩戴后除强化装配前的训练内容外，重点是根据所装配的矫形器的不同而进行针对性的步态步行训练。

此外，交互式步行矫形器、往复式截瘫站立行走支具截瘫行走器 WALKABOUT 和膝踝足矫形器虽可都归为截瘫步行器，但并不意味着所有达到损失平面的患者都可以装配截瘫步行器。截瘫步行器也有它的禁忌证，如运动能力不够、膝和髋关节有严重挛缩现象、严重痉挛无法步行、上肢肌力不足、肥胖或体重过重者，均不能使用上述几种截瘫步行器。

（五）腰 1 损伤

1. *患者特点*　该平面损伤特点是腰方肌存在功能，可使骨盆上移。

2. *适配矫形器*　此情况适用矫形器同胸 12 损伤患者。

（六）腰 2 损伤

1. *患者特点*　该平面损伤特点是髂腰肌存在功能，髋关节可主动屈曲、内收。

2. *适配矫形器*　该平面损伤患者使用膝踝部矫形器可能做到实用性步行，可驾驶残疾人专用汽车。此情况适用矫形器包括膝踝部矫形器、前臂拐。

（七）腰 3 损伤

1. *患者特点*　该平面损伤特点是膝关节伸展功能、稳定性能良好（股四头肌存在功能），可配制踝足矫形器功能性步行。

2. *适配矫形器*　此情况适用矫形器包括踝足矫形器、前臂拐。踝足矫形器是目前最常用的下肢矫形器，它的基本作用是在步行支撑期保持踝关节侧向的稳定，以免踝关节发生扭转；在支撑后期可帮助抬脚离地动作，改善步态，并可减少能量损耗；在摆动期可使患者抬起足趾，以免拖曳于地面乃至绊倒在地。常用踝足矫形器分为全接触塑料踝足矫形器和带有踝铰链的踝足矫形器。

全接触塑料踝足矫形器：①标准的静踝踝足矫形器（图 4-5-25），将踝关节固定于 90°的中立位或背屈 5°位，防止足尖下垂、足内外翻，改善、提高行走能力，因结构和形状限制踝部在屈和伸两个方向的运动及内外翻的运动，在提足时限制跖屈及限制膝关节过伸的作用。根据结构踝足矫形器有不同的类型，分别供轻度、中度、严重足下垂伴有轻度内外翻痉挛患者使用。②后侧弹性塑料踝足矫形器（图4-5-26），其功能特点是对踝部内外侧稳定作用小，但能在步行摆动期矫正垂足，足跟触地后具有踝关节跖屈助力。③硬踝塑料踝足矫形器，又称抗地面反作用力踝足矫形器（图4-5-27），该矫形器功能特点是在摆动期控制足下垂，支撑期控制踝关节的跖屈、背屈活动，控制距下关节的内、外翻活动。不仅适用于对于踝关节运动控制障碍、足下垂痉挛较为严重的患者，而且对于膝关节轻度屈曲痉挛挛缩、膝伸肌不足的患者，维持膝关节站立期稳定也有帮助。

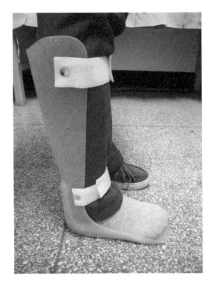

图 4-5-25　标准的静踝踝足矫形器

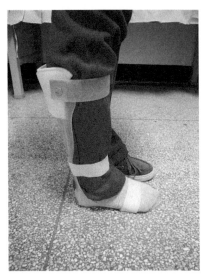

图 4-5-26　后侧弹性塑料踝足矫形器

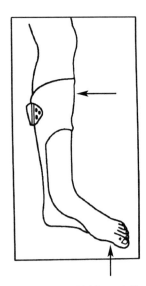

图 4-5-27　抗地面反作用力踝足矫形器

　　带有踝铰链的踝足矫形器又可细分为金属支条式踝足矫形器和塑料动踝踝足矫形器两种。动踝踝足矫形器适合于轻度痉挛的足下垂、踝关节轻度内外翻患者，使用动踝踝足矫形器，控制脚跟着地时脚尖内外旋，充分发挥踝关节残余功能，改善行走的步态。①塑料动踝踝足矫形器（图4-5-28，图4-5-29）：图4-5-28所示塑料动踝踝足矫形器是目前国内临床中应用最多的一种，它由包含小腿部件和包含足踝部件两部分组成。图4-5-29所示橡筋塑料动踝踝足矫形器也由包含小腿部件和包含足踝部件这上下两部分组成，唯一的区别是前者是利用两次成形而达到踝关节的重叠而做成踝关节，这个是采用一种特制橡筋连接上下两部件，形成可动的踝关节，这类橡筋经过特制可达到反复弯曲几百万次，也可以方便拆卸更换。②金属支条式踝足矫形器（图4-5-30）：适用于因肌张力高引起无挛缩性、非僵硬畸形的足下垂，踝关节疼痛，脚内外翻。其中后侧支条式踝足矫形器（图4-5-31）适合于矫正脑瘫痉挛引起的较严重足下垂合并轻度的足内翻患者，以改善行走能力，保持膝踝关节正常力线，预防膝关节和脚的变形。对于内外翻严重存在着畸形挛缩者不适用。单侧支条式踝足矫形器（图4-5-32）与双侧支条式踝足矫形器相比，强度稍有降低，用于小孩和体重轻的妇女。还有一种脚部带靴的踝足矫形器（图4-5-33），可用皮带的装配来矫正脚的内外翻畸形。

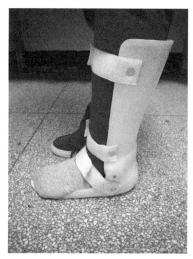
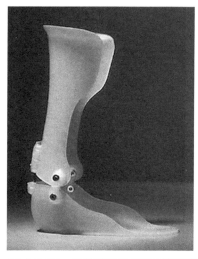

图 4-5-28　塑料动踝踝足矫形器　　图 4-5-29　橡筋塑料动踝踝足矫形器

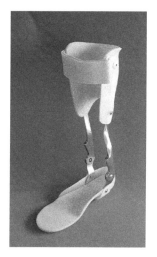
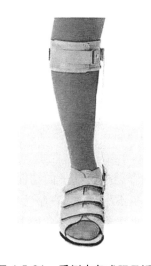

图 4-5-30　金属支条式踝足矫形器　　图 4-5-31　后侧支条式踝足矫形器

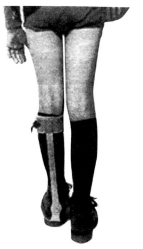
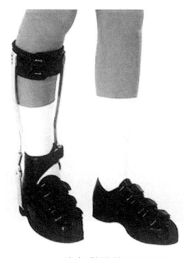

图 4-5-32　单侧支条式踝足矫形器　　图 4-5-33　脚部带靴的踝足矫形器

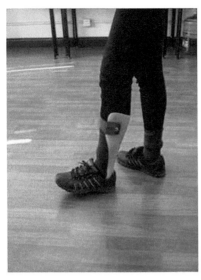

图 4-5-34　踝足矫形器

（八）骶 1～2 损伤

1. 患者特点　该平面损伤患者特点是足可以主动外翻、跖屈（长短腓骨肌存在功能）。

2. 适配矫形器　此情况适用的矫形器包括使用踝足矫形器（图 4-5-34）、足托和单拐，以上矫形器可在社区实用性步行。

五、总结和展望

脊髓损伤患者在急救阶段，凡是怀疑脊髓损伤的患者在急救阶段即应重视矫形器的使用，如应用围领、脊柱和四肢固定装置等急救用具保持平卧体位，避免转运过程中的二次脊髓损伤。后期康复阶段应用矫形器的主要目的是帮助患者实现移动，辅助患者进行站立、步行，提高患者日常生活自理能力，改善患者心理状态，减少由于长期卧床而可能出现的并发症，改善患者生活质量，帮助患者回归家庭并参与社会活动。

脊髓损伤患者矫形器应用原则

1. 脊髓损伤患者在康复训练中使用合适的矫形器和辅助用品用具，是完成日常生活动作所必需的，尤其在作业治疗中。患者使用矫形器能够独立地完成日常生活动作，除了能增强自信心和改善心理状态外，也为回归家庭和社会创造了条件，这是康复的最终目的。

2. 由于不同的脊髓损伤水平面功能障碍不同，残存的功能也不同。因此，选用的矫形器和辅助用品用具也不尽相同。在临床康复治疗中，需要根据患者脊髓损伤平面（表 4-5-2）、患者康复情况、当地康复治疗水平和患者自身经济水平等量身定制，没有一种"最好"的矫形器和辅助用品用具，而要根据患者个体化情况应用合适的矫形器和辅助用品用具，使患者残存能力得到最大限度的发挥。

表 4-5-2　不同脊髓损伤平面的矫形器适配

脊髓损伤神经平面	矫形器适配	辅助器具适配
颈 3 损伤	无	呼吸机、高靠背轮椅
颈 4 损伤	上肢平衡式前臂矫形器、长对掌矫形器、背侧腕手矫形器	高靠背电动轮椅
颈 5 损伤	背侧弹性伸腕矫形器、对掌矫形器	高靠背电动轮椅、吹吸气控制的环境控制器
颈 6 损伤	恩根型矫形器、万能生活袖带	普通手动轮椅
颈 7 损伤	万能袖带	手动式轮椅或手控式电动轮椅、按键式环境控制系统

续表

脊髓损伤神经平面	矫形器适配	辅助器具适配
颈 8 损伤	躯干髋膝踝足矫形器（双拐治疗性小步幅步行训练）	普通轮椅、残疾人专用汽车
胸 1～2 损伤	髋膝踝足矫形器（双拐治疗性大步幅步行训练）	普通轮椅、残疾人专用汽车
胸 4～9 损伤	交互式步行矫形器、往复式截瘫站立行走支具	普通轮椅、残疾人专用汽车
胸 10～11 损伤	截瘫行走器	普通轮椅、残疾人专用汽车
胸 12～腰 2 损伤	膝踝足矫形器	普通轮椅、残疾人专用汽车
腰 3～骶 2 损伤	踝足矫形器	

3. 对患者及家属的培训也相当重要，教会他们如何正确穿脱和使用矫形器和辅助用品用具，使其科学安全地应用矫形器和辅助用品用具，充分发挥矫形器和辅助用品用具的作用。根据治疗需要确定穿戴矫形器的时间，有的患者需要持续穿戴，有的只需训练、工作时穿戴。同时对大部分患者来说，由于使用矫形器是一个较长时间的过程，做好矫形器的维护与保养是保证治疗、充分发挥矫形器作用、延长矫形器使用寿命的重要措施。在患者治疗的过程中，嘱咐患者做到：按要求穿戴矫形器；保持矫形器干燥，防潮防锈，保持矫形器清洁；在金属关节部位经常涂抹润滑油；暂不使用时，将矫形器放在安全的地方，防止重物的挤压；避免矫形器接触到锐器；不要把矫形器放在高温下烘烤，尤其是低温热塑材料；不要用高浓度洗涤剂清洗，更不能接触化学物品；若发现松动、破损等问题，应及时送交制作部门处理。因大部分患者存在感觉减退或消失，每次在穿戴和使用矫形器后要注意检查患者皮肤是否有磨损或起疱，严重时可能导致压疮或局部皮肤感染。

另外，前面所述的脊髓损伤患者使用的常见矫形器是目前国际国内使用的最为普及和常见的现代矫形器。但科技始终是在往前发展的，随着材料学、工程学、医学等相关学科的高速发展，近年国外已经诞生很多现代材料制成的最新矫形器。这些最新材料在矫形器中的应用使得矫形器越来越轻薄，患者使用起来舒适性、功能性都得到一定的提高。目前国际上应用在矫形器中的新材料：①碳纤维增强塑料材料（图 4-5-35），更轻、更耐用；②钛合金材料，是一种宇航业的贵金属材料，强度大，耐腐蚀，是矫形器中的实现高性能高档次的材料；③变形记忆合金材料（图 4-5-36），可以记忆变形前的形状，然后对变形的材料进行高温处理，可恢复原来形状，变形记忆合金材料通过电能周期性加热，可做周期性收缩人工肌肉使用。最新的变形记忆合金材料在矫形器中的应用无疑是最具实用价值和革命性的一次变革。因为目前应用的最广泛的高温热塑板材是不具备变形能力的，患者穿着这些材料做成的矫形器行走时肌肉是无法做到像正常人那样收缩活动的，而使用变形记忆合金材料的矫形器就可以模拟人体的肌肉收缩动作，从而实现更加完美的步态。

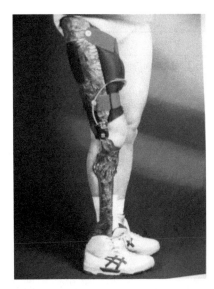 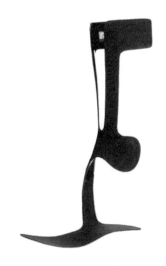

图 4-5-35　碳纤维增强塑料材料膝踝足矫形器　　　图 4-5-36　变形记忆合金矫形器

（姚　刚　倪国新　倪　隽）

第5章 周围神经损伤

第一节 概　　述

一、定义与流行病学

周围神经（peripheral nerve）是指除脑和脊髓等中枢神经系统以外的所有神经，包括神经节、神经干、神经丛和神经末梢装置等。依据连接于中枢部位的不同，周围神经可分为连接于脑的 12 对脑神经和连接于脊髓的 31 对脊神经。依据分布区域，周围神经可分为处于体表、骨骼、关节和肌肉位置的躯体神经和处于内脏、心血管、平滑肌和内分泌腺等处的内脏神经。此外，依据神经冲动传递方向可把周围神经分为传入神经和传出神经。传入神经主要传递从外周收集来的感觉信息神经冲动，故又称感觉神经；而传出神经主要是把大脑分析之后形成的神经冲动传递到外周去，进而产生某些运动。

周围神经损伤指周围神经干或其分支受到外界直接或间接力量作用而发生的损伤。损伤可由牵拉伤、切割伤、电烧伤、放射伤、手术误伤、肿瘤、代谢或免疫功能障碍等多种因素造成。既往研究无法确切统计周围神经损伤的总发病率、患病率、残疾率和相关医疗费用情况。但某些疾病并发的周围神经系统疾病研究较深入，如糖尿病性周围神经病发病率可达 74%，自主神经病变达 52%。另外，美国每年因为急性脱髓鞘性多发神经病（吉兰 - 巴雷综合征）所花费的患者医疗费大约为 17 亿美元，估计 11% 的患者有永久性残疾。在血管性疾病的患者中，60% ~ 70% 患有周围神经病变，其中，65% 为轻度到中度残疾，13% 为中重度残疾，4% 为严重残疾。

周围神经损伤病因复杂多变，即使单纯的物理性周围神经损伤，也存在手术修复过程复杂，术后神经再生速度缓慢，再生神经易与周围组织粘连，失神经肌肉萎缩，运动终板退化变性，终末感觉器萎缩消失等问题，这些因素均会制约着损伤神经的功能恢复。因此，周围神经损伤后痊愈的可能性小，致残率高，恢复进程缓慢。周围神经损伤后，在治疗原发病及正确修复神经的基础上，如何延缓失神经肌肉萎缩、运动终板退化变性及终末感觉器萎缩消失，有效促进神经再生并最大限度保持及促进肢体功能的恢复，是目前康复治疗面临的主要问题。

二、病因

临床上周围神经损伤常见原因是机械性损伤，如锐器切割、钝性挤压、骨折或关节脱位导致的神经卡压和（或）牵拉损伤等，偶有化学性损伤和电烧伤。火器伤仅在战乱地区和时期常见。医源性损伤如药物注射、手术误伤、骨折或关节脱位复位术处理不当、难产牵引等原因造成神经牵拉、压迫、切割或药物性损伤。另外还有因代谢、结缔组织病、恶性肿瘤、中毒等也可引起周围神经损伤。

（一）切割伤

切割伤较为常见，多为刀具、玻璃、金属碎片、外科手术器械等利器直接切割神经造成的，神经可单独或与周围组织如肌腱、血管等同时被损伤。这种神经损伤可以是部分的或完全的断裂，创面整齐。常见的受损神经为指神经、正中神经、尺神经、桡神经。

周围神经锐器切割伤，断端整齐，神经近、远断端出血较少，断端之间形成间隙，间隙处因神经胶质细胞的优势增殖会形成神经瘤。部分损伤的周围神经即使断端间隙小，也会出现神经瘤连接，进而挤压或压迫未损伤部分神经，出现残留功能下降的现象，称为神经瘤型不完全损伤。

（二）牵拉伤

牵拉伤多见于臂丛神经损伤。成人臂丛神经损伤多继发于交通事故和机械操作事故等，新生儿臂丛神经损伤常因母亲难产时产钳等器具牵拉而引起。儿童多发的肱骨外上髁骨折后肘外翻，引起的迟发性尺神经麻痹，是尺神经常年被反复牵拉导致的。对神经过度的牵拉力量可引起神经干内的神经束和血管断裂，使神经干内出血，最后瘢痕化愈合，一般为不完全性损害，部分为暂时性功能障碍。严重牵拉可完全撕断神经干或从神经根部撕脱，功能完全丧失，治疗比较困难。

（三）骨折、关节脱位引起的神经损伤

骨折或关节脱位同时伴发的，因暴力牵拉、骨折断端刺伤、关节或骨折碎片压迫引起的急性神经损伤，或者因骨折畸形愈合、增生骨痂慢性压迫、卡压、摩擦等引起迟发性神经损伤，还有因牵引、固定、术后石膏或绷带固定、矫形器佩戴、体位摆放等引起的神经损伤。

骨折引起的神经损伤以神经失用多见，偶有轴突断裂，少见神经断裂，因此预后大多较乐观。关节脱位引起的神经损伤更容易发生轴突断裂或神经断裂。

（四）卡压伤

神经卡压好发于人体某些特殊区域，为慢性压迫性神经损害。如神经肌腱起点处、穿行肌肉处、绕过骨性隆突处或穿行于某些鞘管处，受到机械外力压迫，加上肢体活动导致的局部牵拉与摩擦而致神经损害，产生运动和感觉障碍，如腕管综合征、肘部旋前综合征等。

三、周围神经损伤分类

（一）Seddon 神经损伤分类

1. **神经失用（neurapraxia）** 是神经损伤中最轻的一种，神经受损轻微，如牵拉、压迫、

相邻组织受外力震荡波及等引起神经节段性局部脱髓鞘变化，神经肿胀，神经轴索完整无变性，轴突连续性存在。表现为短暂性神经传导功能障碍，常见症状为运动麻痹合并感觉功能部分丧失，持续几小时到几周不等，在去除病因后，神经功能可在数天或数周后恢复。

2. **轴突断裂**（axonotmesis）　损伤较重，可因暴力牵拉、骨折断端挤压、长时间受压、神经局部循环障碍或药物作用等引起，临床表现为肌肉瘫痪、萎缩，感觉丧失。神经轴突断裂失去连续性会导致远端轴突和髓鞘发生沃勒变性（Wallerian degeneration），而周围结缔组织膜的连续性仍保留，尤其是神经内膜保持完整，可以引导近端再生轴突沿着原来的神经内膜管向远端延伸至终末器官，因此轴突断裂预后可恢复功能，但轴突再生速度较慢，约为 1mm/d，有些免疫抑制剂如他克莫司等可以加速轴突再生速度至 2mm/d。

3. **神经断裂**（neurotmesis）　最严重的神经损伤，是指神经包括其周围结缔组织膜在内已经完全断裂，多见于开放性损伤、暴力牵拉、神经严重缺血坏死、化学性破坏等。神经损伤后，神经干失去连续性，远端发生沃勒变性，神经断端出血、水肿，形成瘢痕，从近端长出的轴突难以跨越，故无法恢复功能，必须做外科手术切除瘢痕，重建神经连续性方能引导再生轴突向远端顺利延伸。再生神经纤维也不能在数量上完全恢复，而且最终神经传导速度减慢，肌肉动作电位波幅减小。

（二）Sunderland 神经损伤分类

Ⅰ度损伤：髓鞘损伤，神经纤维连续性保持完整，无轴突断裂，不出现沃勒变性。主要表现为神经损伤处出现暂时性神经传导功能中断，其功能可于 3～4 周完全恢复，基本等同于神经失用。

Ⅱ度损伤：主要表现为轴突中断，即轴突在损伤处发生坏死，但轴突周围的结构仍保持完整，损伤的轴突远端出现沃勒变性，但神经内膜管的完整性为轴突再生提供了良好的解剖基础，因此出现神经暂时性传导功能障碍，神经支配区感觉消失，肌肉无力、萎缩，基本等同于轴突断裂。

Ⅲ度损伤：其病理特征不仅包括轴突断裂，损伤的神经纤维远段发生沃勒变性，而且神经内膜管遭到部分损伤、不完整；而神经束膜所受影响很少，所以神经束的连续性仍保持完整。由于神经束损伤，神经束内部出血、水肿、血液微循环受损，缺血和神经束内的神经内膜管纤维性变，这些因素都可能成为神经再生的障碍。发生Ⅲ度损伤的神经束，其损伤范围既可以是局限性的，也可以沿着神经束影响到相当长距离。Ⅲ度损伤的神经退行性变化比Ⅱ度损伤更为严重，特别是在神经损伤的近端，通常伴有一些神经轴突缺失，因而减少了神经再生的轴突数量。同时，发生于神经束内的轴突再生，可能出现与末梢器官错接现象。由于神经内膜发生不同程度的纤维化或瘢痕化，影响神经再生和恢复。因此，Ⅲ度损伤的神经虽可自行恢复，但神经纤维数量有所减少，导致功能上并不能完全恢复。

Ⅳ度损伤：神经束遭到严重破坏或发生广泛断裂，神经外膜亦受到破坏，神经束与神经外膜镶嵌在一起，两者无明显分界，但神经干的连续性保持完整。神经损伤处变成以结缔组织替代纤维化条索，施万细胞和再生轴突可以扩展，与纤维组织交织在一起形成神经瘤。损伤神经远端仍发生沃勒变性。Ⅳ度损伤的神经束破坏程度比Ⅲ度损伤更为严重，再生轴突在数量上大为减少，再生轴突在神经束内可以自由进入束的间隙，以致许多再生轴突缺失或停止生长，同时也增加了再生轴突误入另一个神经内膜管的机会。由于神经广泛损伤，瘢痕化程度更为严重和广泛，导致更多再生轴突受阻，或走上"迷路"。结果只有很少的轴突能到达神经末梢区域，形成有用的连接。Ⅳ度损伤的神经因神经束广泛受累，其支配区的运动和感觉、交感神经功能基本丧失往往需要手术切除瘢痕，进行神经修复。

Ⅴ度损伤：整个神经干完全断裂，断裂两端完全分离，或仅以细小的纤维化组织形成瘢痕条索相连。其结果是损伤神经所支配的肌肉、感觉神经和交感神经功能完全丧失。

四、病理和病理生理

（一）神经细胞

神经细胞常称为神经元，是有突起的细胞，含细胞核和丰富的细胞器，具有旺盛的生物合成功能，是神经细胞的营养中心。突起由胞体发出，分为树突和轴突。绝大多数神经元有一个轴突，长短不等，分支少，最长达 1m 以上。神经元彼此间形成功能性的接触，称为突触，突触是神经元间传递信息的重要结构。神经元胞体，聚集在脑和脊髓的灰质和神经核团、神经节和神经丛内。神经元的轴突和长树突称为神经纤维，在脑和脊髓组成白质，在周围则组成神经干。神经细胞按细胞数目可分为假单极神经元、双极神经元、多极神经元；按轴突长短分为长轴突的高尔基Ⅰ型神经元和短轴突的高尔基Ⅱ型神经元；按神经元功能分为感觉（均为双极和假单极神经元）、运动（大多是多极神经元）及中间神经元（多为多极神经元）；按神经元所含递质分为胺能、胆碱能及肽能神经元。

周围神经损伤后 48 小时内，由于逆向作用可产生细胞体的变化，包括尼氏体分解，染色体溶解等。15 ～ 20 天，分解达高峰。小部分细胞在分解过程中死亡，其余大部分修复，一般至 80 小时后可恢复其原来的状态。损伤区越接近细胞体，则细胞体分解死亡越多，细胞体死亡后，神经纤维则无法再生。因此，受伤部位越接近脊髓，则其恢复希望越小。

（二）神经纤维

神经纤维是指神经元的轴突和树突。在周围神经系统，神经纤维集合成脑神经、脊神经和自主神经，它们是由中枢神经系或神经节发出的、粗细不等的神经干。神经纤维分传入纤维和传出纤维，前者向中枢神经系传递刺激信息，后者传送中枢神经系的神经冲动到身体各部的肌肉细胞和腺细胞。周围神经中的神经纤维，外包施万细胞和薄层结缔组织。根据神经纤维有无髓鞘，可分为有髓神经纤维和无髓神经纤维。

神经损伤后，迅速发生形态学改变，损伤区远端的神经纤维 24 ～ 48 小时后即发生变性，3 天后完全丧失传导功能，轴突自然分解，细胞质逐渐消失，最后变成空管。髓鞘分裂，呈脂肪变性，最后消失。神经膜细胞（施万细胞）也同时发生核分裂。上述变化称为沃勒变性或神经纤维脂肪变性，此变化在纤维切断后 3 周内完成，因此，在 3 周末进行电诊断检查，将得到确定的阳性结果。损伤区近端也发生变性，但变化只局限在断端附近微小范围内（约 2 mm 处）。大约 6 天后，即有细小的神经元纤维自该处增生。远侧断端能分泌释放媒介物质（扩散因子），引导近端再生神经纤维定向生长。在适宜情况下，其中一部分即沿施万细胞长入神经膜管中。再生轴芽越过损伤区或缝合区，约需 4 周。传导功能恢复需等到新生纤维到达其支配的器官，再经过一个生长成熟期（完成神经纤维的髓鞘化）才会完成，也约需 4 周。

（三）神经末梢

周围神经分布于全身，其神经纤维末端分支终止于上皮、结缔组织和肌肉，感受各种刺激或调控器官和细胞的功能，称为神经末梢。脊神经节和某些脑神经节神经元的末梢感受刺激，传入大脑皮质产生感觉，称为感觉神经末梢。脑干的某些核团和脊髓前角的运动神经元的末梢分布到骨骼肌，自主神经节神经元的末梢分布到平滑肌、心肌和腺体，支配其活动，称为运动神经末梢。感受刺激的不仅有感觉神经末梢，还有结构繁简不等的结构和器官，两者合称感受器。感受器可按不同的标准分类。按感受刺激的来源，分为外感受器、内感受器和本体感受器；按感受刺激的性质，分为机械、温度、光、化学、渗透压及伤害性感受器；按感觉末梢的形态，分为游离神经末梢和有被囊的神经末梢。

周围神经损伤后运动末梢 3 个月内无明显变化，3 个月后渐成不规则形状，以后逐渐消失。感觉末梢如感觉小体亦会萎缩，若萎缩严重，将影响功能恢复。如神经在 3 年内未能恢复，则肌纤维和感觉末梢最后被纤维组织所代替，此时即使神经再生，功能也难以恢复。

（张文通）

第二节　临床表现与功能障碍

一、临床表现

周围神经损伤常伴有多种合并症和并发症，如骨折、血管损伤、肌肉撕裂、软组织破坏、内脏器官损害、脑外伤、感染等，临床上还出现神经支配区不同程度的肌肉麻痹、感觉障碍和自主神经系统功能紊乱，同时常伴有肢体肿胀、心理等问题。

二、功能障碍

（一）主动运动障碍

主动运动障碍表现为受损神经所支配的肌肉主动运动消失，呈弛缓性瘫痪，肌张力降低或消失，肌肉萎缩，深浅反射减弱或消失，后期出现关节挛缩和畸形。由于肌肉失神经麻痹，运动功能障碍，与功能正常的拮抗肌共同作用会导致肢体或关节呈现特有畸形。如桡神经损伤后，因伸腕、伸指和伸拇肌肉麻痹，而手部受正常的屈腕、屈指和屈拇肌肉的牵拉，使手呈现典型的垂腕和垂指畸形。腕部尺神经损伤后，它所支配的小鱼际肌、第三与第四蚓状肌和所有骨间肌发生麻痹，伸腕伸指运动时，环指和小指的掌指关节过伸、指间关节屈曲无法伸直，呈现典型的爪形手畸形。胫神经损伤后由于小腿后侧肌群无力，足在小腿前外侧肌群的过度牵拉下呈现背屈和外翻，表现为"钩状足"畸形。

（二）感觉障碍

损伤神经支配区域的感觉功能因神经损伤的部位和程度不同而表现不同，如局部感觉减退、感觉消失、麻木、刺痛、灼痛、感觉过敏或实体感消失等。由于各皮肤感觉神经有重叠分布，所以部分分布区的皮肤感觉并不是完全丧失。正中神经损伤，开始时为桡侧三个半手指，即拇指、示指、中指和环指桡侧有明显感觉障碍，后来仅有示指和中指末节的感觉完全丧失。尺神经损伤后，开始是小指和环指尺侧感觉发生障碍，随着神经功能的修复，只有小指远端两节感觉完全丧失。胫神经受损后期主要表现为小腿后侧与足底感觉障碍。腓总神经受损后期主要表现为小腿前外侧与足背感觉障碍。

（三）自主神经功能障碍

周围神经除了负责运动和感觉功能外，还负责交感神经功能，交感神经负责血管舒缩、泌汗、竖毛肌运动及皮肤营养等功能。周围神经损伤早期，其交感神经功能发生障碍，支配区域血管扩张，汗腺停止分泌，皮肤温度升高、潮红或干燥。2周后，血管发生收缩，皮温降低，皮肤变得苍白。后期营养性变化有皮肤变薄、皮纹变浅、光滑发亮，指甲增厚并出现纵形的峪、弯曲和变脆，指（趾）腹变扁，由于皮脂分泌减少，皮肤干燥、粗糙，有时皮肤可出现瘢痕或溃疡。骨骼可发生骨质疏松，幼年患者神经损伤侧肢体可出现生长迟缓。

（四）心理问题

心理问题主要表现有急躁、焦虑、忧郁、躁狂等。担心神经损伤后不能恢复，承受不了长期就诊医疗费用，或者无法承担家庭或工作等社会责任。负面心理常影响患者与他人的正常交往，严重时可导致家庭和工作等方面的问题。

（五）合并症引发的功能障碍

1. **肿胀** 周围神经损伤后肢体肿胀的原因往往是伤及血管周围的交感神经，血管张力丧失；肌肉瘫痪，"肌肉泵"的作用消失，肌肉对内部及附近血管的交替挤压与放松停止，静脉与淋巴回流受阻；广泛瘢痕形成及挛缩，压迫静脉血管及淋巴管等。长期严重的肿胀会加重关节挛缩和组织粘连。

2. **挛缩** 周围神经损伤后由于肿胀、疼痛、不良肢位、受累肌与拮抗肌之间失去平衡等因素的影响，常易出现肌肉、肌腱挛缩。其结果会导致关节活动范围严重减小，关节畸形，妨碍运动。

3. **继发性外伤** 周围神经损伤后患者常有受损神经分布区感觉障碍和受损神经所支配的肌肉运动功能障碍，无疼痛保护机制，无力躲避外界刺激，其结果是造成新的创伤，且难以愈合。

第三节　康复评定

针对损伤的外周神经，通过详细的病史采集和体格检查，尽可能详尽地明确损伤部位、性质、运动、感觉、反射、自主神经等功能情况，初步判断神经受损的部位和程度。周围神经损伤早期评估结果比较对随后的处理方案选择有非常重要的意义，既可影响早期手术处理方案的选择，也会影响后期康复治疗计划的制订与修改。以下几种情况需要非常注意：①合并肌肉损伤时，需要详尽询问病史并进行细致的体格检查，甚至精密仪器检查才能明确判断是否合并有肌肉损伤；②早期神经探查及修复手术的选择需要依赖对神经损伤程度正确的判断，如单纯性臂丛神经上干完全损伤很容易被误诊为全臂丛的不完全性损伤，一旦误诊就可能错过最佳时机；③臂丛神经损伤常伴有颅脑损伤、脊椎脊髓或肢体骨折，也可伴有血管或其他神经损伤。对于复杂的损伤，诊断有困难或病情经常变化，必要时要借助肌电图、MRI 等以进一步检查,早期治疗方案和康复预案也应该及时调整。同时,我们还应对患者的心理、文化、职业、经济等状况进行详细了解,做出合理的预后判断、确定康复目标、制订和优化康复计划、评价康复效果等。

一、运动功能评估

运动功能检查主要对神经损伤部位以下肌肉功能和相邻关节功能及形态等进行评估,以便了解患者受累肢体整体功能状况。主要评估内容如下。

(一)观察畸形、肌肉萎缩、肿胀的程度及范围

外周神经损伤术后固定或制动时间过长,会引起失神经肌肉萎缩、力量严重不足等,也还会引起相关关节挛缩畸形或松弛畸形。肌肉萎缩是外周神经损伤最为常见的继发性问题,但肿胀会掩盖这一现象而导致医务人员和患者忽略这一问题,长期肿胀还会引起正常肌肉功能的下降,检查时需要仔细甄别,必要时用尺测量或容积仪测量受累肢体的围度并与对侧肢体进行对比。

(二)肌力和关节活动范围测定

目前,徒手肌力评定方法(MMT)仍然被常规用来评估肌力情况。检查应详细检查并记录受损部位每块肌肉的肌力情况。对一些较大的受累肌肉可以使用等速肌力测试仪器进行测量。在神经恢复的不同阶段观察肌力和感觉的变化,以便更好地进行肌力训练并掌握康复治疗进程。对于高位桡神经损伤患者,应该及时准确地了解肱桡肌和桡侧腕伸肌的肌力改变情况;对于腕部尺神经损伤,注意观察小鱼际肌的肌力改变。当然,肌肉的运动速度、肌张力、耐力等也需要进行评估。在检查肌力时,注意关节各肌肉运动功能之间的协同或重叠,需要注意仔细触摸关键肌腹的收缩和肌腱的滑动情况,以避免出现一些假象。在评估关节活动范围时应注意主、被动活动范围的比较。

(三)运动功能恢复情况评定

英国医学研究院(BMRC)神经外伤学会将神经损伤的运动功能恢复情况分为六级(表5-3-1),简单明了,是评定运动功能恢复情况最常用的方法。

表 5-3-1　运动功能恢复等级评估标准

恢复等级	评定标准
0 级(M0)	肌肉无收缩
1 级(M1)	近端肌肉可见收缩
2 级(M2)	近、远端肌肉均可见收缩
3 级(M3)	所有重要肌肉能抗阻力收缩
4 级(M4)	能进行所有运动,包括独立的或协同的运动
5 级(M5)	完全正常

(四)手和上肢功能评估

上肢周围神经损伤时,针对患者上肢肢体功能的评估非常重要,常用的简易上肢功能评定(SHEF)有较高的信度和效度,该方法由日本神户医学部开发使用。简易上肢功能

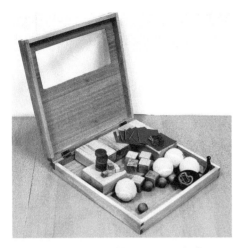

图 5-3-1　上肢简易功能评定箱

评定设备是一个上肢简易功能评定箱（图 5-3-1），大小约为 42cm×42cm×10cm，由大、中、小立方体木块；大、中、小圆球；小钢珠；小圆木棍、小圆铁片；小胶片；秒表等组成。该评估共 10 个检查项目，包括按要求分别把木块、圆球从打开的折叠箱的一端拿到另一端；按照要求把放在箱子某个固定位置上的木棍拿起插到箱子边上的孔上，翻转小圆铁片和小胶片等。每个项目分别进行计时，根据所花时间和完成情况得分，每项最高分为 10 分，最低分为 1 分，总分满分为 100 分。各年龄段的正常值（表 5-3-2）因不同年龄段的正常值不同，结果评估用恢复率（实际得分 / 正常分）来表示。

表 5-3-2　简易上肢功能评定各年龄段的正常值

年龄（岁）	正常分	满分
15 ~ 39	100	100
40 ~ 49	99	100
50 ~ 59	98	100
60 ~ 69	94	100
70 ~ 79	90	100

类似的上肢功能评估还有 Carroll 上肢功能评估表，在国际临床上广泛应用，也有相当高的信度和效度。该检查包括抓 4 个不同规格的木块（4 个动作），握 2 个规格的铁管（2 个动作），侧捏木片（1 个动作），分别用示指、中指、环指、小指配合拇指捏 4 种钢珠（16 个动作），把小钢圈套进铁柱，把熨斗放到高处搁板上，将水瓶的水倒进玻璃杯，再将玻璃杯的水通过前臂旋后动作倒入另一个杯子中，把手放到嘴上、头顶、头后（3 个动作），写名字等 33 个动作。每项顺利完成 3 分（写名字 4 分），时间延长或不顺利得 2 分，部分完成 1 分，不能完成 0 分。

另外还有 Moberg 拾物试验，要求分别测量健手、患手睁眼状态和患手闭目状态下完成捡起 16 项日常生活用品的时间和效率，也是一种测试移动的两点辨别觉及触觉感悟的方法。Jebsen 手功能评估系统测量患者按照要求完成 7 项日常生活动作的时间。

二、感觉功能评估

不同感觉神经有其特定的支配区，但也常有交叉支配现象。所以，神经受损后，感觉消失区往往较实际支配区小，且边缘有一感觉减退区。感觉功能的测定，除了常见的用棉花或大头针测定触觉和痛觉刺激外，还可做温度觉试验，Von Frey 单丝压觉试验，Weber

二点辨别觉试验，手指皮肤皱褶试验，皮肤定位觉、皮肤图形辨别觉、实体觉、运动觉和
位置觉试验，Tinel 征检查等。常规感觉评估包括皮肤触压觉、冷热觉和皮肤出汗（自主
神经功能）情况 4 个方面。临床上通过观察皮肤的干燥程度及用手触摸患者肢体局部皮肤
的湿润程度，了解皮肤的出汗情况，对皮肤感觉的初步判定极为方便。皮肤的触觉较为模糊，
与神经恢复程度关系不大。对皮肤的精细感觉检查，可通过患者的一些动作来判断，如扣
纽扣、非直视下触摸物体并说出物体形状、大小及质地。对于手指感觉评估，两点辨别觉
（2PD）检查最为重要，是目前较为灵敏且确定的方法，其结果同神经的功能恢复呈较大
的相关性。保护性感觉对预防在日常生活中的烧伤、烫伤或锐物伤具有重要的意义，也越
来越受到重视。对于陈旧性神经损伤，如早期未得到良好的修复或治疗效果不佳，时间超
过 1 年，目前仍然倾向于再次手术修复以便恢复其保护性感觉。

　　对受累肢体感觉功能情况检查临床上常用英国医学研究会 1954 年提出的感觉功能评
估标准，简便实用，得到广泛应用（表 5-3-3）。

表 5-3-3　感觉功能恢复等级评估标准

恢复等级	评定标准
0 级（S0）	感觉无恢复
1 级（S1）	支配区深感觉恢复
2 级（S2）	支配区浅感觉和触觉部分恢复，可伴感觉过敏
3 级（S3）	支配区痛觉和触觉恢复，且感觉过敏消失
4 级（S4）	感觉达到 S3 水平外，两点辨别觉部分恢复
5 级（S5）	完全正常，两点辨别觉＜ 6mm

　　不少学者也采用 Loma Linda 大学制定的感觉评估表，其以两点辨别觉为主要依据，
将皮肤的感觉分为 6 级，每一级采用一种颜色来标明（表 5-3-4）。

表 5-3-4　感觉分级表（Loma Linda 大学）

程度	判断标准	颜色
正常	两点辨别觉＜ 6mm	空白
一般	7 ～ 10mm 的两点辨别觉	蓝色
差	11 ～ 15mm 的两点辨别觉	绿色
保护性感觉	区别锐性和钝性损伤	黄色
严重缺损	缺乏持久触压觉的应答	橙色
缺如	完全无感觉	红色
	截肢	黑色

在应用表 5-3-4 进行评估时，首先应该检查患者是否存在感觉过敏，如果存在感觉过敏，患者对刺激过度应答，则评估可能不可靠。采用此表格每月检查患者的感觉并记录 1 次，6 个月为 1 个观察期。

（一）触觉检查

触觉检查时患者闭目，检查者用棉签或软毛笔轻触患者皮肤（图 5-3-2），让患者回答有无轻痒感。测试时注意两侧对称部位的比较，刺激动作要轻，刺激频率较小。检查四肢时，刺激走向应与长轴平行，检查胸腹部的方向应与肋骨平行。检查顺序为面部、颈部、上肢、躯干、下肢。

（二）单丝试验

对神经损伤的患者，为了更加仔细查明神经损伤程度和术后恢复情况，还需要用单丝皮肤阈值测验（即单丝试验）进行检查。做单丝试验时嘱患者闭上双眼，选用不同直径的单丝垂直触到皮肤，然后轻轻施加力量使单丝出现弯曲，持续 1 ～ 1.5 秒，使患者回答是否能感知单丝刺激，如果为否，可以重复一次，若两次都不能感觉到单丝刺激，则判断为该点检查阳性。单丝实验能够测出皮肤对不同压力的反应和敏感程度，区分不同压力之间的差别，检查患者皮肤感知觉能力。

（三）痛觉检查

痛觉检查通常用大头针的针尖以均匀的力量轻刺以刺激患者皮肤（图 5-3-3），让患者立即陈述具体的部位及感觉。对痛觉麻木的患者，检查要从障碍部位向正常部位逐步移行；而对痛觉过敏者，要从正常部位向障碍部位移行。为了避免主观或暗示作用，患者应闭目接受测试。测试时注意两侧对称部位的比较。有痛觉差异时，要详细记录障碍的类型、部位和范围。

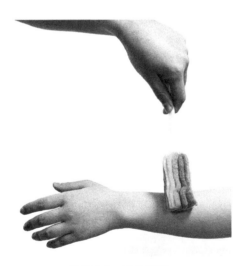

图 5-3-2　触觉检查

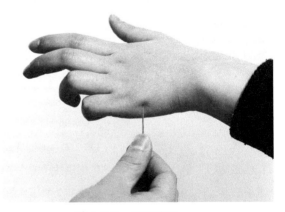

图 5-3-3　痛觉检查

（四）温度觉检查

正常人能明确辨别冷热感觉。用盛有热水（40 ～ 45℃）及冷水（5 ～ 10℃）的试管测试，在患者闭目的情况下冷热交替接触患者的皮肤（图 5-3-4），让患者回答自己的感受（冷或热）。选用的试管直径要小，管底面积与皮肤接触面不要过大，接触时间以 2 ～ 3 秒为宜。检查时应注意两侧对称部位的比较。

（五）振动觉测定

音叉是最常用的振动觉测试工具，尤其是 256Hz 的音叉。在振动觉检查时拨动音叉，把音叉的双头轻轻地放在患者受检部位，如小指末节。在检查过程中主要了解 3 个方面的情况，第一，要清楚受检者能否感觉到振动，如果回答是肯定的，则要了解是在什么部位得到这种感觉的，即感觉的定位问题。第二，因为音叉的振动可以沿组织传导，当音叉安放在神经损伤部位时，若离其不远处的皮肤感觉神经未受损，则也能感受到刺激，所以定位很重要。第三，是与对侧肢体的同一部位相比较有无不一样。上述检查方法为一种定性检查方法。更为精确的测试工具是测振器（vibrometer），可以在固定频率、固定振动强度下进行测定，还可进行振动觉阈的定量检查。

（六）两点辨别觉测试

两点辨别觉测试提供了感觉恢复的定量测试方法，有助于检测皮肤神经支配区和失神经支配区域分布。该检查有两种方法。一种是较简单的皮肤感觉定位觉检查，检查时令受检者闭目，用手轻触其皮肤，让其用手指出被触及的部位，正常误差手部 < 3.5mm，躯干 < 1cm。另一种是较为精确的两点辨别觉测试，检查时令受检者闭目，采用心电图测径器或两点触觉测量器（图 5-3-5）沿所检查区域长轴刺激两点皮肤，两点的压力要一致，受检者回答感觉到"一点"或"两点"。若受检者两点感觉正确，再缩小两点的距离，直到受检者感觉为一点时停止，测出此时两点间的距离。远端手指辨别觉两点的正常距离是 2 ～ 4mm，两点辨别觉大于 5mm 表示触觉功能丧失（感觉缺失）。人体不同部位的两点辨别距离不同。

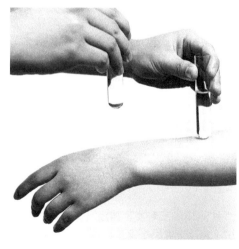

图 5-3-4　温度觉检查

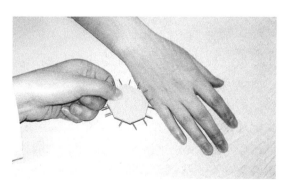

图 5-3-5　两点辨别觉检查

（七）皱纹测试

失神经支配的手指在浸入热水后不像正常手指那样发生皮肤皱缩现象，皱纹测试是将患者双手浸泡在42.2℃的清水中20～30分钟,直到健手出现皱纹。此时,擦干患手,按0～3度分级、照相。0度表示缺乏皱纹，3度表示正常皱纹。皱纹测试为周围神经损伤的神经支配恢复情况提供一项客观的测试方法。引起皱纹的生理机制还不清楚。但此测试有助于确定感觉再生的速度，能提供失神经控制的记录图形。

（八）Tinel 征

Tinel 征即神经干叩击试验，是检查周围神经再生的一种简单有效的方法。周围神经损伤后，神经近端再生的纤维无髓鞘，对外界的叩击可诱发其分布区域疼痛、放射痛和过电感或麻刺感等过敏现象，沿修复的神经干叩击，到达神经轴突再生前缘时患者即有上述感觉，这称为 Tinel 征阳性。一般在神经损伤或修复术后6周起轻叩该部位可引出这种麻刺感。检查时先标出神经损伤或修复的位置，从远端起向近端沿神经走行路径轻轻叩击直到出现麻刺感（也可以从近端起向远端叩击），观察出现阳性的点是否随时间的推移而不断地向远端移动。若神经修复术后2～3个月,仍然只在神经受损处出现叩击痛,显示局部假性神经瘤形成，或者神经纤维仍未通过吻合口或无明显神经再生的倾向。定期重复此检查，可了解神经再生的部位和速度。但神经轴突通过吻合口的数量却不能从此检查中得到结果。

（九）自主神经功能检查

自主神经功能检查常用发汗试验，包括 Minor 淀粉 - 碘试验、茚三酮试验等。汗液分泌与交感神经功能有关,当交感神经受损时,在其支配体表区域内少汗或无汗。Minor 淀粉 - 碘试验采用碘与淀粉在汗液作用下呈蓝色反应的原理，根据蓝色的深浅了解出汗障碍的区域及其程度，间接了解皮肤交感神经分布的功能状态。茚三酮试验的原理是皮肤汗液中的氨基酸与茚三酮的水合作物作用，氨基酸氧化成醛、氨和二氧化碳，而茚三酮被还原成仲醇，与所氧化成的氨及另一分子茚三酮缩合生成有蓝紫色的化合物。检查时让受试者指尖按在纸上，然后在纸上喷涂茚三酮，观察是否显色。

三、神经电生理学评定

对周围神经损伤，电生理学检查具有重要的诊断和功能评定价值。常用的方法有以下几种。

（一）强度 - 时间曲线检查

这是一种神经肌肉兴奋性的电诊断方法。通过时值测定、曲线描记和适应比值等指标判断肌肉为完全失神经支配、部分失神经支配还是正常神经支配，它可对神经损伤程度、恢复程度、损伤的部位、病因进行判断，对康复治疗有指导意义。正常、部分失神经和完全失神经支配的 *I/t* 曲线形状（图 5-3-6）。

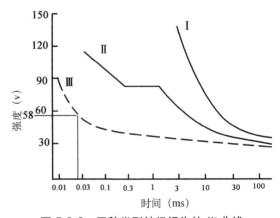

图 5-3-6　三种类型神经损伤的 *I/t* 曲线

Ⅰ.完全失神经曲线；Ⅱ.部分失神经曲线（有弯折）；Ⅲ.正常曲线

（二）肌电图检查

在肌肉获得神经支配的早期，往往看不到明显的肌肉收缩或肢体运动，可用肌电图来测定。肌电图一般可比肉眼或手法检查早 1 ～ 2 个月发现肌肉重新获得神经支配。通过针极肌电图检查，可判断神经受损的程度是神经失用或轴突断离或神经断离。通过纤颤电位、正锐波数量减少、出现多相新生电位、恢复运动相甚至干扰相可判断神经再生。

（三）神经传导速度测定

神经传导速度测定对周围神经病损系统是最为有效的检查方法，神经传导速度测定可以确定传导速度、动作电位幅度和末端潜伏期等，既可用于感觉神经检查，也可用于运动神经功能检查，以确定受损部位。正常情况下，四肢周围神经的传导速度一般为 40 ～ 70m/s。神经损伤时，传导速度减慢。神经完全断裂时，神经传导速度为 0。神经传导速度测定，对检查损伤以外的神经功能状况具有极为重要的价值。

（四）体感诱发电位（SEP）检查

体感诱发电位是刺激从周围神经上行至脊髓、脑干和大脑皮质感觉区时在体表记录的电位，具有灵敏度高、可对病变进行评估、可对传导通路进行定位测定、重复性好等优点。对常规肌电图难以查出的病变，体感诱发电位很容易做出诊断，常用于周围神经靠近中枢部位的根性损伤、在重度神经病变、神经吻合术后传导功能的测定等。

四、周围神经损伤的预后

上述介绍的一些常规诊断技术虽然设备技术并不复杂，但确能较好地帮助评估预后。直流感应电诊断和强度 - 时间曲线检查时呈正常反应、正常曲线者，病损为神经失用症，多在 3 个月内恢复；如为部分变性、呈部分失神经曲线，多为轴索断裂，病程恢复一般在 3 ～ 6 个月或更长，视轴索断裂的部位高低而定；如检查结果为完全变性反应，呈完全性失神经曲线，则多为神经断裂或严重的轴索断裂，恢复多在 6 个月以上甚至不能恢复；如常规电诊断检查结果呈绝对变性反应，表明神经及其支配的肌肉已完全丧失功能，恢复无望，手术也无能为力。为了确诊，应在 1 个月内重复检查 2 ～ 3 次，以免因误差而造成误判，延误病情。

五、其他评估方法

损伤的外周神经恢复过程中，各种神经功能会相继恢复，用不同的外在表现或功能情况也可以作为神经功能评估的方法，同时也是严密观察神经功能恢复进度的最佳指标。

1. 皮肤表现　随着水肿消退，侧支血管再生，循环系统逐渐恢复正常，皮肤的颜色和质地会有所改善。

2. 出现原始的保护性感觉　即对疼痛、温度、压力和触碰的总认识。

3. 麻刺感和过电感（Tinel 征）　沿着损伤神经由远及近地叩击，以探查神经恢复情况。如果患者麻刺感逐渐向远端延伸，表示神经在不断修复；如果麻刺感始终停留在损伤部位，或者叩击时出现强烈的不适感，则表示神经没有向远端延伸修复或有神经瘤形成。

4. 泌汗　随着副交感神经功能改善，汗腺分泌功能亦会逐渐恢复。

5. **辨别觉** 更多精细感觉，如识别和定位触觉、本体感觉、立体觉、肌肉运动觉及两点辨别觉等会不断恢复。

6. **肌肉张力** 随着神经再生至肌肉组织的运动终板，肌肉的低张力程度减轻，肌肉紧张度有所提高。

7. **随意运动功能和保护姿态** 神经损伤后，患者肌张力低下，常见肢体保护姿态，损伤部位无明显随意运动；随着吻合神经修复，肌肉功能逐渐恢复，患者可出现少量的随意运动，保护姿态也逐渐改善。

第四节 康复治疗

一、治疗目标

临床康复的目标是防治并发症与合并症，促进神经再生，保持肌肉质量和关节活动度等待神经再支配，促进运动功能与感觉功能的恢复，最终改善患者的日常生活活动能力和工作能力。

康复治疗应尽早开始，并根据疾病的不同时期或不同手术方式进行相应的处理。

（一）Ⅰ期（伤后 0～3 周）

康复的主要目标和作用是消炎、消肿、镇痛，促进损伤神经愈合，保护修复的神经组织，可行物理因子治疗如超短波、微波、紫外线、红外线和冷敷等，功能位矫形器固定限制关节活动，防止意外被动运动牵拉而引起神经缝合处的断裂。炎症期间选择高蛋白饮食和复合维生素 B 治疗。注意：神经修复术后 3 周内运动疗法相对禁忌，只可在缩短位区间内进行小范围的被动活动，可有效预防神经粘连。

（二）Ⅱ期（伤后 4～6 周）

康复目的是预防粘连、挛缩和继发畸形，提高神经的抗张力，改善感觉功能。3 周后可减少关节制动，每天数次的关节被动运动可以预防神经与周围组织的粘连，但需严格控制被动活动范围，不可造成对受损神经的牵拉。音频电疗、超声波、蜡疗等可以软化瘢痕，松解粘连。按摩和压力治疗可降低皮肤及皮下组织、神经及神经瘤的粘连机会，减轻水肿。神经损伤术后感觉再训练是非常重要的，对神经功能改善和患肢保护有非常重要的意义。注意：患肢疼痛、伤口未愈或肿胀、过敏者需先查明原因，先去除诱因并进行感觉脱敏，后进行感觉训练。

（三）Ⅲ期（6 周以后）

康复目的是矫正畸形，增加关节活动范围、肌力、手的灵活性和协调性，提高感觉灵敏性，恢复手功能，提高生活质量。继续增加关节活动范围和提高肌力训练，系统地进行感觉再训练及功能性训练等治疗，必要时佩戴矫形器或辅助器具等，最大程度地恢复患者日常生活活动能力及职业能力，使患者早日回归家庭和社会，重返工作岗位。

二、物理治疗

（一）患者的健康教育

患者因周围神经损伤入院行神经探查和修复手术处理前，就应该早期进行健康教育。使患者及时了解神经损伤的严重性和神经功能恢复的长期性，以及术后康复评估和康复治疗介入的重要性。很多患者在术后很长时间不能活动，但仍旧不知回院进行复诊，待到去除石膏或固定物，甚至数月后才发现肢体功能严重障碍，所以康复治疗介入越早越好。康复教育可使患者对疾病的认识有一个较为清晰的概念，早期应该对患者进行指导教育，让患者了解康复治疗早期介入的必要性。

由于神经损伤所致皮肤感觉丧失，特别是正中神经、尺神经、胫神经损伤，易导致肢体重要部位的皮肤烫伤、刺伤或割裂伤。因此，要指导患者如何保护肢体避免此类损伤，在日常生活中尽量避免使用锅铲、避免靠近尖锐锋利物品和器具，谨慎使用热水和炉火等；对吸烟者，强调注意不可用感觉缺失部位捏香烟；尽量穿舒适的鞋子，注意单脚负重时间不能过长，以防足后跟的压伤（压疮）等。对于石膏固定的患者，需要经常检查固定部位的皮肤有无压疮，石膏外固定可使神经吻合口处于无张力位，以便神经较好愈合，一般外固定需要 3 周。如有部分神经缺损，常常需要轻度关节屈曲位固定以降低神经吻合口的张力，这时外固定的时间也需要相对延长。

另外，还需要注意预防关节的僵硬。保持和恢复关节活动度对神经再生后运动功能恢复有相当重要的意义。周围神经损伤后，应尽早进行主动和被动运动，牵伸关节周围的纤维组织，防止其发生挛缩、活动障碍及畸形。如一组拮抗肌瘫痪程度不一时，可造成明显的肌肉萎缩和肌力失衡，久之可造成关节畸形。对于这种情况，应该及早使用矫形器保护瘫痪的肌肉，使之不被过分牵拉。已经发生挛缩或畸形的关节，则应该进行牵伸和关节松动术或利用矫形器进行矫正。但应该避免使受损神经，特别是手术修复后的神经受到过分牵拉，承受过大的张力而影响愈合。外固定的范围需根据患者的不同损伤情况进行选择，长期固定也可导致关节僵硬。外固定拆除后，指导患者逐渐改善关节僵硬。

（二）感觉过敏的处理

神经再生过程会出现皮肤的感觉异常或过敏，这是由于再生的神经末梢暂时不成熟，敏感度增高，很容易受到刺激所致。患者往往抱怨触物感到明显的疼痛，此种现象需要引起医务人员的注意和重视。对触物感痛，我们应该采用恰当的脱敏方法帮助患者学习抑制不适感，让大脑逐渐形成抑制不适感觉的信号，而可集中感受有用的感觉信息。脱敏技术有各种不同的方法，如水疗、按摩、振动器等，都必须坚持刺激从弱到强、从小到大循序渐进的原则。

脱敏治疗包括两个教育措施：一是指导患者如何保护和使用敏感区域，告诉患者这种敏感是神经再生过程中必然经过的过程和现象。待神经断端修复后，敏感区不适感会自然减退和消失，减轻患者的恐惧心理。二是在敏感区逐渐增加刺激，可先用较弱刺激的媒介接触，待患者感觉刺激度能较好忍受后再换用不同的刺激方式或物品刺激。如可以采用震动、按摩、渐进加压、叩击、浸温水或冰水或漩涡浴等，患者可以忍受后即可选用不同质

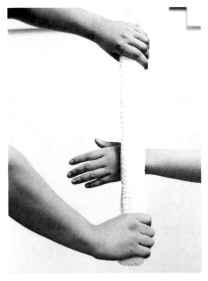

图 5-4-1　感觉脱敏训练

地不同材料的物品如棉球、棉布、毛巾（图 5-4-1）、毛刷、米粒、细沙、沙粒等刺激，刺激强度可以逐渐加大，使之产生适应和耐受力。也可使用经皮神经电刺激疗法、超声波疗法等，如剧烈疼痛可注射乙醇、维生素 B_{12} 和苯酚等。

（三）感觉再训练

感觉恢复的不完全性一方面表现在轴索不完全再生或没有沿正确方向长入；另一方面是感觉冲动不能经过再生的神经轴索完全正确传入至中枢神经。因此对神经损伤患者，感觉再教育是必要的，目的是使大脑皮质重新学会针对新的感觉传入冲动做出正确恰当的认识和应答。感觉再训练是患者在神经修复后，通过注意、生物反馈、综合训练和回忆来提高其感觉认知能力的训练。这种训练不是简单的感觉感受器功能的恢复，而是包括大脑对末端感受器感受刺激进行再学习和再认知的过程，使大脑重新理解这些改变的信号。感觉再学习强调康复治疗与神经再生的时间的紧密结合。当轻触觉有所恢复、有保护性感觉（深压觉和针刺觉）和触觉恢复，或 30Hz 震动觉恢复时，即可开始进行感觉再训练。但对神经损伤部位靠近肢体近端时可较早进行感觉训练，如桡神经于肱骨干处损伤若按照上面的原则需要等较长时间，建议提早进行感觉再训练，可在伤后 3 周即开始。

感觉再训练分为早期感觉再训练和后期感觉再训练两个阶段。感觉再训练的重点是根据神经恢复进程给予刺激，如触觉定位、移动性触觉、持续触觉、持续压力、震动和通过质地、形状等识别物体的触觉来训练。要求患者每天多次进行训练，先用健侧，后用患侧；先睁眼，后闭眼的顺序进行。感觉再训练需借助并通过视觉、听觉和其他感觉方式等信息接收途径进行。

早期感觉再训练的目的是让患者鉴别持续触觉和动态触觉的不同，改善和矫正感觉定位功能。当患者出现动态和持续触觉感觉但无两点辨别觉或 30Hz 震动觉时，即可开始进行早期感觉再训练。早期再训练主要针对移动性触觉、持续性触觉、压觉和触觉定位，嘱患者说出动态和持续触觉的不同，也即学会正确区分慢性和快性适应感觉纤维受体系统功能之间的区别。①移动性触觉：可用铅笔、橡皮或指尖在治疗区域上下移动，嘱咐患者观察刺激，闭眼，将注意力集中在刺激上，仔细感受，然后睁眼证实继续发生的动作，并口述感觉到的一系列活动，如"我觉得有一条皮毛擦过我的手腕前面"，以加强印象。如果患者主观认识到的感觉和事实有差异，需要患者多次反复感受刺激并强化在睁眼状态下重复之前的动作，以强化正确的感觉认知。②持续性触压觉：用铅笔、橡皮、小木块或小铁棍等压在手指或手掌的某个地方，产生持续触压觉（图 5-4-2）。训练程序和方法同移动性触觉。③触觉定位：患者闭眼，碰触患者肢体不同位置，要求患者用手指出所触碰部位（图 5-4-3）。如患者出现错误，则可直接注视碰触部位，并要求患者叙述碰触部位的感觉，然后再次重复以上动作。开始时位置距离变化宜大，可根据患者的正确率逐渐缩短变化距离，但一般不小于 7mm 间距。使用软胶棒压在患者掌心，嘱患者注意压点位置，以视觉协助判断位置，然后闭眼感受压点处的感觉，并反复训练。④触觉的灵敏性：感觉减退或消失、实体感缺失者，往往很难完全恢复正常，需要采用感觉重建训练法进行训练，即训练大脑对新刺激重新认识。可让患者用患区触摸或抓握不同大小、形状、质地的物品进行反复训练，刺激强度从强到弱，逐渐提高患者的辨别能力。

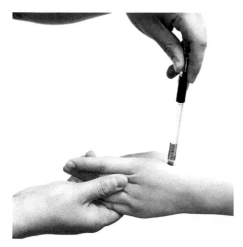

图 5-4-2　持续性触压觉

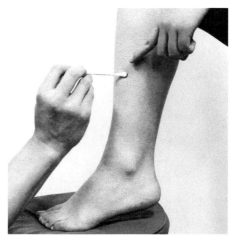

图 5-4-3　触觉定位训练

早期训练大致可以分为三个阶段。第一阶段：让患者睁眼看着刺激物和刺激双侧对称部位，并借助健侧正常感觉体验患侧感觉并进行对照；第二阶段：让患者先睁眼看患侧肢体皮肤接受的刺激，然后闭眼，体会同一物品、同一强度刺激同一部位皮肤的感觉，并体会和比较；也可以先闭眼刺激，然后睁眼注视刺激，利用回忆比较两次的感觉；第三阶段：患者闭眼，先后刺激健侧和患侧皮肤，让患者体会比较。此三个阶段的训练可以依次进行，后期也可以在一天中重复训练。鼓励患者每天接受 4 次以上，每次不少于 5 分钟的训练，后期功能活动较多时，鼓励患者多进行双侧交替性活动，来充分体会双侧感觉差异。在前期训练期间尽量用单一刺激进行，避免因多种刺激对感觉信号输入的交叉影响而引起感觉错乱和迷惑。

后期感觉再训练的目的为提高患者的感觉综合辨别力即实体觉。当患者动态和持续触觉恢复后，即能够分辨出 30Hz 和 256Hz 震动觉时，即可开始后期感觉再训练。前期训练内容还需继续训练，尤其是薄弱环节。训练关节觉可以用可调节频率的电动按摩器刺激患区以训练其振动觉（图 5-4-4），用关节挤压技术训练其关节位置觉等。

（1）形状辨别觉（图 5-4-5）：从辨别形状明显不同的大物体开始，逐渐过渡到形状

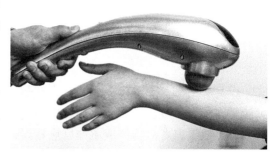

图 5-4-4　电动按摩器刺激

只有细微差别的小物体，循序渐进地训练患者恢复精细感觉。一般先从熟悉的物品开始，先睁眼看着抓握或用力碰触的物品，然后闭眼，将注意力集中在感知上，最后，再睁眼看物体，以加强感知。还可嘱患者闭眼，放一木块于患手上，要求患者感觉并描述形状，再拿同样的木块于健侧，嘱患者比较其形状差异。如果患者回答错误，可允许其重新感受，并睁眼用视觉帮助其整合各种信息。

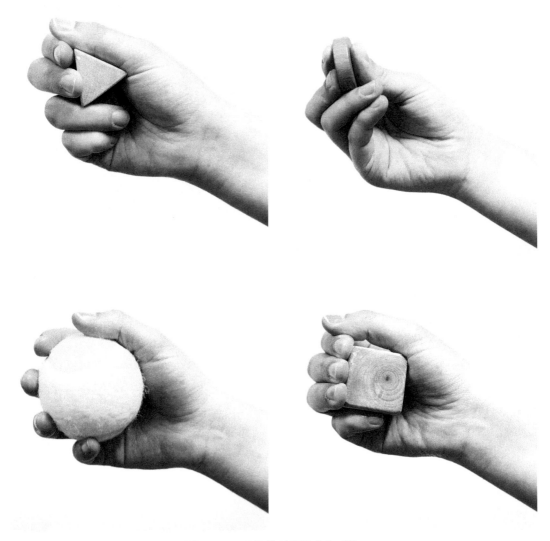

图 5-4-5 形状辨别觉检查和训练

（2）质地觉辨别（图 5-4-6）：形状辨别掌握后，可引导患者开始对不同质地的物品如金属、木块、砂纸、皮革、帆布、塑料、毛线等进行鉴别练习。之后再以常用生活用品进行训练。如果患者对物体或质地反应错误，允许睁眼操作，并描述其感觉差异，继而整合之。

（3）日常物品鉴别：训练患者闭眼识别形状和肢体不同的日常物品，如果反应错误允许其睁眼操作，并用健手比较，即触觉和视觉整合。训练最好以双侧肢体共同参与并有交换动作的活动为主，如制陶、编织、拧螺丝、双手交替拍球或抱球击墙等。鼓励患者在双侧活动中比较使用工具和触摸材料的感觉。在感觉训练的后期，还应该用与患者职业相关的用具结合训练。

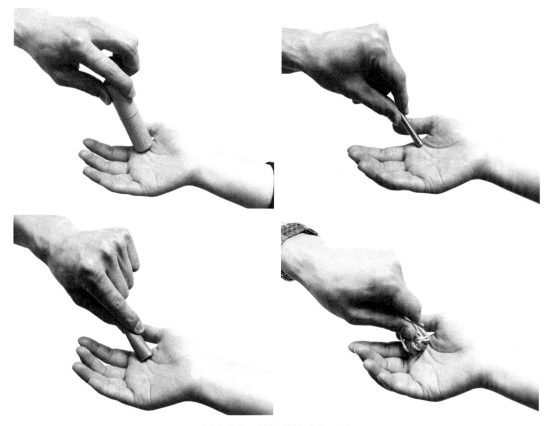

图 5-4-6　质地觉检查和训练

　　感觉再训练过程中要经常评估训练和教育的效果，并及时调整治疗方案。评定需详细记录识别的物体、质地和正确定位。

（四）肌力训练及萎缩的处理

　　失神经支配肌肉不可避免地会出现不同程度的肌肉萎缩，如神经功能无任何恢复，则肌肉萎缩很可能是永久性的。对经过修复术的神经，早期预防或减缓相关肌肉萎缩非常重要。肌萎缩超过一年即会出现严重的纤维化，即使有神经轴索长入其运动终板，也无益于其运动功能的改善。对麻痹肌肉可选用低频脉冲电刺激预防肌肉萎缩。理想的电流应具备能选择性地作用于受累肌肉而不波及邻近的正常肌肉，还不产生异常感觉刺激，三角波电流能满足要求，但对完全失神经支配的肌肉应采用指数曲线电流。在损伤神经支配肌肉出现轻微主动运动时，采用肌电生物反馈电刺激治疗可以充分发挥患者的主动潜力，此种方法对肌力低于 3 级的肌肉有较好训练效果。肌电生物反馈电刺激兼有肌电反馈训练与电刺激两者的共同作用，治疗时同步叠加，反复强化，有利于恢复和改善神经对肌肉的主动控制。功能性电刺激是通过对肌肉进行电流刺激，使失神经的肌肉可随电流的作用而出现收缩，以起到减缓肌肉萎缩的作用。功能性电刺激的参数设置如下：①波型，指数波或三角波。②波宽，等于或大于失神经肌肉的时值。所以治疗前有必要做强度 - 时间曲线检查。③脉冲频率，10 ～ 25Hz，引起强直收缩。④通断比为 1 ∶ 5 左右，每次收缩时间小于 5 秒。如收缩 4 秒，间歇 20 秒。⑤电流强度，能引起肌肉最大收缩，但不能引起患者不适。但由于周围神经损伤患者的感觉不良，较大电流可能会引起局部电流灼伤，所以需参考对侧健康区域可以忍耐的最大电流强度对患侧进行刺激，不必过度追求肌肉活动或主观感觉。⑥时间，每次治疗分为三组，每组为 10 ～ 20 次收缩，组间休息 5 ～ 10 分钟，每天治疗 1 ～ 3 次。

当神经再生至该肌肉的运动终板，肌肉出现有效的电生理活动时，肌力训练就可以开始。初期采用生物反馈治疗，通过皮肤电极收集肌电信号来调节电流的释放，促进肌肉的协调收缩。主动运动、辅助运动和抗阻运动是增强肌力的基本方法。周围神经损伤后的肌肉出现微弱肌力时，即应指导患者进行受累肌肉的主动收缩练习：①当肌力为 1 ～ 2 级时，使用助力运动。方法由治疗师帮助患者完成动作；患者用健侧肢体辅助患侧肢体运动；借助滑轮悬吊带、滑板、水的浮力等去除重力影响进行运动。②当肌力为 2 ～ 3 级时，采用范围较大的助力运动、主动运动，逐渐减少辅助力量，但应避免肌肉过度疲劳。③当肌力增至 3⁺ ～ 4 级时，就进行抗阻运动，同时还应进行速度、耐力和协调性训练，多用哑铃、沙袋、弹簧、橡皮条，也可用组合器械。增加肌力的抗阻运动方法有渐进抗阻运动、短暂最大负载等长收缩、等速训练等。原则是适度大重量、少重复。

最后是精细运动练习。当肌力逐渐恢复至正常水平时，肌肉的精确控制能力即需提上日程。有拮抗肌参与的快速协调性动作、慢速协调性动作、有协同肌参与的控制性动作（如在指间关节伸直时屈掌指关节或伸直掌指关节屈指间关节）等需强化训练。其次，肌肉耐力训练也应是关注重点，良好的耐力是维持患者在日常生活中保持长时间有效功能活动的保证。

（五）矫形器和辅助器具的应用

神经损伤患者早期常规采用矫形处理（表 5-4-1），目的是预防和矫正畸形，以及功能辅助。畸形的预防是使患肢处于良好的姿势，维持关节正常感觉和功能角度，预防因严重肌力减弱导致的关节畸形。如高位桡神经损伤采用矫形器维持患侧腕关节和指间关节于功能位，可有效预防后期伸肌腱因长期被动拉长而导致腕手低垂状态。矫正畸形是通过使用矫形器使关节或肌腱挛缩减轻。如尺神经损伤所致的爪形手畸形，可采用掌指关节屈曲矫形器矫正；正中神经损伤所致的猿手畸形，可采用对掌位矫正器。功能辅助的作用是便于患者尽早参与日常活动，如腓总神经损伤所致的足下垂，可穿戴踝关节功能支矫形器控制踝关节于中立位，维持患者较为正常的行走姿势。桡神经损伤患者术后及早使用伸指动力矫形器可以实现被动伸腕伸指功能，提高日常生活能力。正确的矫形器不但可以减轻畸形、预防关节挛缩及代替运动控制的丧失，而且能促进患者早期使用患肢，为加快康复进程提供基础。

矫形器适配应根据患者的具体情况进行选择，相同的神经损伤并非都用相同的矫形器，也并不是每个患者都需要矫形器，不必要的关节固定也是引起关节僵硬的主要原因。选配矫形器要严格遵循舒适、方便、有效的原则，矫形器配备时应该教育患者正确的使用方法、

表 5-4-1 常见周围神经损伤及矫形器应用

神经损伤	症状或功能障碍部位	矫形器
上臂丛神经	肩关节功能障碍	肩关节外展矫形器
全臂丛神经	全上肢麻痹	肩关节外展矫形器
桡神经	伸腕伸指功能障碍	动力性伸腕伸指矫形器
正中神经	拇指对掌功能障碍	拇指对掌矫形器
正中神经、尺神经	抓握功能障碍	动力性屈指矫形器
尺神经	爪形手	动力性掌指关节屈曲矫形器
腓总神经	足下垂、马蹄足内翻	足吊带、踝足矫形器
股神经	伸膝功能障碍	膝踝足矫形器 / 限位膝关节矫形器
胫神经	外翻足、踝背伸挛缩	踝足矫形器 / 矫形鞋

使用时机、使用时间，以及注意事项。在无痛区尤其骨突部位要注意防止矫形器压迫，避免压疮出现。固定类矫形器使用时间通常为 3 周，在吻合处有一定的抗张力能力后可开始被动运动，若神经张力较高，则应在 6 周后才能开始运动。

（六）改善作业和职业活动能力

在运动神经细胞修复过程中，适当地治疗性作业不仅可以提高患肢的肌力、耐力，还能改善患肢的血循环和相邻关节活动范围，快速掌握实用性动作技巧。此过程应考虑患者年龄，性别，文化程度，职业，神经损伤和功能障碍的部位、程度，治疗的目标和个人爱好等选择适宜的作业活动。上肢常用的作业活动有木工、编织、刺绣、泥塑、分拣、组装、结绳、解绳、套圈、拧螺丝、打字、书法、绘画、弹琴、下棋、扣扣子等。下肢常用作业活动有踏车、上下楼梯、踢球、跨凳、足打节拍、提足跟等。

（七）安全意识教育

针对缺乏保护性感觉的周围神经损伤患者应进行日常生活风险教育：①避免将受累区域暴露于热、冷、锐利物品，尤其是热水、火苗、刀具、尖角工具、易碎玻璃制品等；②抓握物品和工具时，需要提醒患者有意识地控制手部用力，不可用过大的力量握持，以免长时间严重压迫；③越小的握柄，压力在手部接触区域面积越小，相应的接触区受到的压强就越大，容易产生压疮，可通过加粗加软握柄改善；④避免长时间使用同一工具作业，尤其是手不能通过改变抓握方式来缓解压力时；⑤频繁观察皮肤受压处的情况，如长时间过分受力或重复受压局部会出现红斑、水肿、皮肤苍白或发热等，需立即休息减压；⑥若受压局部出现水疱、皮肤破溃或其他问题时，应及时减压，及时治疗，防止进一步损伤和继发感染；⑦良好的皮肤护理能保持皮肤的柔顺性，在失神经控制期要遵循良好的皮肤护理程序，清洗并涂抹皮肤防护用品，防止过度潮湿或干燥开裂；⑧严重低温地区应注意保暖，可以使用较厚的棉质袖套保暖，以免冻伤等。

（八）心理调节

周围神经损伤患者常伴有心理问题，特别是在感觉过敏阶段，会出现悲观、焦虑、抑郁、恐慌等情绪，医学心理宣教、心理辅导、集体治疗、患者示范等方式可有效缓解患者不良情绪甚至减轻或消除这些心理问题。参加集体娱乐性活动或目的明确的作业活动可充分发挥患者主观能动性，对消除这些心理问题甚为有效，同时也可提高患者日常生活能力。

三、手术治疗

诊断明确且伤害严重的患者需及时行手术治疗。对先期诊断不明而进行非手术治疗效果不理想的患者、前期吻合术疗效不好或无再次神经修复术基础的患者都应及时进行手术治疗。手术治疗可分为神经探查吻合修复术、早期肌腱移位术、外周神经移植术或转接术。

（一）神经探查吻合修复术

其指征：①开放性损伤；②闭合性损伤或经过神经修复术的病例，经过一定时间后无神经再生的表现、功能障碍加重、神经疼痛加剧者；③经过非手术治疗已恢复一定功能而停留在某一水平，但主要的功能未恢复者；④神经损伤的平面较高、程度严重者；⑤损伤部位有压痛明显的神经瘤、神经功能恢复不满意者；⑥神经移植术后，神经生长停留在第二缝合口的时间超过 1 个月而不向远段移行生长者。继 1871 年 Hueter 介绍了神经外膜缝合技术近 100 年，随着显微外科手术的进步，1964 年 Simth 和 Karze 才报道神经束膜缝合术，手术效果获得突破性进展。目前依然沿用，包括神经外膜缝合术、神经束膜缝合术、神经外膜束膜缝合术 3 种。

（二）肌腱移位术

肌腱移位术适用于严重的神经损伤，如上肢臂丛损伤、高位桡神经、正中神经损伤等，虽经神经修复术，但功能改善较少，且无希望有良好的恢复，可用麻痹肌肉附近的正常肌肉肌腱移位至麻痹肌，代替其功能。这样可以较早地恢复其功能，减少挛缩的机会。

（三）神经移植术或神经转接术

1980 年上海华山医院采用"静脉蒂动脉化游离神经移植技术"修复神经缺损。1 年后，陈中伟教授用带血管蒂桡神经浅支翻转移植修复术实施了上臂桡神经缺损手术。对受损神经短缩或原神经局部破坏严重的患者，可从其他位置移植一段神经进行修复，也可从附近位置直接进行神经转接术。对病程较长、神经干损伤严重、术后神经功能恢复较差、吻合神经再支配困难，且肌肉功能保存较好的患者可以进行相邻神经转接术。由于转接神经传导的是之前支配肌肉正常接收的信息，所以如果要实现术后神经对失能肌肉的控制，需要经过不断的康复训练。康复训练要耐心，逐渐掌握感觉训练技巧才会有较好、较快的进展。

第五节　常见神经损伤的康复

一、臂丛神经损伤

臂丛由颈 5 ～胸 1 神经根组成。分为根、干、股、束、支，终末形成腋神经、肌皮神经、桡神经、正中神经、尺神经等，在根、干、束部有神经分支发出，这些分支对损伤的定位诊断有重要意义。颈 5 神经根主要形成腋神经，支配三角肌；颈 6 神经根主要形成肌皮神经，支配肱二头肌；颈 7 神经根主要形成桡神经，支配上肢伸肌群；颈 8 神经根主要形成正中神经，支配指屈肌群；胸 1 神经根主要形成尺神经，支配手内在肌群。

对于臂丛神经损伤应区分根、干、束、支的损伤，对根部损伤应区分节前和节后。若胸 - 肩胛肌肉（斜方肌）萎缩，耸肩动作不能实现提示上干节前损伤。若出现 Horner 征，提示下干节前损伤。肌电图和体感诱发电位有利于节前、节后的鉴别，节前损害预后较差。

臂丛神经的组成复杂、分支多、行程长，伤后功能障碍严重，损伤较为常见，多在上肢过度伸展、锁骨骨折、肩关节脱位、产伤及颈部手术时发生。节后神经损伤根据受伤部位的高低，可分为以下三个类型。

（一）上臂型（臂丛上部瘫痪）

损伤部位在颈 5 ～ 6，主要表现为上肢近端肌肉瘫痪。肩关节不能外展和上举，肘关节不能屈曲但可伸展，前臂不能旋后，腕屈伸肌力减弱，手和手指运动功能保留。上臂及前臂外侧感觉障碍，肱二头肌反射及桡骨骨膜反射减弱或消失。在康复治疗时应注意：①保护上肢时应用肩外展矫形支架（图 5-5-1），同时通过按摩、被动活动、温热疗法、电刺激疗法防止肌肉萎缩；②当肌肉出现主动收缩时，应及时进行主动运动及抗阻运动。

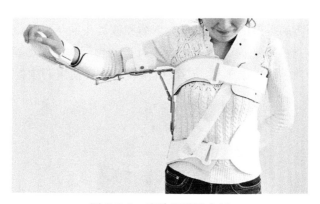

图 5-5-1　肩外展矫形支架

（二）前臂型（臂丛下部损伤）

此型较少见，为颈 8 ～胸 1 神经受伤，可引起上肢远端肌肉瘫痪，前臂内侧和手尺侧感觉障碍。主要表现为肩、肘关节活动正常，腕关节不能屈曲，掌指关节伸展功能减退，其余手功能丧失，因肌肉萎缩呈爪形手表现。早期开始使用矫形器，将腕关节保持在功能位（图 5-5-2），允许腕关节、指间关节、掌指关节进行主动、被动活动。

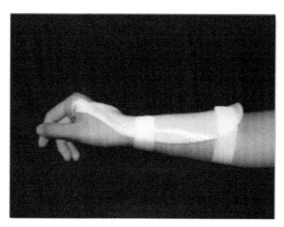

图 5-5-2　腕关节功能位矫形器

（三）全臂型（混合型）

臂丛神经束从颈 5 ～胸 1 的损伤，一般比较严重，可引起上肢广泛性完全性瘫痪、感觉障碍、腱反射消失、肌肉萎缩、自主神经功能障碍及霍纳综合征，预后较差。如经积极康复，患肢功能不能恢复，应训练健肢进行功能代偿。

臂丛损伤后肌肉失去了运动功能，静脉回流差，特别是肢体处于下垂位、腋部有瘢痕时，易发生肿胀，可采用肩吊带、三角巾悬吊患肢，或使用肩外展支架，睡觉时用枕头抬高患肢，促进回流，进行主动、被动活动，循环充气压力治疗、高频、磁疗等。对腋部的瘢痕可进行音频治疗、超声波等治疗，并用肩外展支架预防瘢痕挛缩。非手术治疗3个月无效可考虑手术治疗，如臂丛探查术、神经肌腱移位术、神经移位术等。

二、腋神经（颈5、颈6）损伤

腋神经为臂丛后束的分支，支配小圆肌、三角肌及三角肌表面皮肤的感觉。由于其行程紧贴肱骨外科颈，肱骨上端骨折、肩关节后脱位等常可造成腋神经损伤。此外，手术误伤、使用腋拐不当等也可损及腋神经。

腋神经损伤后主要表现为肩外展困难、外旋无力，三角肌萎缩，出现方肩及三角肌皮肤感觉障碍。

治疗时应注意预防肩关节的内收及内旋挛缩和肱骨头向下方脱位，可使用肩吊带（图5-5-3）予以支持。根据受累肌肉的肌力情况进行被动、辅助或主动肩关节前屈、外展和外旋等活动，还可进行神经肌肉电刺激、短波或微波治疗，使用药物促进神经生长。

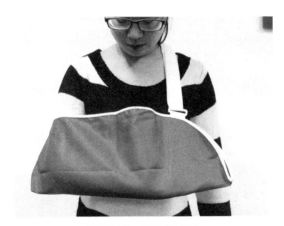

图 5-5-3　肩吊带支持

三、肌皮神经（颈5、颈6）损伤

肌皮神经是臂丛神经外侧束的终末支，支配喙肱肌、肱二头肌、肱肌和前臂外侧皮肤的感觉，单独肌皮神经损伤少见且常伴血管和其他神经损伤。肌皮神经损伤后主要表现为屈肘困难，但由于肱桡肌的代偿，屈肘动作仍存在，但力量严重下降。肌皮神经损伤患者康复治疗的重点应放在肱二头肌肌力训练上。早期可利用滑板或平滑的桌面进行屈肘训练，使用神经肌肉电刺激、生物反馈电刺激等治疗。肌力达3级或以上后利用哑铃、沙袋等进行抗阻训练，部分患者也可加强肱桡肌来代偿。

四、桡神经（颈 5～8、胸 1）损伤

桡神经为臂丛后束终末支，在上肢周围神经中最易受到外伤，多数是肱骨干骨折引起。此外，上肢置于肩外展外旋位手术、桡骨颈骨折后大量骨痂生长也可损伤桡神经。

桡神经沟以上部位损伤表现为伸肘困难、垂腕、垂指、前臂旋前畸形、手背桡侧特别是虎口区感觉障碍。肱骨干骨折或骨痂造成的桡神经损伤一般不影响伸肘。桡骨小头脱位可引起桡神经深支损伤，表现为伸指困难，但无垂腕和虎口区皮肤感觉丧失。

对于桡神经损伤患者来说，其康复重点是恢复运动功能。对于高位桡神经损伤患者可用动力性伸腕伸指矫形器（图 5-5-4），既可预防因肌力不平衡造成的关节障碍，早期亦能提供一个辅助运动的训练用具，在神经功能没有恢复之前可起到功能代偿作用。如已经发生挛缩则进行牵伸、关节松动术、超声波治疗、中频电疗和温热治疗等。

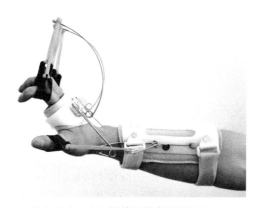

图 5-5-4　动力性伸腕伸指矫形器

五、尺神经（颈 8、胸 1）损伤

尺神经发自臂丛内侧束。颈肋、肱骨髁上骨折、肘关节脱位、腕部切割伤、尺神经沟骨质增生等均可造成尺神经损伤。损伤后主要出现尺侧腕屈肌、第四指深屈肌、第五指深屈肌、小鱼际、骨间肌、第四蚓状肌、第五蚓状肌瘫痪，呈爪形手，各指不能靠拢，拇指不能内收。小指及环指尺侧半感觉消失。

尺神经损伤后的运动功能主要表现为环指和小指屈曲功能障碍，主动伸指时出现第四掌指和第五掌指关节过伸，而指间关节无法伸直而呈爪形手。尺神经损伤动力矫形器（图 5-5-5）向屈曲方向上的弹簧设置可控制第四掌指和第五掌指关节于屈曲位，患者主动伸指时尺侧的弹簧屈曲向弹力可控制掌指关节无法过伸。尺神经损伤静力矫形器（图 5-5-6）同样也可限制掌指关节过伸运动。尺神经损伤患者可在佩戴以上两种矫形器时训练手指展开、收合和掌指关节屈曲、伸展运动，以及球状抓握、圆柱状抓握等动作。感觉训练可用软毛刷反复刷拭手掌尺侧和环指、小指等部位。同时教育患者注意保护尺侧感觉障碍。

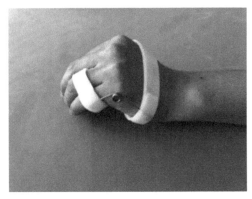

图 5-5-5 尺神经损伤动力矫形器

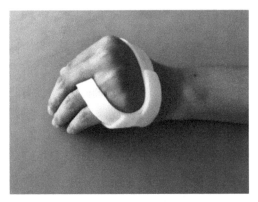

图 5-5-6 尺神经损伤静力矫形器

六、正中神经（颈 5～8、胸 1）损伤

正中神经由臂丛神经外侧索分出的外侧根和从内侧索分出的内侧根共同组成。正中神经损伤较多见，也常见于尺神经同时受损。肱骨髁上骨折、肘关节脱位可引起正中神经近端损伤；在前臂下部和腕部，正中神经比较表浅，易被锐器损伤；腕管综合征、月状骨脱位也可损伤正中神经。正中神经在前臂近端损伤时出现桡侧腕屈肌、拇指、示指、中指屈肌及大鱼际瘫痪，鱼际萎缩，出现"猿手"畸形，拇指不能对掌和外展，桡侧 3 个半手指感觉障碍。在腕部损伤，只有拇指外展和对掌功能障碍。

正中神经损伤的患者运动功能和感觉功能都应引起重视。若合并尺神经损伤者可佩戴联合动力矫形器（图 5-5-7），该矫形器既可控制拇指于对掌位，又用位于示指桡侧和小指尺侧的两个屈曲弹簧限制掌指关节于屈曲位，且能限制掌指关节不出现过伸。若单纯正中神经损伤，拇指对掌矫形器（图 5-5-7 所示图片的近端部分）既可预防手部畸形，又可引导手部呈正常运动状态。肌力较弱，低于 3 级肌力的肌肉可使用电刺激、高频电疗、针灸、按摩和药物等促进神经再生长和防止肌肉萎缩，也可进行非抗阻肌力训练等。肌力达 3 级或以上的肌肉可进行主动抗重或抗阻训练、ADL 训练等。感觉再教育可使患者触摸辨认

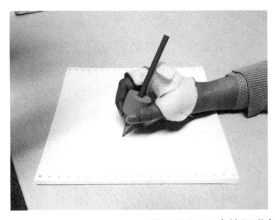

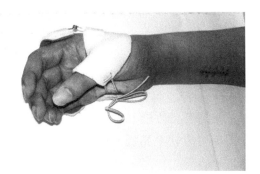

图 5-5-7 正中神经联合尺神经损伤动力矫形器

各种不同形状和质地的物品。对感觉过敏区进行脱敏治疗多采用各种质地的物品对敏感区进行刺激和自我按摩等方法。

七、股神经（腰 2 ～ 4）损伤

股神经支配腰大肌、髂腰肌、耻骨肌、缝匠肌、股四头肌及股前部和小腿内侧皮肤的感觉。损伤较少见，损伤原因一般为肿瘤、血肿压迫和手术误伤。表现为伸膝和屈髋无力，股四头肌萎缩，膝反射消失，股前及小腿内侧皮肤感觉障碍。着重进行伸膝、屈髋主被动抗阻训练。配合神经肌肉电刺激，肌力达 3 级或以上时可通过功率自行车、上楼梯、蹲起、蹲马步等方式进行股四头肌力量训练。亦可借用髋膝矫形器或膝关节限位保护矫形器（图5-5-8）防止屈膝挛缩并在其保护下进行早期站立和步行等。

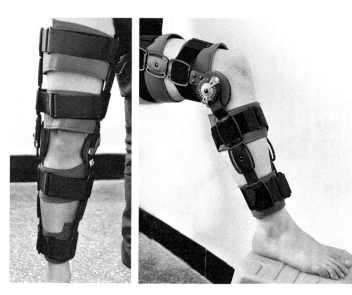

图 5-5-8　膝关节限位保护矫形器

八、坐骨神经（腰 4 ～ 5、骶 1 ～ 3）损伤

坐骨神经总干的损伤远比其终支的损伤少见。腰椎间盘突出、脊柱骨折、椎体外伤脱位等可压迫坐骨神经根，臀部肌内注射不当、髋关节脱位、股骨干骨折、骶骨及髂骨骨折等均可损伤坐骨神经干。

坐骨神经损伤部位较高时，出现半腱肌、半膜肌、股二头肌及腓总神经和胫神经支配区域肌肉的瘫痪，不能屈膝，足及足趾运动障碍，呈"跨阈步态"。跟腱反射消失，小腿外侧感觉障碍或疼痛，足底感觉丧失等。

坐骨神经损伤后的康复需要较长时间，容易出现并发症。用脉冲高频电疗、低频电疗刺激小腿和大腿后群肌肉，进行运动疗法增强肌力，进行感觉训练或经皮神经电刺激等缓解疼痛。对于下肢肿胀可在睡觉时抬高患肢或用循环治疗仪进行治疗。利用踝足矫形器、膝踝足矫形器或矫形鞋预防膝、踝关节挛缩和足内外翻畸形。

九、腓总神经损伤

腓总神经损伤在下肢神经损伤中最为常见，腓骨小头或腓骨颈骨折、小腿石膏固定太紧、腘窝后方切割伤或胫腓关节后脱位等均可引起。损伤后主要表现为胫骨前肌、趾长或短伸肌、腓骨长或短肌瘫痪，出现足和足趾不能背伸、外翻，呈马蹄内翻足和"跨阈步态"、小腿前外侧及足背皮肤感觉障碍，疼痛不多见。

选用适当的物理治疗促进神经再生长，增强肌力。早期佩戴足吊带或踝足矫形器（图5-5-9）纠正步态，防止继发性损伤。待神经有所恢复后开始使用神经损伤外周刺激器（图5-5-10），既可刺激胫前肌辅助患者主动步行，防止足下垂，又可针对受损神经进行电刺激治疗。

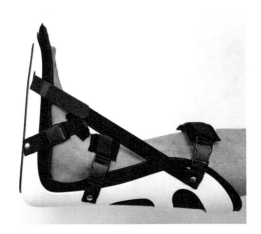

图 5-5-9　踝足矫形器

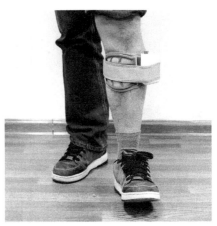

图 5-5-10　功能性神经刺激器

十、胫神经损伤

股骨髁上骨折或膝关节脱位是胫神经损伤最常见的原因。胫神经损伤后出现腓肠肌、比目鱼肌、趾屈肌和足底肌瘫痪，足部感觉消失，可出现足外翻和踝关节过度背伸及足底压疮或神经性溃疡。如果损伤出现在腓肠肌和趾长屈肌分支以下则只出现足趾运动障碍和足底感觉障碍。

康复的重点是预防足畸形，可用踝足矫形器或矫形鞋。训练足跖屈动作，进行感觉训练并重视患者教育，穿宽松舒适的鞋子并垫以软垫，避免长时间站立防止足底压疮和溃疡的发生。对于不完全性损伤引起的疼痛可用经皮神经电刺激或中频电刺激缓解。

（蔡可书）

第 6 章　脑 性 瘫 痪

第一节　概　　述

一、定义与流行病学

（一）定义

脑性瘫痪（cerebral palsy，CP），简称脑瘫，是由英国矫形外科专家 William Johe Little 于 1861 年第一次详细描述并确立。但至今在世界范围内仍没有一个公认的、为各国所共同采用的定义。

现在国内应用最新、最广泛的定义是 2014 年 4 月第六届全国儿童康复、第十三届全国小儿脑瘫康复学术会议上提出的定义：脑性瘫痪是一组持续存在的中枢性运动和姿势发育障碍、活动受限症候群，这种症候群是由于发育中的胎儿或婴幼儿脑部非进行性损伤所致。脑性瘫痪的运动障碍常伴有感觉、知觉、认知、交流和行为障碍，以及癫痫和继发性肌肉、骨骼问题。该定义指出运动发育和姿势异常是脑瘫的核心表现，临床康复治疗和研究都应以解决脑瘫患儿的运动功能障碍为主。定义内涵为，脑瘫定义中的本质特征是发育，应该充分考虑患儿的发育性；引起脑性瘫痪的脑损伤为非进行性；引起运动障碍病变的部位在脑部；症状在婴幼儿期出现；可合并感觉、知觉、认知、交流、行为障碍及癫痫；常伴有继发性肌肉、骨骼问题，如肌肉肌腱挛缩、骨骼扭转、髋关节脱位和脊柱畸形等。

从定义上来看，脑瘫本身是一个病因各异的症候群，其诊断主要依靠病史和临床表现。头颅 CT、MRI 和脑电图等作为脑瘫的辅助检查，不能对诊断起决定作用。该定义更加遵循 ICF 核心要素，即涵盖了脑瘫患儿的躯体功能和结构、活动与参与、环境因素三大方面，从身体水平、个体水平和社会水平对脑瘫患儿的功能进行评价。

（二）流行病学

脑瘫的发病率在世界范围内平均约为 2‰。我国于 1988 年在佳木斯地区小样本调查结果表明，脑瘫发病率为 1.8‰ ~ 4.0‰；1997 ~ 1998 年对江苏等 7 省调查，1 ~ 6 岁儿童中脑瘫患病率为 1.92‰。2012 ~ 2013 年我国通过卫生专项资助对大样本进行流行病学调查，对分布于中国东西南北中不同地域的 12 省市及自治区 32 万名 0 ~ 6 岁儿童进行调查，发现脑瘫发病率为 2.48‰，患病率为 2.45‰。我国青海省脑瘫患病率最高为 5.40‰，发现山东省最低为 1.04‰。由于我国幅员辽阔，各地自然条件、生活习俗、经济发展及医疗技术水平不尽相同，脑瘫的患病率在不同地域存在一定差别。研究表明近年随着产科抢救技术、新生儿重症救治水平的提高及辅助生殖技术的发展，脑瘫的发病率有上升趋势。

二、病因与临床分级

(一) 病因

脑瘫的直接原因是在脑快速发育期，由于脑损伤所导致的以运动障碍和姿势异常为主的综合征，如母孕期疾病、早产、脐带绕颈、窒息、胆红素脑病、低出生体重、颅内出血等，可以简单划分为出生前、围生期、出生后三个阶段。早产、窒息、胆红素脑病曾经被认为是造成脑瘫最常见的病因。近年来随着人们对脑瘫的认识和新生儿抢救技术的提高，单纯的高胆红素血症所导致的脑瘫比重逐渐下降，宫内感染与窘迫所致的脑瘫比重逐渐上升。近年研究认为，对脑瘫病因学的研究重点应转入胚胎发育生物学领域，70%～80%的脑瘫发生于出生前，其中部分找不到确切原因。

1. **先天性因素**　出生前脑发育障碍或损伤所致，主要包括母体因素及遗传因素。①母体因素：如母亲孕期吸烟、酗酒、理化因素、妊娠期感染、妊娠中毒症、外伤等；②遗传因素：对脑瘫的影响很重要，双胞胎同时患脑瘫、家族中已经有脑瘫患儿再发生脑瘫的概率偏高。

2. **围生期因素**　主要与早产和产时因素相关，可导致不同类型的脑损伤。①早产是目前发现患脑瘫的最主要因素之一；②患脑瘫的危险性随着出生体重偏离同胎龄标准体重的程度不同而变化，低出生体重儿或巨大儿患脑瘫的概率可高于正常体重新生儿数十倍；③胎盘功能不全、缺氧缺血、胎粪吸入、Rh或ABO血型不合、葡萄糖-6-磷酸脱氢酶缺乏症等也被认为与脑瘫有关。

3. **出生后因素**　所致脑瘫占10%～15%，包括创伤、感染、惊厥、缺氧缺血性脑病、颅内出血、脑积水、胆红素脑病、中毒等。

(二) 临床分级

从障碍轻重、治疗等不同角度对脑瘫进行临床分级有助于综合判断预后，指导制定康复目标。脑瘫临床表现轻重程度不一，情况各异，目前还没有一个很精确描述程度的标准，常用的临床分级有粗大运动功能分级系统（gross motor function classification system，MFCS）和手功能分级系统（manual ability classification system，MACS）。

1. **粗大运动功能分级系统**　是目前在世界范围内应用最广泛的一种依据粗大运动功能对脑瘫患儿运动能力进行分级的方法，是以自发运动为依据，尤其注重于坐（躯干控制）和行走。重点放在患儿在家里、学校及社区设施中的日常表现，重要的是对日常的表现（不是最好能力）进行分类，不包括对预后的判断。目的是对患儿当前的粗大运动功能进行分级，而不是评判活动的质量或者潜力。各级运动功能水平之间的区别是根据功能受到的限制，是否需要辅助技术，包括移动辅助器具（如助行器、拐杖和手杖等）和轮椅；活动质量降低程度三个方面进行的。

2000年的粗大运动功能分级系统包括了2岁以下、2～4岁、4～6岁、6～12岁4个年龄阶段，并对这几个年龄段分别进行描述。2007年粗大运动功能分级系统进行了修正，增加了12～18岁这一大年龄阶段。

Ⅰ～Ⅴ级各级别最高能力描述为：Ⅰ级能够不受限制地行走，在完成更高级的运动技巧上受限；Ⅱ级能够不使用辅助器械行走，但是在室外和社区内的行走受限；Ⅲ级使用辅助移动器械行走，在室外和社区内的行走受限；Ⅳ级自身移动受限，需要被转运或者在室外和社区内使用电动移动器械行走；Ⅴ级即使在使用辅助技术的情况下，自身移动仍然严重受限。

2. 手功能分级系统　是针对脑瘫儿童在日常生活中操作物品的能力进行分级的系统。手功能分级系统旨在描述哪一个级别能够最佳反映患儿在家庭、学校和社区中的日常表现，是评定日常活动中的双手参与能力，并非单独评定每一只手。此评定适用于 4 岁以上脑瘫患儿。

Ⅰ级：能轻易成功地操作物品，只在手部操作的速度和准确性（操作轻易性）上表现出能力受限；Ⅱ级：能操作大多数物品，但在完成质量和（或）速度方面受到一定影响；Ⅲ级：操作物品困难：需要帮助准备和（或）调整活动；Ⅳ级：在调整的情况下，可以操作有限的简单物品；Ⅴ级：不能操作物品，进行简单活动的能力严重受限。

三、病理和病理生理

脑瘫的病理改变，主要为脑干神经核、灰质神经元结构改变，白质神经纤维变化及髓鞘形成障碍等。肉眼观察发现大脑皮质萎缩，脑回变窄，脑沟增宽，白质疏松、变性，脑室增大、脑积水；镜下改变为大脑皮质神经细胞数量减少，白质萎缩，神经胶质细胞增生。不同类型病变部位亦不同：痉挛型双瘫以儿童脑室周围白质软化症改变为主，多见于早产儿；不随意运动型可见基底节病变或儿童脑室周围白质软化症；共济失调型大部分为先天性小脑发育不全；痉挛型偏瘫主要是对侧脑损伤。

病变可单独累及锥体系、锥体外系或小脑，亦可同时累及多个体系。①锥体系损伤：多为大脑皮质（灰质）不同部位、锥体束（白质）不同部位损伤。可引起躯干及肢体的随意运动障碍，主要为痉挛型脑瘫；②锥体外系损伤：主要损伤部位为基底节、丘脑及海马等部位，可引起随意运动障碍、肌强直、肌张力突然变化或动摇不定，临床多见于不随意运动型脑瘫；③小脑损伤：可导致共济失调、平衡障碍、震颤等，临床多见于共济失调型脑瘫。

髓鞘及轴突受损，可导致脑白质容积减少、神经传导障碍等改变。儿童脑室周围白质软化症的典型表现是痉挛型双瘫（早产儿多见）及四肢瘫（足月儿多见），与皮质脊髓束神经纤维受损有关。如果白质广泛软化，皮质及皮质下神经元受累，可伴有认知、智力发育落后、癫痫，囊变区越大智力越差。

（高　晶　袁俊英）

第二节　临床表现与功能障碍

一、临床表现

（一）痉挛型四肢瘫

以锥体系受损为主，包括皮质运动区损伤。牵张反射亢进是本型的特征。由于病变部位及损伤严重程度不同,临床表现也不同。一般表现为被动屈伸肢体时有"折刀"样肌张力增高,上肢常累及前臂屈肌群、腕伸肌群等,如上肢为手握拳,拇指内收,腕关节掌屈,前臂旋前,肘关节屈曲,肩关节内收、内旋;下肢常累及内收肌群、腘绳肌、小腿三头肌等,如下肢为尖足,剪刀步态,足内、外翻,膝关节屈曲或过伸,骨盆前倾,下肢分离运动受限,足底接触地面时下肢支持体重困难或不能。受累关节活动范围变小,运动障碍,姿势异常。

(二)痉挛型双瘫

症状同痉挛型四肢瘫,主要表现为双下肢痉挛及功能障碍重于双上肢。

(三)痉挛型偏瘫

此类患儿症状相对较轻,一般发现较晚,往往因为发现一侧上下肢的笨拙前来就诊。临床表现为患侧上下肢肌张力增高,腱反射亢进,上肢出现肩胛骨回缩下降,肩关节内收,肘关节屈曲,腕关节掌屈,拇指内收;下肢出现骨盆旋后上提,髋关节伸展,膝关节伸展,踝跖屈,足内翻,步行时呈明显拖曳步态。

(四)不随意运动型

以锥体外系受损为主,主要包括舞蹈性手足徐动和肌张力障碍。该型最明显特征是非对称性姿势,头部和四肢出现不随意运动,即进行某种动作时常夹杂许多多余动作,四肢、头部不停地晃动,难以自我控制。该型肌张力可高可低,可随年龄改变。腱反射正常、锥体外系征紧张性迷路反射(TLR)(+)、非对称性紧张性颈反射(ATNR)(+)。静止时肌张力低下,随意运动时增强,对刺激敏感,表情奇特,挤眉弄眼,颈部不稳定,构音与发音障碍,流涎、摄食困难,婴儿期多表现为肌张力低下。

(五)共济失调型

以小脑受损为主,以及锥体系、锥体外系损伤。主要特点是由于运动感觉和平衡感觉障碍造成不协调运动。为获得平衡,两脚左右分离较远,步态蹒跚,方向性差。运动笨拙、不协调,可有意向性震颤及眼球震颤、平衡障碍、站立时重心在足跟部、基底宽、醉汉步态、身体僵硬。肌张力可偏低、运动速度慢、头部活动少、分离动作差。闭目难立征(+)、指鼻试验(+)、腱反射正常。

(六)混合型

某两种类型或几种类型的症状同时存在于一个患儿的身上时称为混合型,以痉挛型和不随意运动型症状同时存在多见。两种或两种以上症状同时存在时,通常以某一种症状的表现为主。

二、功能障碍

运动功能障碍往往表现为运动发育落后及姿势异常,并经常合并肌张力的问题。

(一)粗大运动功能受限

患儿丧失随意运动的控制能力,出现无功能意义的运动,异常的运动模式取代了正常的运动模式。运动发育滞后,如头控欠佳,不会翻身、爬行、坐、站和行走。即使能够行走的患儿,也往往呈现病理步态模式。

头控的发育是所有运动发育的基础。脑瘫患儿头控异常模式往往为:俯卧位残存头部与颈部过度伸展，并伴肩部上举；在仰卧位上头背屈，肩胛骨后缩。头控的异常不仅影响以后翻身、坐位等粗大运动发育，也会影响手、口、眼的协调。

坐位发育是正常运动发育顺序的另一个发育里程碑。脑瘫患儿的坐位异常往往呈现前倾坐位，腹部与大腿所成角度小于90°甚至腹部与大腿相贴，呈现"对折状态"，患儿由于腰腹肌力量发育的不足，为维持身体坐位平衡，头颈部常呈现一种过伸展状态，这种坐姿稳定性很差，往往外力稍有触碰，平衡即不能维持。还有部分脑瘫患儿由于腘绳肌肌张力过高，在长坐位时膝关节呈现屈曲状态，代偿性的呈现骨盆后倾，坐位支点不在正常的坐骨结节而在骶尾骨，腰椎代偿后弯，这种坐姿稳定性同样很差。

立位的发育是人类所特有的。在脑瘫患儿中，经常出现的异常姿势包括立位尖足、立位骨盆前倾、髋关节内外旋、膝过伸、足内外翻等。

脑瘫患儿在行走中往往呈现异常步态，目前依据临床检查及三维步态分析，痉挛型双瘫分类通常采用的是 Sutherland 所提出的分类，认为痉挛型双瘫患儿步态可分为四类：马蹄足步态、跳跃膝步态、蹲伏步态及膝僵直步态。每一种步态各有其病理特点。被普遍接受的痉挛型偏瘫分类为 Winters 依据膝关节在矢状面上的特点所提出来的分类方法：足下垂步态、马蹄足步态（在支撑相和摆动相踝关节跖屈持续存在）、马蹄足伴摆动相膝关节屈曲受限、马蹄足伴膝关节、髋关节活动受限。

（二）精细运动功能障碍

脑瘫患儿基本的手操作技能丧失，常表现为上肢姿势异常，主要表现为手指关节掌屈，拇指内收，手握拳，腕关节屈曲，前臂旋前，肘关节屈曲，肩关节内收。上肢活动的准确性很差，不能完成更复杂的手技能，如用剪刀剪精细图样、写字、系鞋带、画圈等；手眼协调困难，动作较笨拙，如丢、抓球、捡起细小物品；无法负重下使用上肢，如爬行时手向不同方向抓取物品。

（三）语言功能障碍

语言障碍是脑瘫儿童常见的并发障碍，不仅不同程度阻碍患儿语言交流，而且也影响他们学习，是脑瘫儿童致残的重要原因之一。其常见的语言障碍有语言发育迟缓和运动性构音障碍。语言发育迟缓指在发育过程中的儿童的语言发育未达到与其年龄相应的水平，总体特征为说话很晚，一旦可以说话，语速较其他孩子慢，即使最后会说话，语言技能也较低，语言应用、词汇和语法均低于同龄儿童；运动性构音障碍主要表现为韵律失常，声音的高低强弱呆板、震颤，开始发声困难，声音大，重音语调异常，音中断明显。

（四）肌张力异常

脑瘫患儿往往伴有不同程度的肌张力异常，根据临床表现可分为以下几种：肌张力增加，主要表现为肌痉挛，关节活动范围降低，活动僵硬、不灵活；肌张力低下，主要表现为肌肉软弱、无力，不能维持身体的姿势，没有支撑功能；肌张力变化，肌痉挛、肌张力低下变化不定或交替出现。

在脑瘫患者中，肌张力表现为增高或出现挛缩者，导致主动运动能力减弱，影响患儿正确保持头、躯干和肩部位置，不利于头控、翻身、坐、爬、行走等粗大运动功能发育；妨碍患儿充分使用上肢和手，影响抓握动作的出现及敲、捏、拿等精细动作的发育；导致穿衣、吃饭等日常生活活动能力的降低，影响生活自理；口腔、咽喉部肌肉痉挛导致患儿发音、咀嚼、吞咽等障碍。低肌张力患儿往往维持姿势困难，力量不足。不随意运动型患儿由于经常变化的肌张力导致运动稳定性差，异常姿势明显。可以说，肌张力的异常是脑瘫患儿康复中最需要处理的问题之一。

三、伴发症状

脑瘫是脑损伤后的必然结果，除了运动与姿势异常等主要症状外，往往合并其他相关障碍。

（一）癫痫

癫痫对脑瘫有重大影响。脑瘫中癫痫的发作类型以全身性阵挛发作、部分性发作多见，临床上也可见到 West 综合征等发作类型，一般预后欠佳。患有癫痫的脑瘫患儿中合并语言障碍、精神发育迟滞、视听觉障碍的比例要高于无癫痫的脑瘫患儿。其治疗要尽早应用相应药物，控制发作，以防大脑的继发损伤。

（二）视听觉障碍

视听觉障碍在脑瘫患儿中占一定比例。临床中，应注意检查脑瘫患儿是否合并视听觉功能障碍。视觉障碍主要表现为内外斜视、眼球震颤、皮质盲等，在脑干视觉诱发电位检查中常可见到 P100 潜伏期延长，波形重复性差、分化差等结果。听觉障碍在脑干听觉诱发电位上常表现为 I 波、III 波、V 波各波潜伏期延长，波间距延长，纯音听阈增高等。

（三）继发性肌肉、骨骼问题

脑瘫患儿常伴有继发性肌肉、骨骼问题，很多都会终身存在，可能和生长、肌肉痉挛及年龄增大等因素相关，如肌肉/跟腱挛缩、躯干扭转、髋脱位和脊柱畸形等。

（四）学习困难

约 1/2 的脑瘫儿童伴有轻度或中度学习困难，他们的智商值一般低于 70~80。有的脑瘫患儿看似没有大的智力问题，但可能存在阅读困难或计算困难。有的患儿阅读和计算非常好，但却难以建立形状的概念，从而画图画的能力极差。严重的学习困难更使脑瘫患儿对于走路、说话、活动等的学习十分缓慢。

（五）饮食困难

许多脑瘫儿童具有饮食困难，婴儿期表现为吸吮困难，稍大后表现为咀嚼困难，也可能有吞咽困难。正常儿童的喉部能够使空气顺畅地进入气管和肺，使液体或固体食物进入食管和胃。脑瘫儿童的这种功能常不健全，因此很容易引起呛食，食物或液体进入气管和肺的同时带入细菌，引起肺部的反复感染。

（高　晶　袁俊英）

第三节　康复评定

脑瘫评定是康复的重要环节，通过评定可以全面了解脑瘫患儿的生理功能、心理功能和社会功能，分析患儿运动功能状况、潜在能力和主要障碍，为设计合理的康复治疗方案、判定康复治疗效果提供依据。

儿童康复评定在形式上可分为：①定性评定，是一种描述性分析，常用的方法包括肉眼观察和问卷调查，以了解患儿整体发育情况、肌力、肌张力、是否伴视听觉运动障碍等；②半定量评定，是将定性分析中的内容分等级进行量化，并将等级赋予分值的方法，最常见的是量表评定，如 Gesell、Bayley、CDCC 量表等；③定量评定，将障碍的程度用数值来表示，如三维步态分析等。

如何系统地评定儿童脑瘫一直是专家们争论的焦点，随着《国际功能、残疾和健康分类》儿童与青少年版，即 ICF-CY 在儿童康复临床实践的不断应用，专家们渐渐形成了在 ICF-CY 框架下进行儿童脑瘫评定的共识。评定主要包括身体结构和功能、活动与参与及环境三个方面的内容。

一、身体结构和功能的评定

（一）肌力评定

肌力指肌肉骨骼系统在负荷的情况下，肌肉为维持姿势、启动或控制运动而产生一定张力的能力。肌肉力量的临床评定是在肌力明显减弱或功能活动受到影响时检查相关肌肉或肌群的最大收缩力量。通过两侧肢体各关节运动时肌力变化及给予对抗的动作来检查。

肌力的评级标准：徒手肌力检查法由 Robert Lovett 于 1921 年创立。Lovett 将肌肉力量分为正常（normal）、良好（good）、尚可（fair）、差（poor）、微弱（trace）、无收缩（zero）6 个等级，以此评定肌肉力量是否正常及无力程度，具体分级见表 6-3-1。

表 6-3-1　Lovett 分级法评定标准

分级	名称	评级标准
0	无收缩（zero, 0）	未触及肌肉的收缩
1	微弱（trace, T）	可触及肌肉的收缩，但不能引起关节活动
2	差（poor, P）	解除重力的影响，能完成全关节活动范围的运动
3	尚可（fair, F）	能抗重力完成全关节活动范围的运动，但不能抗阻力
4	良好（good, G）	能抗重力及轻度阻力，完成全关节活动范围的运动
5	正常（normal, N）	能抗重力及最大阻力，完成全关节活动范围的运动

（二）肌张力评定

肌张力指肌肉的紧张度，是维持身体各种姿势和正常运动的基础，表现形式为静止性肌张力、姿势性肌张力和运动性肌张力。只有这三种肌张力有机结合、相互协调，才会维持与保证人的正常姿势与运动。肌张力变化可反映神经系统的成熟程度和损伤程度。脑瘫患儿均存在不同程度的肌张力异常。肌张力评定的指标量化比较困难，往往通过以下方面评定肌张力。

1. 静止性肌张力评定　指肌肉处于安静状态的肌张力评定。检查时患儿保持安静、不活动、不紧张，多取仰卧位。检查包括观察肌肉形态、触诊肌肉硬度、被动活动肢体来了解其运动幅度的改变及关节屈伸情况。

2. 姿势性肌张力评定　是在主动运动或被动运动时，姿势变化时所产生的肌张力。可以利用四肢的各种姿势变化，观察四肢肌张力的变化。通过各种平衡反应或转动小儿头部等方法来观察躯干及四肢肌张力的变化情况。

3. **运动性肌张力评定**　多在身体运动时,观察主动肌与拮抗肌之间的肌张力变化。

脑瘫患儿的肌张力变化表现如下:①肌张力增加,主要表现为头背屈、角弓反张、下肢交叉、尖足、特殊的坐位姿势、非对称性姿势等;②肌张力低下,主要表现为肌肉软弱、无力,不能维持身体的姿势,没有支撑功能,常表现为蛙位姿势、W 字姿势、对折姿势、倒 U 字姿势、外翻扁平足等;③肌张力变化,主要表现为肌痉挛、肌张力低下变化不定或交替出现,尤其是在不随意运动型脑瘫患儿中较为突出,表现为肌张力不稳定。

在儿童康复中,目前应用最多的肌张力评定标准仍然是改良阿什沃思量表。

(三)关节活动度评定

关节活动度评定是在被动运动下对关节活动范围的测定。当关节活动受限时,还应同时测定主动运动的关节活动范围,并与前者相比较。测量可采用目测或使用量角器测量。临床上常用的关节活动度检查和测量方法如下。

1. **股角(内收肌角)**　小儿取仰卧位,检查者握住小儿膝部使下肢伸直并缓缓拉向两侧,观察两大腿之间角度,用力程度以小儿无明显不适感为度,左右两侧不对称时应分别记录。肌张力增高时角度减小,降低时角度增大。正常 4 个月龄后应大于 90°(1～3 个月 40°～80°,4～6 个月 70°～110°,7～9 个月 100°～140°,10～12 个月 130°～150°)。

2. **腘窝角**　小儿取仰卧位,检查者屈曲小儿一侧大腿使其紧贴到胸腹部,然后伸直小腿,观察大腿和小腿之间的角度。肌张力增高时角度减小,降低时角度增大。正常 4 个月龄后应大于 90°(1～3 个月 80°～100°,4～6 个月 90°～120°,7～9 个月 110°～160°,10～12 个月 150°～170°)。

3. **围巾征**　将小儿双手通过前胸拉向对侧肩部,使上臂围绕颈部,尽可能向后拉,观察肘关节是否过中线。正常情况下新生儿不过中线,4～6 个月小儿过中线。肌张力增高时肘不过中线。肌张力低下时,手臂会像围巾一样紧紧绕在脖子上,无间隙。

4. **跟耳试验**　小儿取仰卧位,检查者牵拉足部尽量靠近同侧耳部,确保骨盆不离开床面,观察足跟与髋关节的连线与桌面的角度。正常 4 个月后该角度应大于 90°或足跟可触及耳垂。

5. **足背屈角**　小儿取仰卧位,检查者一手将小腿远端固定,另一手托住足底向背推,观察足从中立位开始背屈的角度。肌张力增高时足背屈角减小,降低时足背屈角增大。正常 4～12 个月龄为 0°～20°。

(四)反射的评定

生理反射是判断小儿神经系统是否正常的重要指标之一,有些反射终身存在,如角膜反射、膝腱反射等。与婴幼儿粗大运动发育密切相关的反射发育包括原始反射、立直反射和平衡反应。有些反射只在婴幼儿早期出现,随着生长发育的进行逐渐消失或被整合,称为原始反射,这些反射在应该出现时不出现或者应该消失时不消失,均属异常,有临床意义。本节仅对临床中最为常用的几种反射简单介绍。

1. 原始反射

（1）握持反射（palmar grasp reflex）：出生后即出现，逐渐被自主、有意识的握物所替代。一般来说，肌张力低下时此反射不易引出，脑瘫患儿持续存在，偏瘫患儿可一侧持续存在。

检查方法：将手指从小儿手掌的尺侧放入并持续按压。

反应：小儿手指屈曲握物。

存在时期：0～4 个月。

（2）拥抱反射（Moro reflex）：又称为惊吓反射，是由于头部和背部位置关系突然变化，刺激颈深部本体感受器，引起上肢位置发生变化的反射。如果拥抱反射持续存在，表示大脑有不同程度的损伤。

检查方法：小儿取仰卧位，检查者握住小儿双手向前上方拉起，小儿肩部刚刚离开床面时，迅速将手松开。

反应：①拥抱型，小儿两上肢对称性伸直外展，下肢、躯干伸直，拇指及示指末节屈曲，呈扇形张开，上肢屈曲内收呈拥抱状；②伸展型，小儿双上肢突然伸直外展，迅速落于床上，小儿有不快感。

存在时期：拥抱型 0～3 个月；伸展型 4～6 个月。

（3）非对称性紧张性颈反射（asymmetrical tonic neck reflex，ATNR）：当头部位置变化时，颈部肌肉及关节的本体感受器受到刺激，引起四肢肌紧张的变化。此反射 6 个月后残存是重症脑瘫患儿的常见表现。

检查方法：将小儿置于仰卧位，头保持正中位，检查者向一侧回旋其头部或逗引其头部转向一侧。

反应：颜面侧上下肢伸肌的肌张力增高，呈伸展位，后头侧上下肢屈肌肌张力增高，呈屈曲位。

存在时期：新生儿生后 1 周出现，2～3 个月最明显，4 个月后消失。

（4）对称性紧张性颈反射（symmetrical tonic neck reflex，STNR）：意义同非对称性紧张性颈反射，若残存会影响体位转换，并有可能使患儿四爬时呈兔跳样。也有脑瘫患儿在矫正反应未出现之前，应用该反射取得坐位及维持坐位平衡。

检查方法：将小儿置于俯悬卧位，检查者使其头部被动前屈与后伸。

反应：头部前屈时，上肢屈曲，下肢伸展；头背屈时，上肢伸展，下肢屈曲。

存在时期：生后 0～4 个月。

2. 矫正反射 又称为立直反射，是身体在空间发生位置变化时，主动将身体恢复立直状态的反射。立直反射的中枢在中脑和间脑，其主要功能是维持头在空间的正常姿势、头颅和躯干间、躯干与四肢间的协调关系，是平衡反应功能发育的基础。各种立直反射并不单独存在，而是相互影响，包括颈立直反射、迷路性立直反射、视性立直反射等，而临床中最为常用的是降落伞反射。

降落伞反射：此反射中枢在中脑，延迟出现或缺如，提示脑瘫或脑损伤；如果一侧上肢没有出现支撑动作，提示偏瘫或臂丛神经损伤。

检查方法：检查者双手托住小儿胸腹部，呈俯悬卧位状态，然后将小儿头部向前下方俯冲。

反应：小儿迅速伸出双手，稍外展，手指张开，类似防止下跌的保护性支撑动作。

存在时期：生后 6 ~ 7 个月出现，维持终身。

3. 平衡反应　是指当身体重心或支持面发生变化时，为了维持平衡所做出的应对反应。平衡反应为皮质水平的反应，随着平衡反应的成熟，身体能够为了适应重心的变化而出现一系列的调整。因此，平衡反应是人站立和行走的重要条件，大多在立直反射出现不久开始逐步出现和完善，终身存在。完成平衡反应不仅需要大脑皮质的调节，而且需要前庭、感觉及运动系统等综合作用才能完成。

坐位平衡反应：此反应中枢在大脑皮质。前方坐位平衡 6 个月左右出现，侧方坐位平衡 8 个月左右出现，后方坐位平衡 10 个月左右出现，终身存在。

检查方法：小儿处于坐位，检查者用手分别向前方、左右方向、后方推动小儿，使其身体倾斜。

反应：小儿为了维持平衡，分别出现两上肢迅速向前方伸出；倾斜侧上肢立刻向侧方支撑，另一侧上肢有时伸展；两手迅速伸向后方做支撑动作。

（五）运动性构音障碍的评定

运动性构音障碍是由于神经病变、与言语有关肌肉的麻痹、收缩力减弱或运动不协调所致的言语障碍。运动性构音障碍在脑瘫中常见类型为痉挛型构音障碍、失调型构音障碍、运动过强型构音障碍、混合型构音障碍。构音障碍检查一般分为构音器官检查和构音检查，构音器官检查一般分为呼吸、喉功能、面部、口部机制、硬腭、腭咽机制、舌、面部、口、下颌和反射的检查；构音检查指的是以普通话语音为标准音结合构音类似运动对语言进行系统评价。

（六）其他评定

其他评定包括智力功能的评定、气质和人格功能评定、关节稳定性的评定、感觉功能和疼痛的评定、平衡协调的评定及步态分析等。

二、活动与参与的评定

（一）运动功能方面的评定

1. 评定内容　粗大运动评定主要内容包括改变和保持身体姿势功能、移动运动功能、上肢的粗大运动功能、用下肢移动物体的功能、通过步行运动进行移动的功能、通过其他方式进行移动的运动功能，如爬行、跑、跳跃等活动能力和在不同场合进行移动的功能等。

精细运动评定主要内容包括用单手、手指和大拇指完成拾起、抓住、操纵和释放物体的协调动作能力，拉起或推物体、伸、转动或旋转手或手臂，抛、抓住等功能，用脚和脚趾完成移动和操纵物体的协调动作。

2. 评定方法

（1）粗大运动发育里程碑的指标：粗大运动（gross motor）发育是指抬头、翻身、坐、爬、站、走、跳等运动发育，是人类最基本的姿势和移动能力的发育。运动发育遵循以下顺序：头侧向尾侧的发育，即小儿的运动发育是从抬头、竖颈开始，逐渐向坐位、立位、步行、跑、跳发育；由近侧端开始向远侧端发育，即由中枢向末梢方向发育。婴幼儿期是运动发育最为迅速的时期,粗大运动发育被认为是其他发育的基础,具有非常重要的地位。婴幼儿姿势运动发育的特点如下。

1)俯卧位姿势运动发育

新生儿期:全身呈屈曲状态,手与足接近躯干,头部经常转向一侧,偶尔可有瞬间抬头,骨盆抬高呈头低臀高位。

2个月:可瞬间抬头至45°,两下肢稍外展,呈头臀同高位。

3～4个月:可用两肘支撑体重,胸部可离开床面,抬头45°～90°,下肢伸展或半伸展,呈头高臀低位。

5～6个月:前臂伸直,可用双手支撑体重,抬头达90°,胸部及上腹部离开床面,也可以上下肢均离开床面,呈"飞机"姿势,可由俯卧位翻身至仰卧位。

7～8个月:可用一只手支撑体重,另一只手抓玩具,可以腹爬。

9～10个月:腹爬发育成熟,开始手膝爬,又称为四爬。

11个月:可用手和脚支撑向前移动,称为熊步或高爬。

12个月:仍有高爬运动,开始取立位或开始步行。

2)仰卧位姿势运动发育

新生儿期:颜面向一侧或正中位,四肢屈曲或半屈曲状,左右对称或稍有非对称,此期以对称性屈曲姿势为主,称为第一屈曲期。

2～3个月:头可左右回旋,受非对称性紧张性颈反射影响,常呈非对称性的伸展模式,可从仰卧位翻身至侧卧位,称为第一伸展期。

4～7个月:头呈正中位,四肢对称性屈曲,手指随意动作明显,小儿可抓自己的脚送到口中,呈"手-口-足"姿势;可从仰卧位翻身至俯卧位,称为第二屈曲期。

8～9个月:头部自由活动,四肢自由伸展,躯干有回旋动作,可以灵活的左右翻身,以伸展姿势为主,称为第二伸展期。

3)坐位姿势运动发育

新生儿期:屈曲占优势,脊柱不能伸展,坐位呈全前倾状态,头不稳定。

2～3个月:扶持成坐位时脊柱向前弯曲呈半前倾姿势,头偶尔可竖直。

4～5个月:扶持成坐位时脊柱伸展,头部稳定,为扶腰坐阶段。

6个月:可以独坐,但需双手在前支撑,脊柱略弯曲,为拱背坐阶段。

7个月:脊柱伸展与支撑面成直角,是坐位的稳定阶段,称为直腰坐阶段。

8～9个月:直腰坐位稳定,可以自如回旋身体,拿物在坐位上自由玩,也可以由坐位变换成四爬位、俯卧位,称为自由坐位阶段。

4)立位姿势运动发育

新生儿期:存在阳性支持反射和自动步行。

2个月:阳性支持反射逐渐消失,双下肢不能支持体重。

3个月:可以短暂支持体重。

4～5个月:扶小儿腋下站立时下肢伸展并支持体重,可见足尖站立的状态。

5～6个月:扶持小儿腋下站立时两下肢可负荷体重并可出现跳跃动作,称为立位跳跃阶段。

7～8个月：扶持小儿腋下站立，多数可站立，髋关节不能充分伸展，称为扶站阶段。

9个月：小儿可抓物站立或抓住检查者的手自行站起，为抓站阶段。

10个月：扶物站立时可抬起一只脚，小儿可以扶物左右侧向行走。

12个月：可独站，部分小儿可独立步行。

（2）精细运动发育里程碑的指标：精细运动能力（fine motor skills）是指个体主要凭借手及手指等部位的小肌肉或小肌群的运动，在感知觉、注意等心理活动的配合下完成特定任务的能力。儿童抓握动作的发育一般包括抓握和释放两个方面，一般情况下抓握的发育要远远先于释放的发育。

新生儿：握持反射存在，呈持续握拳状态。

2～3个月：握持反射逐渐消失，手呈半张开状态，并可无意识抓到自己手附近的物品。

4个月：注视自己的手，两手可于中线接触，手可入口或手拿玩具入口。

5个月：主动抓物动作出现，但定位尚不准确，抓握方式为尺侧握。

6个月：可以准确抓握，此时抓握的方式是全掌抓握，并出现传递动作。

7个月：出现桡侧抓握，出现拇指、示指和中指三指协调抓握，这时物体与掌心之间可出现空隙。

8个月：仍为桡侧抓握，可用拇、示指拿起葡萄干大小物品。

9个月：出现拇、示指指腹对捏动作。

10个月：两只手出现协调运动，可以两手各握一物体互相敲击。

11个月：拇、示指指尖捏物，出现低级钳氏捏。

12个月：出现灵活钳氏捏。

15个月：可将小的物品放入杯中或瓶中。

18个月：可搭2～3层积木。

（3）Alberta 婴儿运动量表（Alberta infant motor scale，AIMS）：是一个通过观察来评定婴儿运动发育的工具，它避免了评定者对婴儿摆弄的操作所造成的误差。信度与效度都很高，与贝利-2婴儿发育量表的一致性效度为 0.97，与 Peabody 运动发育量表的一致性效度为 0.99。该量表包括 58 个项目，分为俯卧位、仰卧位、坐位及站立位 4 个亚单元，对每个项目依据"观察到"或"未观察到"进行评分，并计算出 AIMS 的原始分，然后，通过与常模比较，得出婴儿在同龄儿中所处的百分位，由此判断婴儿运动发育水平，适用于 0～18 个月的婴幼儿。但是，AIMS 仅仅可以识别测试时是否存在运动发育迟缓，其长期预测价值尚未明确。

（4）粗大运动功能评定量表（gross motor function measure，GMFM）：是对粗大运动进行量化评定的一种方法，主要测定脑性瘫痪儿童的粗大运动功能随时间的推移而发生变化的情况。

GMFM 量表可以量化评定脑瘫患儿的功能障碍和发育落后情况，具有客观、全面、可记录、可对比等优点。GMFM-88 包括 88 个项目，分 5 个能区：A 区（卧位与翻身）、B 区（坐位）、C 区（爬与跪）、D 区（站立位）、E 区（行走与跑跳）。每项采用 4 级评分法。GMFM 每一项都为 4 级评分：0 分，完全不能进行要求的动作；1 分，动作开始出现，只完成整个动作的 10% 以下；2 分，部分完成动作，可以完成整个动作的 10% ~ 90%；3 分，整个动作可以全部完成。GMFM-88 提供四种评分结果：①原始分，五个能区的原始分；②各能区百分比，能区原始分与各自总分相除，乘以 100%；③总百分比，五个能区原始分与各自总分相除，乘以 100% 之和再除以 5；④目标区分值，选定目标能区原始分与各自总分相除，乘以 100% 之和再除以选定能区数。

（5）精细运动功能评定量表（fine motor function measure，FMFM）：2003 年复旦大学附属儿科医院制定 FMFM，采用 Rasch 模型分析中的等级分模式创建，总共 61 项，分为 A 区（视觉追踪）5 项，B 区（上肢关节活动能力）9 项，C 区（抓握能力）10 项，D 区（操作能力）13 项，E 区（手眼协调）24 项。评分标准同样分为四级，3 分：完成项目，已经达到掌握动作的标准；2 分：完成一半以上的标准动作；1 分：完成 50% 以下的标准动作或表现出完成项目的动机；0 分：没有表现出完成项目的动机，总共 183 分，适用于 0 ~ 6 岁的儿童。

（6）Peabody 运动发育量表（Peabody developmental motor scale，PDMS）：与其他发育量表不同，该量表一开始就是特别为残障儿童设计的，将运动功能从低级到高级进行分类，并考虑到各种运动障碍的特点。该量表可对两侧肢体的功能分别测验。因此，该量表不仅可用于运动发育迟缓评价，也适用于脑瘫功能的评价，并可用于儿童运动康复的评定。Peabody 运动发育量表组件包括检查者手册、简图和总结表、检查者记录册、项目测试指导、运动发育图、运动训练方案、测试工具。测试内容由粗大运动和精细运动两大项组成，前者包括反射（8 项，< 12 个月）、姿势（30 项）、移动（89 项）、实物操作（24 项，≥ 12 个月）四项；后者包括抓握（26 项）和视觉 - 运动整合（72 项）两大项。评分标准分为三级：① 2 分，儿童在项目中的表现已经达到掌握标准；② 1 分，儿童在项目中的表现与掌握标准相似，但没有完全符合标准；③ 0 分，儿童不能尝试或没有尝试做某项目，或者其尝试未能显示出相应的技能正在形成。Peabody 测试结果有五种分数：原始分、相当年龄、百分位、分测试的标准分、综合发育商（包括粗大运动发育商和精细运动发育商）。

（二）交流能力的评定

1. 评定内容　主要内容包括理解能力及表达能力的评定。

2. 评定方法

（1）智力评定：常见的有格塞尔发育诊断量表及贝利婴儿发展量表。

（2）语言发育迟缓的评定：最为常用的是语言发育迟缓检查法（S-S 法，sign significance relations）。S-S 法从对"符号形式与指示内容关系""促进学习有关的基础性过程"和"交流态度"三个方面进行评定，并对其语言障碍进行诊断、评定、分类和针对性的治疗。原则上适合 1.5 ~ 6.5 岁的语言发育儿童。虽然有些儿童年龄已超过此年龄段，但语言发育未超过此年龄段，也可应用。

S-S 评定以言语符号与指示内容的关系评价为核心，分为 5 个阶段（表 6-3-2）。将评价结果与正常儿童年龄水平相比较，即可发现脑瘫儿童是否存在语言发育迟缓。

表 6-3-2　符号形式与指示内容关系的阶段

阶段	内容
第 1 阶段	对事物，事态理解困难
第 2 阶段	事物的基础概念
2-1	功能性操作
2-2	匹配
2-3	选择
第 3 阶段	事物的符号
3-1	手势符号（相关符号）
3-2	言语符号
	幼儿语言（相关符号）
	成人语言（任意性符号）
第 4 阶段	词句，主要句子成分
4-1	两词句
4-2	三词句
第 5 阶段	词句，语法规则
5-1	语序
5-2	被动语态

1）阶段 1：事物、事物状态理解困难阶段。此阶段语言尚未获得，并且对事物、事物状态的概念尚未形成，对外界的认识处于未分化阶段。此阶段对物品的抓握、舔咬、摇动、敲打，一般无目的性。

2）阶段 2：事物的基本概念。此阶段虽然也是语言未获得阶段，但是与阶段 1 不同的是能够根据常用物品的用途大致进行操作，对事物的状况能够理解，对事物开始概念化。包括从初级水平到高级水平的三个阶段，即阶段 2-1：事物功能性操作；阶段 2-2：匹配；阶段 2-3：选择。其中匹配与选择都是利用示范项进行操作，检查顺序不同，对儿童来说意义也不同，因此分为 2 项。

3）阶段 3：事物的符号阶段。符号形式与指示内容关系在此阶段开始分化。语言符号大致分为两个阶段：即具有限定性的象征性符号，也就是手势语阶段和幼儿语及与事物的特征限定性少的、任意性较高的成人语阶段。

阶段 3-1——手势符号：开始学习用手势符号来理解与表现事物。此阶段可以通过他人的手势开始理解意思，还可以用手势向他人表示要求等。

阶段 3-2——言语符号：是将言语符号与事物相联系的阶段。但是事物的名称并不都能用手势语、幼儿语、成人语来表达。①能用三种符号表达的，例如，"剪刀"用示指与中指同时伸开做剪刀剪物状（手势语）；手势语和"咔嚓、咔嚓"声同时（幼儿语）；"剪刀"一词（成人语）。②无幼儿语，只能用手势语及成人语表达（如"眼镜"）。③只能用幼儿语及成人语表达（如"公鸡"）。④仅能用成人语表达的。

4）阶段 4：词句、主要句子成分。本阶段能将某事物、事态用 2 ～ 3 个词组连成句子。此阶段中又按两词句和三词句分成两个阶段。

阶段 4-1——两词句：开始学习用 2 个词组合起来表现事物、事态的阶段。儿童在此阶段能够理解或表达的两个词句各种各样。在本检查法中仅举了四种形式即：[属性（大小）＋事物]、[属性（颜色）＋事物]、[主语＋宾语]、[谓语＋宾语]。

阶段 4-2——三词句：与阶段 4-1 相同，但考虑到句子的多样化，在此仅限定两种形式，

即 [属性（大小）+ 属性（颜色）+ 事物]，如大红帽子、小黄鞋等；[主语 + 谓语 + 宾语]，如妈妈吃苹果。

另外，在阶段 5 中也有三词句，但有所不同，阶段 4 的句型是非可逆句，主语与宾语不能颠倒，如"妈妈吃苹果"，不能为"苹果吃妈妈"。

5) 阶段 5：词句、语法规则。能够理解三词句表现的事态，但是与阶段 4-2 的三词句不同的是所表现的情况为可逆的。5-1 阶段为主动语态，如"乌龟追小鸡"。5-2 阶段为被动语态，此阶段中要求能理解事情与语法规则的关系，如"小鸡被乌龟追"等。

评定总结是将 S-S 法检查结果显示的阶段与实际年龄语言水平阶段进行比较，如低于相应阶段，可诊断为语言发育迟缓，各阶段与年龄的关系见表 6-3-3，表 6-3-4。

表 6-3-3　符号形式—指示内容的关系及年龄可通过阶段

年龄	1.5 ~ 2.0 岁	2.0 ~ 2.5 岁	2.5 ~ 3.5 岁	3.5 ~ 5 岁	5 ~ 6.5 岁
阶段	3-2 言语符号	4-1 主谓 + 动宾	4-2 主谓宾	5-1 语序规则	5-2 被动语态

表 6-3-4　基础性过程检查结果（操作性课题）与年龄阶段对照表

年龄	镶嵌图形	积木	描画	投入小球及延续性
5 岁以上			◇	
3 岁 6 个月至 4 岁 11 个月			◇、□	
3 岁至 3 岁 5 个月	10 种图形 10/10 +		+、○	
2 岁至 2 岁 5 个月	10 种图形 7/10 +	隧道		
1 岁 9 个月至 1 岁 11 个月	6 种图形 3/6 ~ 4/6	排列	∣、—	
1 岁 6 个月至 1 岁 11 个月	3 种图形 3/3 +	堆积		+
1 岁至 1 岁 5 个月				部分儿童＋

按交流态度分为两群：I 群，交流态度良好；II 群，交流态度不良。很多脑瘫儿童虽然智力发育障碍，但交流态度良好，例如，自己主动设法向别人示意，发现自己喜欢的东西时，就伸手去取，若拿不到，就让别人为他取；自己想做的事情，做不好时就哭，让别人帮忙。交流态度不良儿童特征：对他人向自己示意时反应少；他人存在的时候行动意识少；自己主动向他人示意少；能理解和使用符号，但不能恰当使用。

（三）日常生活活动能力评定

日常生活活动功能评定包括评定各种日常生活活动的自理能力，如盥洗自身、护理身体各部、如厕、穿着、吃、喝、照顾个人的健康、照顾个人安全等。常用的评定量表包括残疾儿童能力评定量表中文版、儿童功能独立性评定量表及中国康复研究中心制定的脑瘫儿童日常生活活动能力评定量表。

1. 残疾儿童能力评定量表中文版（Chinese version of pediatric evaluation of disability inventory，PEDI）　适用于 6 个月至 15 岁的儿童及其能力低于 15 岁水平的儿童，评定其自理能力、移动能力和社会功能三个方面活动受限情况和程度及功能变化与年龄间的关系，特别是在评定早期或轻度功能受限情况更具优势，而且包含了看护人员的评分，这在其他量表中没有。该量表能有效地评定残疾儿童每个领域或能区的损伤情况、判断康复疗效、制订康复计划和指导康复训练。

2. 儿童功能独立性评定量表（functional independence measure，WeeFIM）是从实用角度对在独立生活中反复进行的最必要的基本活动进行评定，是对患儿综合活动能力的测试，可评定躯体、言语、认知和社会功能。该表具有可靠的信度和效度，目前在国外已被广泛应用，对残疾儿童的功能评定、协助制订康复计划和判断疗效都有重要作用。

3. 脑瘫儿童日常生活活动能力评定量表　内容包括个人卫生动作、进食动作、更衣动作、排便动作、器具使用、认识交流动作、床上动作、移动动作、步行动作九部分，共50项（表 6-3-5）。

表 6-3-5　脑瘫患儿日常生活活动能力评定量表

动作	得分	动作	得分
一、个人卫生动作		1. 大小便会示意	
1. 洗脸、洗手		2. 会招手打招呼	
2. 刷牙		3. 能简单回答问题	
3. 梳头		4. 能表达意愿	
4. 使用手绢		认识交流动作（7 岁后）	
5. 洗脚		1. 书写	
二、进食动作		2. 与人交谈	
1. 奶瓶吸吮		3. 翻书页	
2. 用手进食		4. 注意力集中	
3. 用吸管吸吮		七、床上动作	
4. 用勺叉进食		1. 翻身	
5. 端碗		2. 仰卧位←→坐位	
6. 用茶杯饮水		3. 坐位←→膝立位	
7. 水果剥皮		4. 独立坐位	
三、更衣动作		5. 爬	
1. 脱上衣		6. 物品料理	
2. 脱裤子		八、移动动作	
3. 穿上衣		1. 床←→轮椅或步行器	
4. 穿裤子		2. 轮椅←→椅子或便器	
5. 穿脱袜子		3. 操作手闸	
6. 穿脱鞋		4. 乘轮椅开、关门	
7. 系鞋带、扣子、拉锁		5. 移动轮椅前进	
四、排便动作		6. 移动轮椅后退	
1. 能控制大小便		九、步行动作（包括辅助器具）	
2. 小便自处理		1. 扶站	
3. 大便自处理		2. 扶物或步行器行走	
五、器具使用		3. 独站	
1. 电器插销使用		4. 单脚站	
2. 电器开关使用		5. 独自行走 5m	
3. 开、关水龙头		6. 蹲起	
4. 剪刀的使用		7. 能上下台阶	
六、认识交流动作（7 岁前）		8. 独行 5m 以上	
总　　分		签　　名	

评分标准：能独立完成，每项 2 分；能独立完成，但时间较长，每项 1.5 分；能完成，但需辅助，每项 1 分；两项中完成 1 项或即便辅助很难完成，每项 1 分；不能完成，每项 0 分。

轻度障碍：75 ~ 100 分；中度障碍：50 ~ 74 分；重度障碍：0 ~ 49 分。

（四）其他评定

其他评定主要包括教育评定及经济生活评定。

三、环境评定

环境评定主要包括产品和技术评定、矫形器和辅助用具评定、家庭对患儿的支持情况，卫生专业人员情况及亲属态度评定，如了解进食和营养情况、矫形器和辅助用具适配情况、家庭主要成员对患儿的支持情况、康复专业人员对患儿的支持情况及直系亲属家庭成员对患儿疾病的认识情况等，这些情况在很大程度上影响着患儿的治疗效果，对患儿的身心发展也有着重要的意义。

（高　晶　袁俊英）

第四节　康复治疗

一、脑性瘫痪康复的基本原则和治疗策略

脑性瘫痪（简称脑瘫）康复的基本目标并不是治愈及完全正常化，而是通过医疗、教育、职业、社会等康复手段，使脑瘫患儿在身体、心理、职业、社会等方面达到最大程度的恢复和补偿。

（一）脑瘫康复的基本原则

脑瘫康复的基本原则主要有早期发现异常表现、早期干预；综合性康复；康复训练与日常生活相结合；康复训练与游戏相结合；集中式康复与社区康复相结合。

（二）不同年龄段康复治疗策略

不同年龄段脑瘫儿童处于生长发育的不同生理、心理、社会功能阶段，运动功能与障碍程度及环境状况也不尽相同。根据上述特点和规律，应关注和重视不同年龄段脑瘫儿童康复治疗目标的制订及康复策略的选择。

1. 婴儿期策略　以神经发育学技术、感觉运动与感觉整合技术为主，建立正常的运动功能，抑制异常的运动模式，促进婴儿身心全面发育。

2. 幼儿期策略　此期康复治疗的重点是发展运动功能、重视心理、社会功能发育，建议采取丰富多彩的康复治疗措施。

3. 学龄前期策略　此期脑瘫儿童主动学习能力增强，对技巧性和操作性的运动具备了一定程度的学习能力，可选择主动运动及诱导训练、引导式教育、马术治疗等。

4. 学龄期策略　此阶段主要目标是适应学校的环境，重点是认知与文化的学习，应加强精细运动、ADL、设计和开展文娱体育训练。

5. 青春期策略　根据情况采用辅助支具或手术治疗，提高患儿 ADL 及职业能力，帮助其更好回归社会。

二、物理治疗

物理治疗（physical therapy，PT）是研究如何通过各种类型的功能训练、手法治疗，并借助电、光、声、磁、冷、热、水、力等物理因子来提高人体健康，预防和治疗疾病，恢复、改善或重建躯体功能的一种康复治疗方法。物理治疗可以分为两大类，一类是以功能训练和手法治疗为主要手段，称为运动治疗或运动疗法；另一类是以各种物理因子为主要手段，称为物理因子治疗或理疗。

（一）运动疗法

运动疗法是指以生物力学和神经发育学为基础，采用主动和被动运动，通过改善、代偿和替代的途径，旨在改善运动组织（肌肉、骨骼、关节、韧带等）的血液循环和代谢，促通神经肌肉功能，提高肌力、耐力、心肺功能和平衡功能，减轻异常压力或施加必要的治疗压力，纠正躯体畸形和改善运动功能障碍。在脑瘫的康复训练中，常用的运动疗法有Bobath疗法、Rood刺激疗法、Vojta疗法等。

1. Bobath 疗法

（1）促通头部控制能力的训练：头部控制能力在很大程度上影响了小儿的整体运动发育。小儿良好的头部控制能力是高一级的运动发育基础，头部的姿势异常也可导致全身的姿势与运动异常。因此，头部控制训练是脑瘫康复治疗中最首要解决的问题之一。

1）头部的抗重力伸展训练：正常小儿大约在2个月可以完成双肘支撑抬头45°的动作。脑瘫患儿由于迷路性翻正反应不充分，紧张性迷路反射存在，此时会出现面部及双膝同时支撑体重，屈肌占优势。头部的抗重力训练可以利用Bobath球进行，具体方法为，使患儿取俯卧位，双肘支撑于Bobath球上，在患儿头部上方30 cm左右的位置放置患儿感兴趣的玩具，将球向前方滚动，带动患儿身体随之移动，以诱发抬头运动。在家庭中，母亲可半躺于床上，患儿俯卧在母亲胸前，母亲用目光及语言诱发患儿抬头（图6-4-1）。

2）头部的抗重力屈曲训练：患儿取仰卧位，治疗师坐在患儿对面，双手握住患儿双肩，缓慢拉起患儿，并诱导其抬头，在头与躯干仍能保持在一条直线上的最大角度时，停留片刻。如果患儿肩周围肌群张力低下，应避免牵拉其手及前臂，以防肩关节脱位；如果患儿有部分抗重力屈曲的能力，治疗师可握住其双肘或双手，从仰卧位将其拉起，以诱导主动抬头（图6-4-2）。

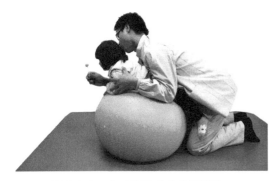

图6-4-1　头部的抗重力伸展训练

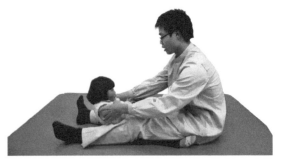

图6-4-2　头部的抗重力屈曲训练

　　3）头部的回旋活动训练：患儿俯卧于大球上，使其身体向一侧倾斜，此时使患儿倾斜下侧的上肢支撑于球面上。如果患儿未出现头部的回旋与屈曲，治疗师可从患儿肩的部位将其上侧上肢向自己的方向牵拉，促通头的屈曲与回旋，左右交替操作（图 6-4-3）。

　　4）俯卧位抬头与双手支撑训练：手支撑直接影响四爬等动作。如果患儿不能维持手支撑抬头，就无法完成重心后移，将影响后期向坐位与四爬位姿势的转换。训练时患儿取俯卧髋关节伸展位，治疗师双腿支撑患儿骨盆，双手控制患儿双肘关节使其伸展。训练时提醒或引逗患儿抬头。头部上抬，双上肢支撑能力获得后可进行重心转移训练，如治疗师扶持患儿一侧肘关节使其保持手支撑，诱导患儿上抬对侧上肢，反复交替进行。

　　（2）躯干的训练：躯干的控制基础是头部获得充分的控制，但两者在发育之中有重合之处。

　　1）促通俯卧位上躯干屈曲与伸展统合的训练：患儿取俯卧位，肘或手支撑体重，肘支撑点的位置要在肩部垂直于床面的垂直线前方，这样可以增加肩关节的外旋程度（图6-4-4）。在这种位置上稍稍外展肩部，就可以使体重向侧方移动。

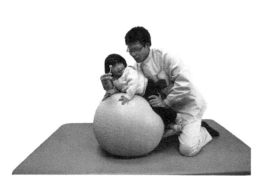

图 6-4-3　头部的回旋活动训练

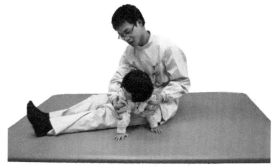

图 6-4-4　促通俯卧位上躯干屈曲与伸展统合的训练

　　2）促通仰卧位上躯干屈曲与伸展统合的训练：患儿取仰卧位，治疗师用双膝支撑患儿骨盆使其上抬，将患儿的上肢向下方及侧方牵拉，然后分开患儿的两手指，放于其两膝部位，治疗师用拇指支持患儿的手与下肢。为了强化膝关节的伸展，治疗师将一根手指放在患儿的大腿部即膝关节上部的股四头肌上，然后向两侧方摇动患儿的身体，操作时注意保持颈部肌肉的充分伸展。

　　（3）促通翻身的训练：仰卧位上的训练方法为，翻身是否能够完成在很大程度上影响到小儿的发育及躯干的回旋。较为常见的操作方法为，以向左侧翻身为例，治疗师在患儿左侧用一只手从腋窝部使左侧上肢上举，另一手放于患儿的右侧臀部，向对侧推动小儿身体，使身体产生回旋，翻身向俯卧位。诱导患儿从俯卧位向仰卧位翻身，同样以向左侧翻身为例，先上举左侧上肢，治疗师用一只手扶持之，另一只手推动患儿右侧臀部或肩部使身体回旋，产生翻身运动（图 6-4-5）。

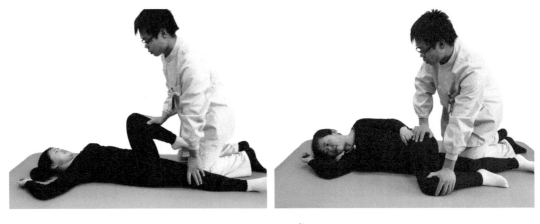

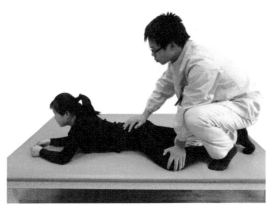

图 6-4-5　促通翻身训练

（4）促通坐位的训练

1）坐位时躯干调整能力训练：患儿取坐位，治疗师坐于患儿后方并握住患儿两侧骨盆，令其重心向各方向移动，调整患儿骨盆、腰椎向各个方向倾斜和弯曲，并进行各方向的回旋动作以诱发出轴性的旋转动作。操作时应循序渐进，适当控制力度及幅度。训练可同时增强患儿头部控制能力及腹肌收缩能力。

2）圆滚上坐位训练：患儿骑跨坐于圆滚上，治疗师坐于后方，支持患儿两上肢，用腹部顶住患儿的背部使其脊柱伸展，治疗师通过自身身体的控制使患儿身体向前、后、左、右方向倾斜，诱导患儿出现自主的矫正反应（图 6-4-6）。

（5）促通四爬位的训练

1）从侧坐位到四爬位的转换：从侧坐位自如地转换为四爬位是进行四爬的基础，需要良好的躯干回旋能力。操作时治疗师用自己的膝部支持患儿臀部，两手支持患儿肩部，诱发患儿身体向前，臀部抬起。从侧坐位向四点支持位方向伸出上肢，形成四点支撑位（图 6-4-7）。

2）四点支撑的训练：膝手立位作为身体抗重力上抬离开地面的一个重要阶段，标志着躯干与骨盆及四肢之间的运动分离能力和骨盆离开地面上抬抗重力能力的获得。原始反射的存在及姿势的异常，常会导致脑瘫患儿出现膝手不能平均负重。治疗师帮助患儿形成稳定的四点支撑位后，进行前后重心转移训练，并在此基础上，进行三点支撑维持平衡的训练（图 6-4-8）。

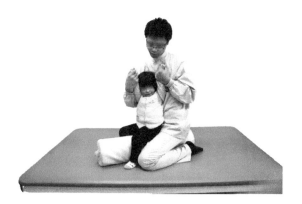

图 6-4-6 圆滚上坐位训练

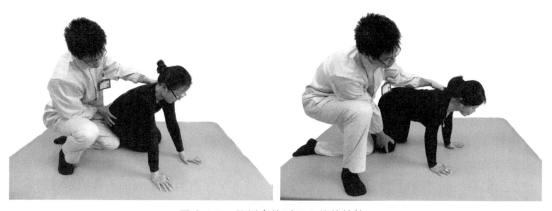

图 6-4-7 从侧坐位到四爬位的转换

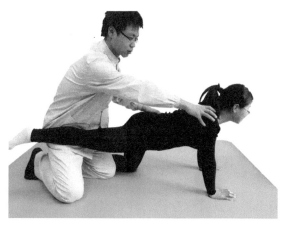

图 6-4-8 三点支撑的训练

（6）促通立位及步行的训练：能否独立行走通常是脑瘫患儿家长最关心的问题。直立行走也是人类抗重力伸展姿势达到的最高阶段。训练中患儿取立位，治疗师站于患儿身后，两手张开，手指伸展支持患儿的肩及胸部，使患儿得到确实的姿势控制。如果患儿需要进一步的支持，治疗师可以通过躯干和下肢抵在患儿的髋关节和后背上来完成。当患儿迈步向前，重心在两下肢移动时，治疗师将患儿未负荷体重侧的肩或躯干在对角线上推向下方，然后促通负荷体重侧下肢的重心向前方移动，并将处于摆动期一侧的骨盆推向前方。在训练中，应逐步提高患儿步行的主动控制能力（图6-4-9，图6-4-10）。

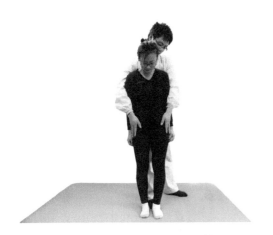

图6-4-9　促通立位训练

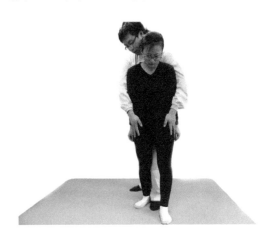

图6-4-10　促通步行训练

（7）异常姿势的矫正

1）头背屈：脑瘫患儿由于颈后部肌群痉挛在仰卧位拉起时出现头背屈，在俯卧上出现头部被动上举。治疗时患儿取仰卧位，治疗师面对患儿用两前臂压住患儿双肩，两手放于患儿头的后侧向上牵拉颈后部肌群。此手法不适用于伴有肩胛后缩的头背屈脑瘫患儿。

2）坐位骨盆后倾：痉挛型双瘫或者四肢瘫的患儿取长坐位时，由于腘绳肌痉挛或屈曲挛缩，导致坐位支点后移至骶尾骨，需要通过躯干向前方倾斜，来维持坐位稳定，从而使脊柱过度的后弯，呈现"拱背坐"。在治疗及平时日常生活中，除牵拉腘绳肌降低其肌张力外，还应尽量使其保持端坐位，纠正其坐位支点至坐骨结节。

3）膝过伸：又称为膝反张，表现为膝关节向后成角。根据膝反张程度，分为轻度（10°以下）、中度（10°～30°）和重度（30°以上）。根据有无关节结构的破坏可分为功能性膝过伸和器质性膝过伸。脑瘫患儿出现膝过伸常见的原因有尖足代偿；膝关节周围韧带松弛；股四头肌和（或）腘绳肌无力；一侧下肢无力、对侧下肢代偿性出现膝反张；股四头肌肌张力过高等。膝过伸是一种严重的畸形，其治疗效果相对较慢，耗时较长。治疗的时候除了利用矫形器等使膝关节保持一定的屈曲角度外，更关键的是纠正原发病因，相对于治疗其预防的意义更大。

2. Rood 疗法　归类于神经发育学疗法。理论基础为利用温、痛、触、视、听、嗅等多种感觉刺激调整感觉通路上的兴奋性，以加强与中枢神经系统的联系，达到神经运动功能重组的目的。正确的感觉输入是产生正确运动反应的必要条件，感觉性运动控制是建立在发育的基础之上，并逐渐发展起来的。因此，治疗必须依据患儿个体的发育水平，循序渐进地由低级感觉性运动控制向高级感觉性运动控制发展。通过感觉刺激，增加感觉和运动功能；通过各种感觉刺激促进肌肉、关节功能从而增加运动能力。

操作方法如下。

（1）应用皮肤、本体感受器等刺激促进和抑制肌的收缩：促进方法包括触觉刺激、本体感受器的刺激、特殊感觉刺激；抑制方法包括轻微的关节挤压、肌腱附着点的挤压、脊神经背侧后基支皮肤支配区的推摩、持续的牵伸、缓慢地将患儿由仰卧位或俯卧位转至侧卧位，适中的温热刺激，低强度的特殊感觉刺激等。

（2）肢体承重：沿肢体长轴给予关节较深的挤压和加压，促通深部肌群，增加姿势稳定，抑制痉挛肌肉。

（3）运动：承重肢体远端在承重结束后进行一些简单运动。

（4）根据个体发育规律开展运动控制能力的训练：将促进和抑制肌肉收缩的康复治疗结合在有意义的运动控制中，增加运动技巧。

（5）特殊感觉刺激：利用听觉和视觉的刺激达到促进及抑制中枢神经系统的目的。

（6）改善吞咽和发音障碍的刺激：将温度刺激等应用在口、面部和咽喉部，促进发音和吞咽功能。

Rood 疗法强调有控制的感觉刺激，按照个体的发育顺序，通过应用某些动作的作用引出有目的的反应，脑瘫患儿多伴有运动感觉障碍，严重影响了治疗效果，因此作为神经发育学疗法之一的 Rood 治疗技术也可以配合 Bobath 治疗技术对脑瘫患儿进行治疗。

3. **Vojta 疗法**　是 Vojta 博士根据自己多年研究创立的，使患儿取一定的出发姿势，治疗师对其身体特定部位给予压迫刺激，诱发出反射性翻身与反射性腹爬两个移动运动的手法。Vojta 疗法对各年龄组、不同类型脑瘫患儿均有效，但对 1 岁以内轻度且尚未实现翻身和腹爬功能的患儿疗效更为显著。

（1）反射性腹爬（reflex-kriechen，RK）：是在俯卧位姿势下，促进头部回旋上抬、肘支撑、手支撑、膝关节支撑等功能，以及促进爬行的刺激手法（图 6-4-11）。

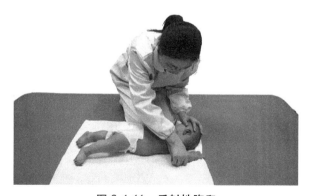

图 6-4-11　反射性腹爬

1）出发姿势：患儿取俯卧位，头颈躯干保持在一条直线上，颜面向一侧回旋30°，头略前屈，后头侧前额抵床，颈部伸展，肩胛、髋部与床面平行。

颜面侧上肢：肩关节上举110°～135°，外展30°，肘关节屈曲40°，手在肩的延长线上，手指半张开。

后头侧上肢：肩关节内收、内旋，位于躯干一侧，肘关节伸展，前臂旋内，手指半伸展。

颜面侧下肢与后头侧下肢：髋关节外展、外旋30°，膝关节屈曲40°，踝关节取中间位，足跟在坐骨结节延长线上。

2）主诱发带：分布在四肢远端。

颜面侧肱骨内上髁：向肩胛骨内侧、背侧、尾侧三个方向给予刺激。

颜面侧股骨内侧髁：向股骨方向的内侧、背侧进行压迫刺激。

后头侧上肢前臂桡骨茎突上1cm处：向背侧、外侧、头侧三个方向给予刺激，与上肢外展、前臂移动相对抗。

后头侧下肢跟骨：向膝关节方向的内侧、腹侧、头侧三个方向给予刺激。

3）辅助诱发带：分布在躯干伸肌群部位。

肩胛骨内缘下1/3处：向颜面侧肘关节方向头侧、腹侧、外侧三个方向给予刺激，使内收肌伸展，肩胛骨内收。

颜面侧髂前上棘：向内侧、背侧、尾侧三个方向给予刺激，使腹斜肌收缩，下肢屈曲。

后头侧臀中肌处：向颜面侧膝关节内侧、腹侧、尾侧三个方向给予刺激，使臀中肌收缩，髋关节内收、外展。

后头侧肩峰：向内侧、背侧、尾侧给予抵抗，使胸大肌伸展。

后头侧肩胛骨下角下7～8肋间：向颜面侧肘关节内侧、腹侧、头侧给予压迫刺激，使肋间肌与横膈肌伸展。

使用辅助诱发带的主要目的是促进肌肉收缩活动增加；对移动运动给予抵抗，调节运动方向，使肌肉持续性收缩。并且要注意，只有利用主诱发带刺激并出现反应后，才可以使用辅助诱发带。

（2）反射性翻身（reflex-umdrechen，RU）：是诱导患儿从仰卧位翻向侧卧位，用一侧上肢支撑体重诱发坐起功能的一种刺激手法（图6-4-12）。

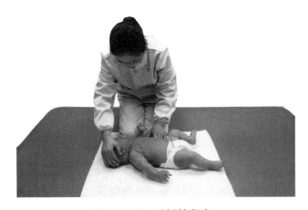

图 6-4-12　反射性翻身

1）出发姿势：患者仰卧，头部正中或向一侧旋转 30°，颈部伸展，头略前屈，颜面侧上肢伸展，后头侧上肢屈曲，两侧下肢轻度外展外旋，髋关节与膝关节呈轻度屈曲，头部、颈部、躯干呈一条直线。

2）主诱发带：颜面侧乳头下两横指处，可以上、下、左、右移动 1cm；向脊柱方向的内侧、背侧、头侧给予压迫刺激。

3）辅助诱发带：后头侧肩峰，刺激方向与主诱发带刺激方向相对。

（二）物理因子治疗

物理因子治疗是应用电、光、声、磁和热动力学等物理学因素结合现代科学技术治疗患者的方法。在脑瘫儿童康复治疗中，比较常用的有功能性电刺激、生物反馈疗法、重复经颅磁刺激技术、水疗、蜡疗等。

1. 功能性电刺激 （functional electrical stimulation FES） 是通过一定强度的低频脉冲电流，按照预先设定的治疗程序，刺激完整的外周运动神经，诱发肌肉收缩运动或模拟正常的自主运动来代替或矫正器官及肢体已丧失的功能，达到提高功能性活动的一种疗法。功能性电刺激可以产生即刻的功能性活动，如上肢瘫痪可产生即刻的抓握动作；下肢瘫痪可产生功能性行走；吞咽障碍可产生吞咽动作等。多数脑瘫等运动障碍患儿由于受肌张力的影响，主动运动功能减弱或消失，严重影响肌肉营养状况，引起肌肉血液循环不良，可通过功能性电刺激疗法调节肌肉组织的生物化学特性，辅助康复治疗。

2. 生物反馈疗法　是指将人们正常意识不到的肌电、皮温、心率、血压等体内功能变化，借助电子仪器，转变为可以意识到的视听信号，并通过指导和自我训练让患儿根据这些信号，学会控制自身不随意的功能，用于防治疾病和康复训练。该疗法可增强肌力、降低肌张力、增加肌肉的协调性、加强感觉反馈、促进脑功能重组，辅助肢体功能恢复。

3. 重复经颅磁刺激技术 （repetitive transcranial magnetic stimulation，rTMS） 运用于治疗脑瘫患儿的主要机制可能是，重复经颅磁刺激技术通过影响一系列大脑神经电活动和代谢活动增强神经可塑性，改善局部血液循环；重复经颅磁刺激技术作用于大脑皮质运动区可以通过皮质脊髓束抑制脊髓水平的兴奋性，降低 α 和 γ 运动神经元的兴奋性，从而降低肢体肌张力，缓解痉挛。

4. 水疗　利用水的物理特性使其以各种方式作用于脑瘫患儿，促进康复的方法。通过水中的温度刺激、机械刺激和化学刺激来缓解肌痉挛，改善循环，增加关节活动度，增强肌力，改善协调性，提高平衡能力，纠正步态等。尤其可增加小儿训练的兴趣，使其树立自信心，对其智力、个性发展均有帮助。

5. 蜡疗　是利用加热熔解的石蜡作为温热介质，敷于局部将热能传导到机体，适合于脑瘫患儿的康复治疗。石蜡具有良好持久的温热效应，使局部皮肤毛细血管扩张，促进肢体的血液循环，改善肌肉营养，减少肌肉中的蛋白质消耗，松解粘连，使挛缩的肌腱软化、松解，同时蜡在冷却过程中体积逐渐缩小，对皮下组织起局部机械压迫作用，松弛患儿关节韧带、肌肉、肌腱，从而扩大关节活动度，降低肌张力，建立正常的运动模式，提高脑瘫患儿的生活质量。

三、作业治疗

作业治疗(occupational therapy, OT)是应用有目的的、经过选择的作业活动,对身体上、精神上、发育上有功能障碍或残疾,以致不同程度的丧失生活自理和职业劳动能力的患者进行治疗和训练,使其恢复、改善和增强生活、学习和劳动能力。

儿童作业疗法主要针对脑瘫、脑炎后遗症及其他残疾的患儿,通过专门训练、游戏、集体活动等促进患儿感觉运动技巧的发展,掌握日常生活活动技能、提高社会生活能力。在治疗中应重视利用各种游戏、玩具、矫形器等和父母关怀及影响的作用来作为治疗手段。

(一)促进上肢功能发育的训练

1. 促进上肢粗大运动功能训练

(1)促进上肢粗大运动功能训练的原则:①先训练儿童获得良好的坐位平衡与保持良好坐位姿势的能力,或在训练时,提供儿童适当的座椅和桌子,以帮助其获得良好的姿势控制;②从事单侧手活动时,要将另一侧手摆放在恰当的位置上,以帮助儿童维持正确的姿势与肌肉张力,这点对不随意运动型脑瘫儿童特别重要;③考虑操作物件的大小、质地、重量与形状。因为手运动控制开始于感觉输入,不同的感觉探索有利于促进手功能发展;④鼓励采用双手性活动,且保持正中位活动;⑤动作难度应设置在儿童通过努力就能完成的范围。

(2)训练内容:①促进手臂与肩胛带的分离动作;②增加肩胛带的自主控制,提高上肢的稳定性;③诱发手到口的动作;④诱发肘关节的伸直;⑤诱发双手在中位上的活动。在训练中,脑瘫儿童肩关节由于痉挛的影响,常有内收、内旋的表现,导致患儿肩关节活动度、运动的灵活性和协调性均受到影响。对肩关节内旋位挛缩的牵拉治疗时,患儿取仰卧位,治疗师首先将患儿肩关节外展90°,然后一只手握住这侧上肢的前臂,另一只手固定其上臂,并以肘关节为轴外旋肩关节,并在动作末端保持数秒(图6-4-13);对出现肘关节屈曲挛缩者,应对其进行牵拉训练:患儿取坐位,治疗师用一只手握住患儿手掌心,将其肩关节前屈90°,另一只手辅助其肘关节使之充分伸展,顺势用握患儿手的那只手将患儿腕关节背屈90°(图6-4-14)。

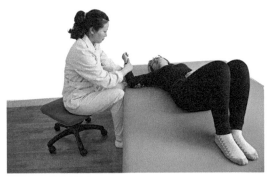

图6-4-13　对肩关节内旋位挛缩的牵拉

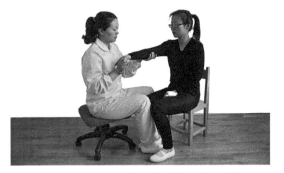

图6-4-14　对肘关节屈曲挛缩的牵拉

2. **促进手精细功能训练**　手部动作的发育是由握到伸，从笨拙到灵活，因此，手部动作的训练必须按发育的顺序进行。手的动作包括抓、捏、释放及手内操作等。释放物体的发育比抓握能力要晚。正常婴幼儿 5 个月时可以出现主动抓握动作，13 个月左右时出现有意识的释放。

（1）抓握的训练：许多患儿表现为拇指内收，其余四指屈曲，手呈握拳状态，腕关节的屈曲。由于手指不能伸展，所以很难抓住东西。针对这些可以做如下训练：向桡侧方向外展大拇指，用一只手通过掌心握住，然后将腕关节背屈并施加一定压力，保持数秒钟，待患儿手伸展后，治疗师可以把玩具放在他手中，并稍用力握患儿的手，促进患儿拿住玩具（图 6-4-15）。

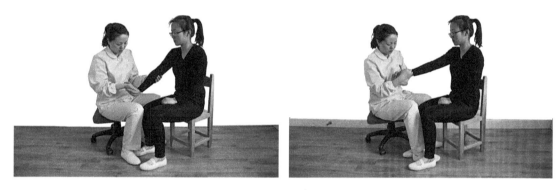

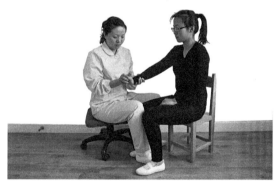

图 6-4-15　**抓握训练**

（2）释放的训练：在前面抓物训练的基础上，治疗师可选择一些拿起并放下东西的连续动作让患儿练习，如套圈游戏、捡小食丸等的训练。

（3）手 - 眼协调的活动：可用不同大小、形状颜色的圈子套放在相应大小、形状、颜色的物件上，或移动算盘珠。抓滚动的球，套杯扣上弦小玩具。插木钉，插棒棒糖，插雪花片，搭积木，串珠钓鱼，形状匹配，走迷宫，看镜子摸自己的五官，水果切切，套杯互相倾倒，打地鼠，弯腰捡拾物体放入指定的盒子里，手指画，涂色。

（4）用于手指分离性运动控制的活动：可训练拇、示两指捡拾小玩具、珠子或豆子，并将其放入狭小开口容器内，或投掷硬币。剪纸、橡皮泥、拧螺丝、拧瓶盖等，往手指上套卡通指环。使用需要个别手指控制的玩具或用品，如琴键、笛子、计算机键盘等；单个手指的游戏，可用眼睛或不用眼睛来引导，并保持其他手指弯曲在手掌内，或翘起单个手指并摆动。

（5）与日常生活活动相结合的活动：如用勺或筷子进食；洗脸、刷牙、梳头；拉拉链、扣纽扣、系鞋带；书写练习等。

（二）促进感知认知功能发育的训练

像脑瘫这样的运动障碍儿童，在感觉运动的初期未能充分体验感觉和运动的相互作用，也不能进行感觉和运动的新的、协调的活动，因此不能在自己的周围空间中自由地进行各种操作。具体训练方法：①对空间认知和身体映像的训练；②对图形及背景的认知训练；③知觉运动功能发育中的各种因素；④感觉统合训练。

促进认知功能的发育的作业治疗包括注意力、记忆力、计算能力、综合能力、推理能力、抄写技能、社会技能、交流技巧的作业活动训练。脑瘫患儿通过促进认知功能作业活动可以集中精神，提高注意力，增强记忆。趣味训练用具的使用可以增强患儿训练的兴趣，保持患儿最佳注意力，充分调动其作业活动的主动性和积极性，使患儿在愉悦的氛围中完成训练计划。

（三）日常生活动作训练

日常生活活动能力是指人们为了维持生存及适应生存环境而每天必须反复进行的、最基本的、最具有共性的活动，包括衣、食、住、行、个人卫生等动作和技巧。

家庭与社会对脑瘫儿童康复最基本的要求是患儿生活可以自理，然而脑瘫儿童在日常生活活动方面常需要很多的照顾，因此，在治疗过程中，应采取一切可行的方法来提高该方面的技巧与能力。儿童通过在他人指导下的反复练习、模仿和逐步学习，最终实现日常生活中最大程度的功能独立。根据作业治疗的特点，对脑瘫儿童的作业治疗着重训练儿童随意地、有目的地、有效地使用上肢和手，最大限度地提高其生活自理能力，改善其感知、认知能力，培养其学习与社会交往能力。

由于运动、感觉、语言、智力等障碍，限制了患儿的日常活动能力，如进食、穿衣、修饰和其他自理活动。表现为饮食困难、穿衣困难、体位转换困难、移动困难、如厕困难等一系列问题，对此可以对患儿进行进食训练、更衣动作训练、个人卫生活动训练、学习动作训练等，这些训练最好结合辅助器具在日常生活场景中进行训练。

四、语言治疗

语言障碍是脑瘫儿童常见的并发障碍，其发生率约占脑瘫儿童的38%。不仅阻碍了患儿的语言交流，也会影响他们今后的生活、学习，是脑瘫儿童致残的重要原因之一。常见语言障碍主要有语言发育迟缓和运动性构音障碍。

（一）语言发育迟缓训练

语言发育迟缓主要是由于中枢神经系统损伤而造成的对语言的理解与表达方面的障碍。在脑瘫儿童当中，语言发育迟缓的发病率很高，主要表现在对语言的理解和表达上均落后于正常的同龄儿童。

语言发育迟缓的训练方法应根据患儿具体情况及评定结果进行。其训练方法如下。

1. 符号形式与指示内容关系的训练

（1）阶段 1 的训练：此阶段儿童对事物、事态的概念尚未分化，对外界的刺激尚不能充分理解，训练时利用各种方法使儿童能充分注意外界的人与物的存在。常用的训练方法：注意力训练，可采用听觉、触觉、视觉的刺激来训练；对事物的持续记忆训练，建立事物恒存概念，如将玩具放入盒中让儿童找；促进视线接触的游戏，如逗笑、举高等通过游戏加强儿童注视，促进意识传递；事物的操作，学习对外界的事物进行某种操作而引起变化的过程，如抓握、投环等。

（2）阶段 2 的训练：训练儿童能对日常事务有基本的理解，具有事物的匹配、选择能力，并能听懂事物的名称和要求。其训练方法：事物基础概念的学习训练，如让儿童通过模仿懂得日常用品（如电话、帽子等）的用途；多种事物的辨别学习训练，以形式特性为基础的操作课题，如将不同大小的小球分组；以功能特性为基础的操作课题，如将混放的动物、蔬菜分开等。

（3）阶段 3 的训练：第 3 阶段是事物的符号形式形成阶段。由符号形式形成到言语理解再到言语表达。训练方法：手势符号的训练，即通过手势符号表达意愿、与他人进行非语言的交流，适用于言语符号的理解与表达尚未掌握或言语符号理解尚可，但不能表达的儿童；改善理解力的训练，以日常生活中接触较多的物品（杯、衣服等）、食物和交通工具等儿童感兴趣事物的词汇为主，从早期已学会手势符号的词汇开始，逐渐向言语符号过渡；结合游戏训练，如在儿童面前放 3～4 种物品的图片，训练者说物品的名称，让儿童选择，进行理解训练，进一步可增加图片的数目或物品的类别，从而增加训练的难度；口语表达训练，对能模仿言语的儿童，应促进其主动口语表达。口语表达要与理解水平相适应，一般来说，语言理解先行于口语表达，根据儿童语言理解阶段不同，制订相应的口语表达训练目标和选择训练课题。基本顺序是从口语模仿到主动表达，再进一步到生活使用。训练过程中可用手势符号及文字符号作为辅助形式，逐渐发展到单纯用言语符号表达，当言语符号获得困难时，可考虑使用代用性交流手段。

（4）阶段 4 的训练：此阶段的儿童要扩大词汇量，学习内容从名词到动词、形容词、量词、时间代词、介词等；并把已学过的词组成词句，从不完整句到主谓句、主谓宾句、简单修饰句等形式进行训练。训练方法：①扩大词汇量的训练；②词句训练；③语法训练。

（5）阶段 5 的训练：此阶段的儿童主要学习组词成句的规则，能理解和自己说出被动句。训练程序：明确显示句子的内容→排列句子成分的位置→表达。如学习句子"兔子被乌龟追"，训练方法基本与可逆句的学习相同，当儿童出现利用词序与前可逆句一样的方法去理解、排列小图时，要及时给予提示，改正错误的图序，训练者可与儿童做相应的模仿动作或游戏来促进儿童对被动句的理解，反复训练，直至儿童能自己排列、理解、说出被动句式。

2. 文字训练　正常儿童的文字学习是在全面掌握了言语的基础上再进行的学习，但对于语言发育迟缓的儿童言语学习困难时，如果将文字符号作为语言形成的媒介是一种非常有效的学习方法，另外还可以作为言语的代用手段。其训练方法如下。

（1）文字形的辨别训练：为掌握文字符号，必须能够辨别字形。

（2）文字符号与意义的结合训练：当儿童能辨别1～2个音节词后可进行此阶段的训练，以文字符号与图片意义相结合为目的。

（3）文字符号与音声的结合训练：在儿童面前放数张文字单词卡，训练者用音声语言说，让儿童指出相应的单词。再进一步，让儿童指着卡片的每一个文字与训练者一同朗读，促进音声言语的表达。

（4）文字符号与意义、声音的构造性对应的结合：可进行图片与相应的文字单词用线连接的作业，然后读出文字。

3. 交流训练

（1）语言前阶段儿童的训练：语言前阶段水平的语言发育迟缓儿童进行交流训练的目的是促进视线的接触，主要是抚爱行为。

（2）单词水平阶段儿童的训练，具体方法：①事物的操作，用容易引起儿童兴趣的玩具，让其能很快理解操作和结果，如鼓槌敲鼓、将小球放入小孔内等；②交换游戏，儿童与训练者一起做训练或游戏时，可交换原来所处的位置，即改变发出信号者和接收信号者，或交换玩具，让儿童学习"请给我"的动作和将物品传递给对方；③语句水平阶段儿童的训练，主要是在训练、游戏和日常生活中，双方（训练者与儿童、母亲与儿童等）交换使用身体动作或音声符号来表达自己的要求，如利用系列性图片轮流看图说话、重述故事、故事接龙及角色扮演等活动。

4. 家庭环境调整

（1）家庭环境调整对儿童语言发育的重要性：儿童语言的发育与发展是与环境和家庭密不可分的，很多语言运用的基础是以在家庭养育的环境中得以实现和发展的，如果儿童脱离了后天的语言环境，其语言发育会受到很大的影响。

（2）语言发育迟缓儿童家庭养育环境的特殊要求：儿童的家庭养育环境与语言发育有密不可分的联系，单纯依靠语言训练是达不到预期效果的，语言训练的内容必须在养育他的家庭环境中实践，因此调整家庭的养育环境是非常重要的。如在训练中儿童学会将物品如何给予他人、如何表示要求等，那么，要求在儿童家庭环境中，要充分利用所有时间所有人来强化，同时，注意家庭成员的全面参与，并鼓励儿童参与到社会中，多与同龄儿童一起交流。

（3）如何改善和调整儿童的家庭养育环境：改善家庭内外的人际关系，培养儿童健康的性格、良好的兴趣和良好的交流态度，改善对儿童的教育方法，帮助儿童改善周围的生活环境。

（二）运动性构音障碍训练

运动性构音障碍主要表现：①声音异常，包括音质异常、音量异常及音调异常；②构音异常，包括构音困难、吐字不清、发音短促、说话中途突然中断等；③流畅度异常，指言语的节律异常，表现为口吃或吃语。目前多倾向在根据构音器官和构音评定的基础上对呼吸、喉、腭咽区、舌、下颌运动逐个进行康复治疗。首先是运动功能和知觉方面的训练，然后是在此基础上的构音和表达的训练。

1. **放松训练** 痉挛型构音障碍的患儿，往往有咽喉肌群紧张，同时肢体肌肉张力也增高，通过放松肢体的肌紧张可以使咽喉部肌群也相应地放松。

2. **抑制异常姿势** 首先让患儿有一个稳定的姿势，再调整坐姿，保持头、颈、肩、脊椎、骨盆的稳定。

3. **呼吸训练** 呼吸气流的量和呼吸气流的控制是正确发声的基础，呼吸是构音的动力，必须在声门下形成一定的压力才能产生理想的发声和构音，因此进行呼吸控制训练是改善发声的基础。

4. **下颌、舌、唇的训练** 当出现下颌的下垂或偏移而使口不能闭合时，可以用手拍打下颌中央部位和颞颌关节附近的皮肤，不仅可以促进口的闭合还可以防止下颌的前伸。也可利用下颌反射的方法帮助下颌的上抬。另外，也要训练舌的前伸、后缩、上举和侧方运动等及唇的运动。

5. **发音训练** 是针对性的训练，原则：先易后难。

6. **口腔知觉的训练** 脑瘫儿童由于吞咽困难和过于敏感，往往缺乏口腔感知不同形状物体的体验。使用各种形状的较硬的物体和食物对舌和口腔进行刺激，改善患儿口腔内的知觉。

7. **克服鼻音化的训练** 鼻音化构音会明显降低患儿音的清晰度而难以交流。可采用引导气流通过口腔的方法，如吹蜡烛、喇叭、哨子等方法可以用来集中和引导气流。

8. **韵律训练** 可用电子琴等乐器让患儿随音的变化训练音调和音量。带有音量控制开关的声控玩具做训练也很有效，特别适合年龄较小的儿童。

9. **交流辅助系统的应用** 交流辅助系统的种类很多，简单的有用图片或文字构成的交流板，目前具有专门软件系统的计算机也逐步用于构音障碍患者的交流。

（三）神经肌肉电刺激治疗

神经肌肉电刺激治疗，可使脑瘫患儿的发音及口肌力量显著增强，语言功能得到改善，流涎程度减轻，提高其吞咽功能。

（四）小组语言治疗

小组语言训练可为患儿提供相互了解、学习、合作的机会，能够使患儿之间相互模仿、修正与强化自己的行为，逐渐增强社会适应能力，建立语言能力和社会交往能力。

五、传统医学康复治疗

脑瘫在中医学中属于"五硬""五迟""五软"的范畴，属于儿科难治之症。五硬是指头项硬、口硬、手硬、足硬、肌肉硬；五迟是指立迟、行迟、齿迟、语迟、发迟；五软是指头项软、口软、手软、足软、肌肉软。其病因病机多为先天禀赋不足，后天失于濡养，使筋骨肌肉失于滋养所致；或者因风痰留阻经络、气滞血瘀、筋脉失利而致。其治法可为滋补肝肾、健脾和胃或活血化瘀、舒筋活络。

（一）脑性瘫痪的针灸疗法

1. **头针疗法** 脑为髓之海，头为诸阳之会，督脉为阳经之海，与脑及各脏腑关系密切。针刺头部穴位及督脉诸穴，可调节脑及各脏腑功能，与经外奇穴及临床经验效穴配合治疗，能够起到补脑益髓、疏通经络、行气活血、调和阴阳的作用，能改善脑部的血液循环，促进脑细胞的代谢，使患儿肢体肌力和关节功能得以改善或恢复。同时还可以提高脑瘫患儿的智力，促进患儿言语、听力等发育。

（1）头针法选穴

1）头针穴名国际标准化方案：主要选取额中线、顶中线、顶颞前斜线、顶旁1线、顶旁2线、颞前线、颞后线、枕下旁线。

2）靳三针方案

主穴：四神针、脑三针、颞三针。

配穴：智力低下取智三针；语音障碍、流涎取舌三针；视力障碍取眼三针、定神针；听力障碍取耳三针。

3）焦氏头针方案

主穴：运动区、足运感区、平衡区、运用区。

配穴：感觉障碍取感觉区；言语障碍取言语二区、言语三区；听觉障碍取晕听区；视觉障碍取视区。

（2）头针针刺方法与疗程：首先制定治疗方案，选择0.30mm×25mm毫针，将选定的穴位进行消毒，多用平刺留针60分钟，每20分钟行针1次。每天1次，连续6次，休息1次，1个月为1个疗程，休息5～7天进行下一个疗程。

2. 体针疗法 五迟、五软、五硬等俱为气血虚弱、肌肉痿软之症。《素问·痿论》曰："治痿独取阳明"，故首选足阳明胃经穴与手阳明大肠经穴，再结合具体的病因病机及临床表现，选用相关的经络穴位以毫针针刺。

（1）体针法选穴

主穴：大椎、陶道、身柱、至阳、筋缩、脊中、悬枢、命门、腰阳关。

配穴：下肢瘫取环跳、殷门、委中、髀关、阳陵泉、解溪、三阴交、足三里、承山、太溪、华佗夹脊穴；上肢瘫取肩三针、外关、曲池、手三里、合谷、华佗夹脊穴；肘屈曲取曲池、手三里、尺泽；腕掌屈取阳池、阳溪；拇指内收取三间透后溪与合谷透后溪两组交替；尖足取解溪；足外翻取照海、商丘；足内翻取申脉、丘墟；剪刀步取髀关、阳陵泉与风市、阳陵泉两组交替；智力低下取智三针、四神聪；听力障碍取听宫、听会、耳门、肾俞；语言障碍、语言謇涩取通里、廉泉、金津、玉液。

（2）体针针刺方法与疗程：针刺方法采用0.30mm×25mm毫针，将选定穴位消毒，多用直刺，每针均要求得气，留针20～30分钟，每间隔10分钟行针1次，小儿针刺不宜过深，留针时间不可太长。每日1次，连续6次，休息1次，针刺1个月为1个疗程，休息5～7天进行下一个疗程。

3. 灸法 灸法是用艾绒为主要材料制成的艾炷或艾条点燃以后，在体表的一定部位熏灼，给人体以温热性刺激以防治疾病的一种疗法，也是针灸学的一个重要组成部分。

（1）灸法选穴

主穴：百会、四神聪、足三里、三阴交。

配穴：①上肢瘫取曲池、外关；②下肢瘫取阳陵泉；③颈软取大椎；④腰软取肾俞、腰阳关；⑤肘部拘急取手三里、支正；⑥剪刀步取风市、阳陵泉、悬钟；⑦肝肾不足型取肝俞、肾俞；⑧脾胃虚弱型取脾俞、胃俞、中脘、关元；⑨气滞血瘀型取大椎、悬钟。

（2）灸法操作

1）艾条灸：患儿仰卧，艾条火头距离穴位 3cm 左右进行熏灼，使火力温和缓慢透入穴位深层，以皮肤有温热舒适而无灼痛感为度。每穴灸 10 ～ 15 分钟，至皮肤稍起红晕即可。每天 1 次，10 ～ 12 天为 1 个疗程，休息 5 ～ 7 天后，进行下一个疗程。

2）艾炷灸：将纯净的艾绒放在平板上，用手指搓捏成圆锥形状，称为艾炷。将施灸穴位涂敷少许凡士林油，放小艾炷点燃，当皮肤感到灼痛时即更换新的艾炷续灸，连灸 3 ～ 7 壮，以穴下皮肤充血红晕为度。隔天 1 次，7 ～ 10 天为 1 个疗程，休息 5 ～ 7 天后，进行下一个疗程。

3）艾炷隔姜灸：穴上放厚约 2mm 中穿数孔的姜片，姜片上放艾炷，每次选 3 ～ 5 穴，每穴灸 3 ～ 10 壮，每天或隔天 1 次，7 ～ 10 天为 1 个疗程，休息 3 ～ 5 天后，进行下一个疗程。

（3）灸后的处理：施灸后，局部皮肤出现微红灼热，属正常现象，无须处理，很快即可自行消失。如因施灸过量时间过长，局部出现小水疱，只要注意不擦破，可任其自然吸收。如水疱较大，可用消毒毫针刺破水疱，放出体液，或用注射器抽出体液，再涂碘伏，并以纱布包裹。如因护理不当并发感染，灸疮流黄绿色脓液或有渗血现象者，可用消炎药膏或玉红膏涂敷。

（二）脑瘫的推拿疗法

1. 推拿常用手法

（1）推法：有直推法、分推法、合推法和旋推法四种。

最常用的是直推法：术者用拇指桡侧缘或用示、中指指面附着于治疗部位，做单方向推动，动作要轻快连续，必须沿直线操作。

（2）捏法：以拇指和其他手指在治疗部位进行相对挤压的手法称为捏法。临床应用主要为捏脊法。

（3）摩法：主要包括指摩法和掌摩法两种，多用于小儿胸腹、胁肋等部位。

（4）揉法：主要包括指揉法、掌揉法两种。本法轻柔缓和，刺激量小。指揉法可用于全身各部位，掌揉法多用于胸腹腰背部。

（5）㨰法：术者以手掌背部近小指侧附着于施术部位，掌指关节略屈曲，通过前臂主动运动带动腕关节屈伸，使手背侧作用于施术部位进行连续不断的来回滚动，反复操作（图6-4-16）。

（6）按法：刺激性比较强，主要包括拇指按法、掌按法两种。操作时多与揉法配合使用，组成"按揉"复合手法。

（7）拿法：刺激量较大，使用时常配合其他手法，一般多用于颈项、背、四肢等病变部位。

2. 推拿注意事项

（1）发热、空腹、过饱、大量运动后均不适宜推拿。

（2）操作者须经常修剪指甲，保持双手清洁温暖。

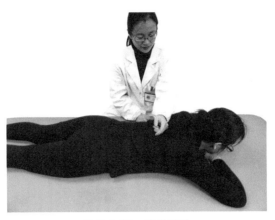

图 6-4-16　**推拿搽法**

（3）推拿操作过程中，患儿体位要安置得当、舒适，医者要精力集中、认真仔细，手法刺激量要轻重适宜，以小儿易于接受为度。

（4）推拿治疗要辨证施治，补泻分明。

（5）推拿的时间以每次 20 ~ 30 分钟为宜，根据病情每天可以做 1 ~ 2 次。

六、辅助器具及其他

（一）辅助器具

辅助器具是指专门供功能障碍患者使用的、特别生产的或者一般能有效地防止、补偿、改善残损、残疾或残障的任何产品、器械、设备或技术系统。依据功能活动，脑瘫患儿常用的辅助器具涉及进食、洗漱、穿衣、如厕、修饰、转移、交流等方面。我国将辅助器具大致分为助行器、姿势辅助器、自助具、矫形器等。以下仅对临床中最为常用的几种做简单介绍。

1. 四轮式助行器　分为前轮为活动脚轮或四轮均为活动脚轮两种类型，具有转弯半径小、移动灵活的特点。其主要作用是辅助患儿支撑体重、保持平衡和站立行走，让患儿体验到正常的行走模式，强化下肢髋 - 膝 - 踝的动作企划和平衡感觉的输入。治疗中应根据患儿的立位稳定情况、双下肢移动能力、身高等选择适当的助行器。

2. 立位姿势辅助器具　姿势辅助器是帮助患儿矫正不良姿势、预防畸形的康复辅助器具。立位辅助器具的主要作用是维持患儿立位，预防和矫正下肢的异常姿势，强化不负荷体重的躯干与髋关节肌肉，让患儿体验到立位平衡的感觉，强化头部、躯干、髋关节、下肢等部位抗重力肌的功能。可以根据患儿的实际情况进行制作，也可以对现有的立位辅助器具进行改装，以达到抑制屈曲、促进伸展的目的。

3. 自助具　是指为了帮助肢体运动功能障碍的患儿完成日常生活活动而设计的简单器具，分为两种类型：一部分是为日常生活动作特意加工制作的；一部分是普通用具按特殊的使用目的改造而成的。根据其使用用途分为进食类、梳洗类、穿着类、如厕沐浴类、阅读书写类、通信交流类等。自助器的使用有助于树立患儿的自信心，同时也是一种积极的治疗手段。

4. **踝足矫形器** 是指下肢矫形器中从小腿到足底结构,对踝关节运动进行控制的矫形器,也称为短下肢矫形器。大量临床实践证明,相当一部分脑瘫患儿都需要穿戴踝足矫形器,预防、矫治可能出现的畸形和已经出现的畸形,配合运动疗法,起到更好支撑体重和加强运动功能的作用。在临床中比较常用的有硬踝塑料踝足矫形器,将踝关节比较稳固地固定在某种位置,适用于痉挛严重,肌张力高,踝关节内外翻严重,又不能迈步行走的脑瘫患儿,用于纠正畸形,站立训练。动态踝足矫形器是目前应用比较广泛的一种矫形器,允许踝关节有一定的跖屈、背屈运动,比较适用于轻度痉挛、运动功能相对较好的患儿。

(二)药物治疗

脑瘫的治疗主要以物理治疗、作业治疗、语言治疗等为主,药物治疗属于辅助性治疗,主要分为两种,一种是改善脑功能、营养脑细胞的药物,该类药物可促进脑的新陈代谢,改善脑的血液循环,补充脑发育所需的营养物质,对神经细胞的发育及轴突的生长都有良好的作用。另一种主要目的是针对脑瘫患儿的伴随症状和并发症,如肉毒毒素等。

肉毒杆菌毒素 A(botulinum-A toxin,BTXA)肌内注射,可以缓解痉挛,使脑瘫患儿的畸形得到改善,为康复训练创造有利条件,加快患儿生活自理的改善,是缓解脑瘫患儿痉挛的有效方法。

1. **肉毒杆菌毒素 A 适应证**

(1)由于肌肉痉挛而严重限制拮抗肌的活动,从而导致关节活动受限,影响肢体运动功能,包括手功能、步行功能和日常生活活动能力。

(2)严重痉挛而导致日常护理极度困难。

(3)肌痉挛、面肌痉挛、痉挛性斜视、局灶性肌张力异常;颈肌痉挛;辅助完成颈椎固定术等。

(4)6 岁以前预防骨的畸形,延迟手术时间,减轻术后疼痛。

(5)与矫形器配合使用,有利于短期矫形器功能获得,如与髋关节外展支架合用、动力性矫形器对马蹄足的使用等。

2. **肉毒杆菌毒素 A 禁忌证**

(1)肌张力低下的脑瘫患儿。

(2)神经肌肉接头传递障碍性疾病,如重症肌无力。

(3)脑瘫患儿已形成的固定性畸形。

(4)过敏体质及对该药物过敏者。

(5)注射局部有感染或皮肤破损者。

(6)患儿正处于发热期或正在使用氨基糖苷类抗生素。

一般来说,注射肉毒杆菌毒素 A 后,可维持肌肉松弛 3 ~ 6 个月。治疗间隔时间为 6 ~ 12 个月,3 个月内不能重复注射以防免疫抵抗作用。

(三)手术治疗

脑瘫手术治疗可以矫正患儿的动态或静态畸形,协调主动肌与拮抗肌之间的肌张力和肌力,稳定其无法控制的关节,扩大其关节活动范围。一般认为脑瘫患儿 4 ~ 5 岁前无须进行手术治疗,这个时期应采用康复治疗。若过早手术,随着年龄增长和发育,肢体畸形可能复发，需再次或多次手术。也有学者认为不能单纯依据年龄决定手术与否，要根据肢体变形的程度、对运动功能有无影响、能否导致过度矫正等问题来决定手术时期。

脑瘫手术主要有以下三类。

1. **矫形手术** 肌腱延长、肌腱转移、旋转截骨术等的脑瘫矫形手术可以缓解肌肉痉挛、平衡肌力、矫正畸形、调整肢体负重力线、改善运动功能，为康复治疗创造有利条件。矫形手术分为以下三类。

(1) 上肢矫形手术：可部分恢复手的日常生活活动能力、运动功能，改善外观；脑瘫上肢矫形手术主要有拇指内收畸形手术和尺神经运动分支切断术等。

(2) 脊柱矫形手术：当患者脊柱侧凸 Cobb 角达 40° 以上时，可以考虑手术治疗，多采用脊柱融合术。

(3) 下肢矫形手术：髋关节矫形手术、膝关节矫形手术和踝关节矫形手术等主要原则在于矫正力线，平衡肌力。

2. **脊神经后根切断术** 根据患儿具体情况、痉挛部位，选择腰 2 ~ 5、骶 1 后根节段，配合电刺激监测，结合个人经验选择性切断马尾神经，可减轻中度到重度痉挛型脑瘫的痉挛程度，改善功能，提高步行能力，对脑瘫身体机构和功能有积极的长期影响。其对 3 ~ 8 岁、粗大运动功能分级系统Ⅲ~Ⅳ级的脑瘫最有效，治疗应严格掌握适应证。

3. **周围神经微创手术** 胫神经、坐骨神经、肌皮神经、正中神经、尺神经、副神经等的选择性周围神经切断术可用于保守治疗无效的痉挛型脑瘫。

需要注意的是，手术往往同时存在优缺点。主要优点：①使患儿在运动发育过程中不受异常功能的阻碍；②某些方面可以取得与康复治疗相同的效果，如关节活动度的扩大；③对于治疗者和患儿而言，手术比康复治疗更省时、省力，避免了每天重复、枯燥的康复治疗等。主要缺点：①手术本身是一种创伤，给患儿带来疼痛和恐惧；②术后有可能出现肌肉、肌腱、软组织粘连，骨不愈合或畸形愈合；③从麻醉到手术，再到术后的抗感染、镇痛、接骨等治疗都有潜在各种危险等。

因此，在临床工作中，应根据脑瘫患儿的年龄、临床类型、病情轻重及手术的目的、功能改善、术后康复训练等因素，慎重选择是否手术及术式。

(四) 引导式教育

引导式教育是由匈牙利学者 András Petö 教授创建，主要应用于脑瘫和认知功能障碍患儿的教育训练。它是一种以教与学为本、比较完整而全面的系统，通过应用丰富多彩的引导式内容和手段，如节律性意向口令、音乐、游戏等方法调动患儿的兴趣，激发他们主动学习的热情，同步进行功能训练和学习教育，达到脑瘫儿童主动康复、全面康复和提高认知功能的目的。

训练时脑瘫儿童按不同年龄、功能障碍程度和类型进行分组，凡是能为患儿重返社会做准备的活动都是引导式教育的课题内容，一般包括床上课题、卧位课题、坐位课题、立位和步行课题、语言课题、日常生活动作课题、应人能和应物能课题、对学龄儿童要进行相应文化教育课题。引导式教育强调的是全天 24 小时严密的训练方式，学习的内容贯穿于脑瘫儿童 24 小时的日常生活与活动中，包括就寝、游戏等都要以小组为单位，以完成课题的形式来进行。

（五）多感官刺激

多感官刺激是应用各项设备及策划一系列适合患儿的活动程序，使其接收多种感官刺激（包括视觉、听觉、触觉、嗅觉等）并做出适当反应行为的训练方法。这种训练起源于荷兰"史露西伦"的概念，史露西伦理论指出，感官经验是人类赖以生存、学习、认识自我和环境的必需条件。如果缺乏感官经验，不仅阻碍个体对自身的认识和功能的发展，同时在对外界环境的认知和感知上面也会发生困难。对脑瘫儿童的多感官刺激训练可使其在活动中得到感官刺激经验；可以通过参与小组活动及游戏与人沟通，建立人际关系；可以帮助患儿减少心理压力，培养他们的良好行为习惯；促进其主动探索环境的兴趣及能力，从而培养及引发他们在日常生活技能及课程学习方面的动机、技巧及表现，协助培养更自信、更自主及更有乐趣的学习模式。

（六）游戏疗法

游戏是一种比较轻松的活动，没有压力和负担，使儿童感到满足、自信和成功的喜悦，在儿童的生长发育过程中起着相当重要的作用。在游戏式训练中，脑瘫儿童身体的各种器官都得到活动，情绪轻松愉快，可激发他们的兴趣，提高主动运动的积极性，改善情绪控制能力，改善头和躯干的控制能力和平衡能力，改善粗大运动功能，改善家庭环境质量，提高康复疗效。同时，游戏疗法轻松愉快的气氛有利于发展脑瘫儿童的感觉、知觉、观察力、注意力、记忆力及创造思维能力。游戏中需要遵守一定的规则，促进脑瘫儿童讲礼貌、谦让、关心他人等良好性格的形成和良好情感的发展，有利于其身心健康。

（七）音乐疗法

音乐疗法（music therapy）是通过音乐反应对诸如生理缺陷、精神紊乱或情绪紊乱患者的生理和心理健康状况进行评估，利用音乐刺激和音乐体验作为手段治疗疾病或促进身心健康的方法。音乐治疗能实现对患者的帮助和干预，包括治疗、调节、教育和训练等方式的综合性过程，是一门新兴的、跨音乐、医学与心理学学科的交叉性学科。随着现代音乐治疗理论的发展，其在特殊儿童教育及康复中的应用越来越广泛。与其他的艺术手段相比较，音乐具有直接的表现形式，因此更易于脑瘫儿童进行感知和体验。实践证实，音乐对脑瘫儿童的教育及康复能够起到良好的辅助促进作用。

（八）马术治疗

马术治疗是以马作为一种治疗工具使用，通过灵活地运用马的各种运动，促进脑瘫儿童姿势运动的对称性、头部和躯干的控制、坐位平衡等能力的发育，提高运动性、肌肉的协调性，改善肌张力，维持关节活动度和步行模式。同时在心理方面，脑瘫儿童在与马的游戏、娱乐、运动的互动交流中可以体会到幸福和快乐，帮助他们建立起自尊、自信、自律、自强的概念，提高其生活自理能力和社会适应能力，增加生活的乐趣。

说明：由于涉及患儿隐私，且儿童模特极难配合拍摄，故本节部分图片由成人模特配合拍摄，特此说明。敬请读者谅解。

（高 晶 袁俊英）

第 7 章　老年期痴呆

第一节　概　　述

一、定义与流行病学

认知是指人脑接受外界信息，经过加工处理（包括信息的获取、编码、操作、提取和使用），转换成内在的心理活动，从而获取知识或应用知识的过程，包括知觉、运动、注意、记忆和学习、执行功能、语言、社会认知等方面。

认知障碍是指上述几项认知功能中的一项或是多项受损，当上述认知域有 2 项或 2 项以上受累，并影响个体的日常活动或社会能力时，可考虑为痴呆（dementia）。

老年期痴呆是由于慢性或进行性大脑结构的器质性损害引起的获得性认知功能障碍综合征，是患者在意识清醒的状态下出现的持久的全面的智能减退，表现为不同程度的记忆力、计算力、判断力、注意力、创造力、抽象思维能力、分析解决问题能力、语言功能等减退，常伴有情感和行为障碍，上述改变导致患者的独立生活、社会交往和工作能力丧失。引发老年期认知障碍的常见病因有阿尔茨海默病（Alzheimer dementia，AD）和血管性痴呆（vascular dementia，VD）。因为大多数病因是 AD，故常用 AD 指代老年性痴呆。VD 多见于脑血管病患者，临床表现有波动性病程和阶梯性恶化特点。许多患者同时有 AD 及 VD 病变，称为混合型痴呆（mixed dementia，MD）。其他类型的痴呆有路易体痴呆、额颞痴呆、帕金森病合并痴呆，在疾病尚未进展到影响日常生活能力时称为轻度认知障碍。我国 60 岁以上老年人群痴呆发病率约为 5%，其中 AD 约占 50%，VD 约占 20%。各种认知障碍的比例构成见图 7-1-1。

（一）阿尔茨海默病

目前我国约有 500 万 AD 患者，每年新发病例 30 万人，女性多于男性，随着年龄的增长，患病率逐渐上升，85 岁以上老年人中患病率超过 30%。2009 年国际 AD 的一项研究估计全球痴呆发病率将以每 20 年翻倍的速度增长，约 2/3 痴呆患者生活在低中水平收入国家，并且这些国家痴呆患者数量增长最多。

（二）血管性痴呆

卒中后认知障碍发生率高，55 ~ 85 岁卒中患者，发病后 3 个月 62% 出现单域、35% 出现多域认知功能障碍，卒中患者发生痴呆的危险是未发生卒中的 5.8 倍。VD 的病因和

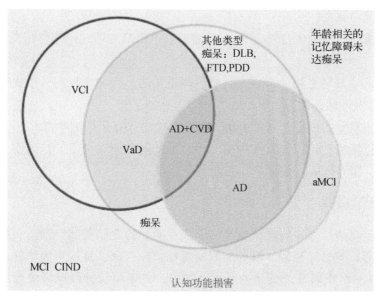

图 7-1-1　各种认知障碍的比例构成

发病机制与下列因素有关：基础原因，如高血压、动脉粥样硬化、糖尿病、高脂血症、血管炎、胶原血管病；直接原因，如脑梗死、脑出血、缺血性白质损害如皮质下动脉硬化性脑病、遗传性脑血管病如 CADASIL 病、脑血管内淋巴瘤、脑供血动脉慢性狭窄或闭塞。由于我国患脑血管病人数多，VD 的患病率也随之增加，年发病率在（5 ~ 9）/1000 人，是我国老年痴呆的第二大病因。

　　血管性认知障碍（vascular cognitive impairment，VCI）是指由脑血管病危险因素（如高血压、糖尿病和高脂血症等）、显性（如脑梗死和脑出血等）或非显性脑血管病（如白质疏松和慢性脑缺血）引起的从轻度认知损害到痴呆的一大类综合征。它涵盖了从轻度认知功能障碍到痴呆的全过程。脑血管损伤不单纯为卒中的血管损害，还包括血管炎、血管淀粉样变、外伤等诸多原因导致的脑血管损害。VCI 为神经血管单元失能及脑血流调节障碍所致，血管壁的内皮细胞及血管壁外的胶质细胞氧化应激及免疫炎性反应致神经元损害是神经血管单元失能的关键因素。VCI 轻度阶段称为 VaMCI，其严重阶段称为 VD。卒中后认知障碍（PSCI）特指卒中事件后出现的认知障碍，是 VCI 的一种亚型。VCI 概念提出的主要目的是为了早期识别、早期干预痴呆。

二、病因

　　1. 神经变性疾病　AD、路易体痴呆、帕金森病合并痴呆、额颞痴呆、皮克（Pick）病、亨廷顿病（HD）、运动神经元病、多发性硬化、肌萎缩侧索硬化、进行性核上麻痹、肝豆状核变性、原发性丘脑变性、原发性基底节钙化。

　　2. 血管性疾病　多发脑梗死性痴呆、战略性部位的单个梗死、皮质下动脉硬化性脑病、低灌注性痴呆、出血性痴呆、CADASIL 病、脑淀粉样血管病、伴有脑血管病的 AD、结节性动脉炎、颞动脉炎。

3.**感染性疾病** 艾滋病合并痴呆、克-雅脑病（CJD）、单纯疱疹性脑炎、脑膜炎/脑炎、神经梅毒。

4.**系统疾病** 肝肾衰竭、严重心脏病、严重贫血、代谢性疾病、甲状腺功能低下、药物、维生素 B_{12} 及叶酸缺乏等。

5.**中毒** 一氧化碳中毒、酒精中毒、重金属中毒、有机溶液中毒。

6.**其他** 包括原发性或转移性肿瘤、神经系统副肿瘤综合征、脑外伤、硬膜外或硬膜下血肿、癫痫、营养障碍、放射后、脑缺氧、脑积水等。

三、病理和病理生理

1.**阿尔茨海默病** 大体病理改变突出表现在明显的全脑萎缩，脑沟、脑裂增宽，脑室扩大，皮质变薄，脑重量减轻，脑萎缩双侧对称，额、颞、顶区更为明显，中央前、后回相对完整。AD的组织病理改变是神经细胞脱失，老年斑和神经原纤维缠结形成。痴呆严重程度与神经元数量减少呈正相关，与老年斑及神经原纤维缠结数量之间也呈正相关。

2.**血管性痴呆** 主要包括各型缺血性脑血管病所致的痴呆、脑出血、蛛网膜下腔出血后痴呆和淀粉样脑血管病痴呆，其中以动脉硬化脑梗死性痴呆最为多见，多发脑梗死性痴呆是最常见类型。反复发生卒中后病变累及双侧半球，包括腔隙性脑梗死，当多发性脑梗死灶总体积超过 50～100ml 时，临床即导致明显的记忆、注意、执行功能和语言等高级认知功能障碍。大脑特定部位如额叶、颞叶、边缘系统的血管源性损害即便面积不大也可导致痴呆。

3.**帕金森病痴呆** 帕金森病主要病理改变位于黑质和蓝斑，病变部位黑色素细胞变性、脱失，并见有散在的细胞外黑色素颗粒，胶质细胞增生，残留的神经元胞质内出现圆形包涵体即 Lewy 小体。一些病例存在脑萎缩，以额叶、颞叶为主，病变也可见于纹状体、丘脑下部、丘脑底部和导水管周围灰质。除细胞脱失外，少数患者见有老年斑和神经元纤维缠结等类似 AD 的病理改变，此类患者在临床上可表现有明显的智能障碍。

4.**亨廷顿病性痴呆** 主要病变位于纹状体，尤以尾状核萎缩最为明显，侧脑室前角扩大，额叶、枕叶也可见萎缩，胼胝体变薄，病变处神经细胞脱失，胶质细胞增生，临床表现为皮质下痴呆。

5.**弥漫性路易体痴呆** 主要表现为脑萎缩、脑重量减轻、广泛皮质萎缩、脑室扩大、黑质及蓝斑色素脱失。病理改变特点是细胞内 Lewy 小体，神经元脱失和胶质细胞增生。此外，也见有老年斑、神经元纤维缠结、平野小体和颗粒空泡变性。此种病理改变导致明显的智能障碍和帕金森综合征的临床表现。

6.**额颞痴呆和皮克病** 以明显的额叶、颞叶萎缩为特点，尤以颞叶内下部和眶回皮质更为明显，部分病例以左侧半球为主，颞上回后 2/3 不受损为其病理改变的特点。镜下可见有弥散性肿胀及染色质松散的 Pick 细胞，临床表现明显的痴呆。

7.**其他病理类型** 进行性核上性麻痹、正常颅压脑积水、外伤性痴呆和皮质纹状体脊髓变性等。

（项　洁）

第二节　临床表现与功能障碍

一、临床表现

（一）阿尔茨海默病

AD 通常是隐匿起病，病程为持续进行性，无缓解，主要为获得性、持续性智能障碍综合征。智能损害包括不同程度的记忆、语言、视空间功能、人格异常及认知（概括、计算、判断、综合和解决问题）能力的降低，患者常伴有情感异常和行为异常。病程演变大致可以分为轻、中、重三个阶段。

1. **第一阶段（发病 1 ~ 3 年）**　主要表现为记忆力障碍。首先是近期记忆损害，表现不能完成熟悉的任务，学习新知识有障碍。随着病情的进展，可出现远记忆受影响，对发生已久的事情和人物也遗忘；视空间技能障碍表现为空间定向障碍、结构障碍；语言障碍表现为列述一类名词差、命名不能；精神行为障碍表现为情感淡漠、偶尔易激惹或悲伤；运动系统大致正常。患者能独立生活，但完成复杂任务有明显障碍。辅助检查：脑电图、头部 CT 大致正常。此期易与良性记忆障碍混淆。

2. **第二阶段（发病 2 ~ 10 年）**　除记忆损害继续加重外，患者出现思维判断能力障碍，患者学习新知识、工作社会接触能力减退，原已掌握的知识技巧开始明显衰退；构图差、空间定向差，流利型失语、失算；并伴有失认，出现视觉失认，忘记面容，特定事物外形或者触觉失认，不能感觉特定物体，患者不能认出熟悉的物体和家人，或不能通过触摸来辨别物体；意向运动性失用等；还有行为、情绪及人格改变，以往积极的患者变得很被动，对任何事物完全缺乏兴趣，对他人漠不关心；严重者还会出现反社会行为，妄想也可能出现；运动系统异常表现为好动不安。脑电图出现异常波形：背景脑电图为慢节律；头部 CT 表现正常或脑室扩大、脑沟变宽。此阶段患者通常存在多种障碍，不能独立生活，需要他人照顾。

3. **第三阶段（发病 8 ~ 12 年）**　智能全面严重衰退，严重的记忆障碍，大、小便失禁，四肢强直或屈曲瘫痪，失去说话、走路和自主进食等基本运动能力。终日无语卧床，与外界逐渐丧失接触能力，完全需要他人照顾。此期患者还会并发全身系统疾病，如肺部感染、尿路感染、压疮及全身性衰竭症状。脑电图出现弥漫性慢波；出现肌张力增高、强握反射、吸吮反射等。头部 CT 表现脑室扩大和脑沟变宽。

（二）血管性痴呆

VD 患者多伴有脑卒中临床症状，有病程阶段性和症状波动性的特点，有高血压、动脉粥样硬化及卒中史，急性起病，病程呈阶梯状发展，有局灶性神经系统体征。VD 患者的认知功能障碍表现为执行功能受损严重，如目标制订、计划性、主动性、组织性、抽象思维及解决冲突的能力下降；常伴有近记忆力和计算力减退，也可伴有表情淡漠、少语、焦虑、抑郁或欣快等精神症状。

1. **多梗死性痴呆**　有多发性脑梗死累及大脑皮质或皮质下区域引起的痴呆综合征，是最初常见的类型。反复多次突然发生的脑卒中，痴呆表现为阶梯式加重、病程波动。

2. 关键部位梗死性痴呆 发生在与高级认知功能相关的角回、内囊、基底节、海马、丘脑、扣带、穹窿等部位的梗死灶引起的痴呆表现。大脑后动脉梗死累及颞叶、枕叶、丘脑，表现为遗忘、视觉障碍，左侧病变有经皮质感觉性失语，右侧病变有空间障碍。丘脑梗死表现为注意力、始动性、执行力、记忆受损、构音障碍、轻偏瘫。内囊膝部受损表现为认知功能突然改变、神志不清、注意力缺乏、执行能力差。

3. 分水岭梗死性痴呆 大脑前、中、后动脉供血区域的长期低灌注引起，表现为经皮质性失语、记忆力减退、失用、视空间障碍。

4. 出血性痴呆 出血累及壳核、内囊、丘脑、脑叶等部位可引起痴呆，硬膜下血肿也可引起痴呆。

5. 亚急性或慢性血管性痴呆 皮质下动脉硬化性脑病缓慢起病，有反复发作的局限性神经功能缺损和痴呆表现，有明显的假性延髓性麻痹、步态不稳、尿失禁及锥体束征。神经影像学表现为脑白质弥漫性疏松改变。

（三）额颞痴呆

起病隐匿，进展缓慢，女性多于男性，大多有家族遗传史，与 AD 不同的是：记忆障碍轻，空间定位和认知障碍出现较晚，行为、判断、语言能力障碍明显，晚期出现妄想、感知觉障碍。CT 示额颞叶萎缩，与 AD 弥漫性萎缩不同。

（四）正常颅压脑积水

正常颅压脑积水引起的痴呆有三大临床症状：进行性智能衰退、共济失调步态和尿失禁。患者常有蛛网膜下腔出血的病史，CT 示脑室扩大，皮质萎缩不明显，去除脑积水病因痴呆可明显改善。

（五）路易体痴呆

路易体痴呆兼具 AD 的认知功能障碍和帕金森病的运动障碍，其核心症状为波动性认知损害，帕金森综合征，有视幻觉，意识错乱和谵妄，反复意外跌倒。与 AD 患者相比，回忆及再认功能相对保留，言语流畅性、视觉感知及操作任务的完成能力下降明显，患者生活自理能力更差。

（六）亨廷顿病性痴呆

亨廷顿病性痴呆为常染色体显性遗传病，通常智能衰退发生在舞蹈动作发生后数年。早期智能损害以记忆力、视空间和语言欠流畅为主，后期发展为全面认知衰退。

（七）帕金森病痴呆

患者有帕金森病史，临床表现如肌张力增高、运动减少、震颤等；约 2/3 会发展为痴呆。记忆功能障碍较 AD 轻，相对于其他认知领域的损害，帕金森病痴呆患者执行功能受损明显。

（八）中毒、代谢性疾病引起的痴呆

慢性乙醇中毒、一氧化碳及重金属中毒、B 族维生素缺乏、甲状腺功能减退等均可导致痴呆，临床上均有相关病史支持。

（九）感染引起的痴呆

HIV、神经梅毒、慢病毒感染如朊蛋白病、脑炎等中枢神经系统感染可引起痴呆，尤

其是慢病毒感染，表现为进行性痴呆，锥体系和锥体外系的症状。

二、功能障碍

AD 患者主要表现为脑高级认知功能障碍，记忆障碍，失认，失用，行为、判断、言语障碍等，晚期出现大小便功能障碍，视觉失认和空间损害。患者可有异常步态（小步、缓慢步、拖拽步）、姿势异常（屈曲姿势、阔基底步态、起步困难），晚期有肌阵挛、尿便障碍、轻偏瘫等，严重者出现缄默症、尿便失禁、卧床状态。

VD 患者除有高级认知功能障碍外，不同梗死部位又有不同功能障碍。颈内动脉系统梗死有视野缺损、运动障碍、失读、失写、词语记忆障碍、左右辨别不能、手指失认、计算障碍等；大脑中动脉病变引起的脑梗死有对侧偏瘫、偏身感觉障碍和（或）同向性偏盲；大脑后动脉闭塞引起的脑梗死有对侧同向性偏盲，优势半球受累有失读（伴或不伴失写）、命名性失语、失认等表现，多发性梗死有近记忆障碍、计算力减低等表现，还有偏瘫、偏身感觉障碍等。

其他疾病伴发的痴呆有原发病功能障碍特征，如帕金森病痴呆有运动迟缓、姿势步态异常、便秘、出汗异常、性功能减退等。

（项　洁）

第三节　康复评定和诊断

痴呆的诊断主要还是全面参考神经心理学、影像学、生化甚至分子基因水平检测结果，目前没有哪一个神经心理量表能全面地涵盖所有的认知功能。量表可以起到辅助诊断作用，因其无创、便捷、经济、结果有可比性等优势在临床广为应用。如何在众多的神经心理学量表中选择敏感性、特异性高的量表至关重要。认知障碍临床主要包含了 ABC 三大领域：日常生活能力减退（ability of daily living）、行为精神障碍（behaviour）和认知功能损害（cognition）。因此，选取神经心理学量表主要考察这三个领域功能。

一、认知功能评定

认知功能的评定流程：首先判断是否存在认知障碍，然后判断其程度，再进行病因查找。常见量表如下。

1. AD8、简易智力评估量表是两个极为简单敏感的早期筛查工具，耗时短，仅需要 3 ~ 5 分钟。其中简易智力评估量表包含了词汇短时记忆和画钟试验，详见表 7-3-1，表 7-3-2。

2. 画钟试验：因其操作简便，受文化程度、种族、社会经济状况等干扰因素的影响小，对痴呆患者检测的灵敏度和特异性高达 90%，在临床与科研工作中被广泛应用。方法：要求画出钟面，将数字放在正确的位置上，然后按要求画出指针的位置，评分标准有多种，但临床常用的为 4 分法，即总分为 4 分：完成 1 个闭合的圆圈 1 分，时间位置正确 1 分，12 个数字完全正确 1 分，指针位置正确 1 分，正常值 > 2 分。

3. 简易精神状态检查量表：是目前国内外使用最广泛的认知测验量表，对 AD8 或者

表 7-3-1　AD8 量表

指导语："请受试者的照料者（或者配偶、熟悉情况的亲属）仔细对比过去的几年中受试者在下面这些认知能力方面（记忆或者思考）是否出现问题，每项 1 分，总共 8 分"。标准：如果总分超过 2 分，提示可能存在的认知损害，需要受试者就诊完成进一步检查。

评估内容	是，有改变	无，没变化	不知道
1. 判断力出现问题（如做决定存在困难，错误的财务决定，思考障碍等）	O	O	O
2. 兴趣减退，爱好改变，活动减少	O	O	O
3. 不断重复同一件事（如总是问相同的问题，重复讲同一个故事或者同一句话等）	O	O	O
4. 学习使用某些简单的日常工具或家用电器、器械有困难（如 VCD、电脑、遥控器、微波炉等）	O	O	O
5. 记不清当前月份或年份等	O	O	O
6. 处理复杂的个人经济事务有困难（如忘了如何对账，忘了如何交付水、电、煤气账单等）	O	O	O
7. 记不住和别人的约定	O	O	O
8. 日常记忆和思考能力出现问题	O	O	O
总　分			

表 7-3-2　简易智力状态评估量表

指导语："现在我会念出三个词，您要记住，请认真听，等我念完后，把您记住的词说出来，不一定要按我念的顺序说。"（然后主试按照每秒一词的速度读出 3 个词）然后继续："一会儿检查快结束的时候，我还会请您再把这些词想出来"。

1. 皮球 国旗 树木			

指导语："请您在一张空白纸上画出圆形的钟面，标好时钟数，给受试者一个时间（11 点 10 分）让其在钟上标出来"。评定标准：能正确标明时钟数字位置顺序，正确显示所给定的时间（备注：此项测验被试在记录本上完成）

2. 请受试者说出先前所给的 3 个词	O 皮球	O 国旗	O 树木

受试者完成画钟实验后，主试继续"请您将刚刚我读的 3 个词说出来"。

简易智力评估量表异常的患者进行简易精神状态检查量表测查。简易精神状态检查量表由 20 个问题共 30 项组成，每项回答正确计 1 分，错误或不知道计 0 分，最高分为 30 分。要引起注意的是，简易精神状态检查量表与受教育程度密切相关，因此在分析结果是要充分考量受试者的文化水平和生活环境。同样的得分，两个日常生活中使用脑功能程度不同的人对其日常生活影响是不同的（见脑卒中章节）。

4. 蒙特利尔认知评估：主要用于轻度认知障碍的筛查，建议简易精神状态检查量表分值在 24 ~ 27 分的被试者进一步筛查，最好不要同时进行，因为简易精神状态检查量表与蒙特利尔认知评估有些内容重复，蒙特利尔认知评估强调了注意力、执行功能、记忆、语言、视空间结构技能、抽象思维、计算力和定向力等认知域，旨在筛查轻度认知障碍患者。国外研究发现以 26 分为分界值，蒙特利尔认知评估区别正常老年人和轻度认知障碍患者及正常老年人和轻度 AD 患者的敏感度分别为 90% 和 100%，而且有较好的特异度（87%）（表 7-3-3）。

表 7-3-3 蒙特利尔认知评估

蒙特利尔认知评估

姓名： 　　　出生日期：

性别： 　　　职业：

视空间/执行功能		得分

复制立方体

画钟（11点10分）（3分）

戊　甲
结束
⑤　乙　②
①
开始
丁　④
　③
丙

【 】　　　　　　【 】　　【 】　　【 】　　【 】
　　　　　　　　　　　　　　轮廓　数字　指针　___/5

命名

【 】　　　　　　【 】　　　　　　【 】　　___/3

记忆

阅读名词清单，必须重复阅读。读2次 在5分钟后回忆一次

	面乳	天鹅绒	教堂	菊花	红色	
第1次						不计分
第2次						

注意力

现在我阅读一组数字（1个/秒）
顺背【 】21854
倒背【 】742　　___/2

现在我阅读一组数字，每当出现数字1时用手敲一下鼻子。错2个或更多得0分
【 】52139411806215194511141905112　___/1

现在请您从100减去7，然后从所得的数目再减去7，共计算五次
【 】93　【 】86　【 】79　【 】72　【 】65
连减：4或5个正确得3分，2或3个正确得2分，1个正确得1分，0个正确得0分　___/3

语言

现在我说一句话，请清楚地重复一遍，这句话是："我只知道今天李明是帮过忙的人"
"当狗在房间里的时候，猫总是藏在沙发下"　___/2

流畅性/固定开头词语"请您尽量多地说出以"发"字开头的词语或俗语，如"发财"。
我给您1分钟的时间，您说得越多越好、越快越好，尽量不要重复"【 】___（N≥11名称）　___/1

抽象能力

请说出他们的相似性。　例如：香蕉-橘子　火车-自行车　手表-尺　___/2

	没有提示	面孔【 】	天鹅绒【 】	教堂【 】	菊花【 】	红色【 】	仅根据非提示回忆计分 ___/5
选 项	类别提示						
	多选提示						

定向力

【 】星期　【 】月份　【 】年　【 】日　【 】地方　【 】城市　___/6

正常≥26/30

总分 ____/30
受教育年限≤12年者加1分

5. 神经精神调查量表（NPI）：是临床常用的且不是精神科医生也可以测查的工具，由照料者回答，需时少，一般 7 ~ 10 分钟即可完成，症状严重者时间可能稍长些。它评估了 10 个精神神经症状和 2 个自主神经症状，每个亚项有 1 个反映其核心症状的筛检问题。如果筛检问题的回答是"否"，则进行下一个筛检问题。如果回答"是"，则需评定过去 4 周内的症状严重程度和照料者苦恼程度。病情严重程度按轻、中、重分为 1、2、3 级，发生频率按 4 级评分，照料者苦恼程度按 6 级评分（表 7-3-4）。

表 7-3-4　神经精神调查量表

评测项目	指导语	有/无	频率 1 2 3 4	严重程度 1 2 3	照料者苦恼程度 0 1 2 3 4 5
妄想	患者是否有虚假构想？如认为别人偷他的东西？怀疑有人要害他？				
幻觉	患者是否有幻觉，如幻听或幻视？看到或听到不存在的东西，和实际不存在的人说话？				
激越 / 攻击	患者是否常拒绝他人帮助？难于驾驭？固执？向别人大喊大叫？大骂他人？				
抑郁 / 烦躁不安	患者是否表现出伤心？或表达情绪低落？				
焦虑	患者与照料者分开后是否不安？患者是否有精神紧张的表现如呼吸急促、叹气、不能放松或感觉紧张？				
欣快 / 情感高涨	患者是否表现得过于高兴，感觉过于良好？对别人并不觉得有趣的事情感到幽默并开怀大笑？与场景不符合的欢乐？				
淡漠 / 漠不关心	患者是否对以前感兴趣的活动失去兴趣？对别人的活动和计划漠不关心？				
去抑制	患者是否失去自制力，如与陌生人谈话像熟人一样？或说话不能顾及他人感受？				
易激惹 / 易变	患者是否表现出耐烦和疯狂的举动？对延误无法忍受？对计划中的活动不能耐心等待？				
异常运动行为	患者是否反复进行无意义的活动？如围着房屋转，摆动纽扣，用绳子捆扎东西？				
睡眠困难	患者是否晚上把别人弄醒？早晨很早起床？白天频繁打盹？				
食欲 / 饮食改变	患者是否有体重减轻或增加？喜欢食物口味发生变化？				
总分					

注：发生频率分为 1 级，偶尔（每周≤ 1 次）；2 级，经常（每周＞ 1 次）；3 级，频繁每周有几次，但不到每天 1 次；4 级，非常频繁，每天 1 次以上。严重程度分为：1 级轻度，存在妄想，看起来危害不大，不对患者造成痛苦；2 级中度，妄想给患者带来痛苦并且有迫害性；3 级明显，妄想迫害性很大，是破坏性行为主要原因

　　6. 心理障碍评定：老年痴呆患者中，以抑郁症较多见，常用抑郁状态问卷来评定。常用的量表有 Zung 抑郁自评量表（表 7-3-5）及汉密尔顿抑郁 / 焦虑量表（表 7-3-6）。汉密尔顿抑郁 / 焦虑量表是较为常用的量表，常用来排除抑郁患者，能较好地反映病情程度和演变过程，但不适合评价中重度痴呆患者的抑郁 / 焦虑。

表 7-3-5　Zung 抑郁自评量表

提问内容	无	有时	经常	持续	得分
1. 我感到情绪沮丧，郁闷	1	2	3	4	
2. 我感到早晨心情最好	4	3	2	1	
3. 我要哭或想哭	1	2	3	4	
4. 我夜间睡眠不好	1	2	3	4	
5. 我吃饭像平时一样多	4	3	2	1	
6. 我与异性密切接触时和以往一样感到愉快	4	3	2	1	
7. 我感到体重减轻	1	2	3	4	
8. 我为便秘烦恼	1	2	3	4	
9. 我的心跳比平时快	1	2	3	4	
10. 我无故感到疲劳	1	2	3	4	
11. 我的头脑像往常一样清楚	4	3	2	1	
12. 我做事情像平时一样不感到困难	4	3	2	1	
13. 我坐卧不安，难以保持平静	1	2	3	4	
14. 我对未来感到有希望	4	3	2	1	
15. 我比平时更容易激怒	1	2	3	4	
16. 我觉得决定什么事很容易	4	3	2	1	
17. 我感到自己是有用的和不可缺少的人	4	3	2	1	
18. 我的生活很有意义	4	3	2	1	
19. 假如我死了别人会过得更好	1	2	3	4	
20. 我仍旧喜爱自己平时喜爱的东西	4	3	2	1	
总分					

　　结果分析：指标为总分。将 20 个项目的各个得分相加，即得粗分。标准分等于粗分乘以 1.25 后的整数部分。标准分：25 ~ 49 分正常，50 ~ 59 分轻度抑郁，60 ~ 69 分中度抑郁；70 分及以上严重抑郁

表 7-3-6　汉密尔顿抑郁量表

指导语：询问患者本人，对患者近一个月的表现进行评价，由检查者在每项提问后选择填写。5 级评分法：0 无，1 轻度，2 中度，3 重度，4 很重；3 级评分法：0 无，1 轻—中度，2 重度。

	项目		评分
1	抑郁情绪	0= 无症状 1= 只有在问到时才叙述 2= 在谈话中自发地表达 3= 不用语言也可以从表情、姿势、声音或欲哭中流露出这种情绪 4= 患者的自发言语和非言语表达（表情、动作）几乎完全表现为这种情绪	
2	有罪感	0= 无症状 1= 责备自己，感到自己已连累他人 2= 认为自己犯了罪，或反复思考以往的过失或错误 3= 认为目前的疾病是对自己的错误的惩罚或有罪恶妄想 4= 罪恶妄想伴有指责或威胁性幻觉	
3	自杀	0= 无症状 1= 觉得活着没意思 2= 希望自己已经死去或常想到与死有关的事 3= 消极观念（自杀念头） 4= 有严重的自杀行为	
4	入睡困难	0= 无症状 1= 主诉有入睡困难，上床 30 分钟后仍不能入睡 2= 主诉每晚均有入睡困难	
5	睡眠不深	0= 无症状 1= 睡眠浅，多噩梦 2= 半夜（晚 12 时以前）曾醒来（不包括上厕所）	
6	早醒	0= 无症状 1= 有早醒，比平时早醒 1 小时，但能重新入睡 2= 早睡后无法重新入睡	
7	工作与兴趣	0= 无症状 1= 提问时才叙述 2= 自发地直接或间接表达对活动、工作或学习失去兴趣，如感到无精打采、犹豫不决、不能坚持或需强迫才能工作或学习 3= 活动时间减少或效率降低，住院者每天病房劳动或娱乐不满 3 小时 4= 因目前疾病而停止工作，住院者不参加任何活动或没有他人帮助便不能完成病房日常事务	
8	迟滞	0= 无症状 1= 精神检查中发现轻度迟滞 2= 精神检查中发现明显迟滞 3= 精神检查进行困难 4= 完全不能回答问题（木僵）	

	项 目		评 分
9	激越	0= 无症状 1= 检查时显得有些心神不宁 2= 明显心神不宁或小动作多 3= 不能静坐，检查中曾起立 4= 搓手、咬手指、扯头发、咬嘴唇	
10	精神性焦虑	0= 无症状 1= 问及时叙述 2= 自发性表达 3= 表情和言谈流露出明显忧虑 4= 明显惊恐	
11	躯体性焦虑	0= 无症状 1= 轻度 2= 中度，有肯定的上述症状 3= 严重影响生活和活动	
12	胃肠道症状	0= 无症状 1= 食欲缺乏，但不需要他人鼓励便自行进食 2= 进食需他人催促或请求	
13	全身症状	0= 无症状 1= 四肢、背部或颈部沉重感 2= 症状明显	
14	性症状	0= 无症状 1= 轻度 2= 重度	
15	疑病	0= 无症状 1= 对身体健康过分关注 2= 反复考虑健康问题 3= 有疑病妄想 4= 伴幻觉的疑病妄想	
16	体重减轻	0= 无症状 1= 一周内体重减轻 0.5kg 以上 2= 一周内体重减轻 1kg 以上	
17	自知力	0= 知道自己有病，表现为抑郁 1= 知道自己有病，但归咎于饮食太差、环境问题、工作繁忙、病毒感染、 　　需要休息 2= 完全否认有病	
总 分			

参考值：< 7 分无抑郁；7 ~ 17 分轻度抑郁；18 ~ 24 分中度抑郁；> 24 分重度抑郁

7.语言功能评定：失语症可以表现为表达、理解、复述、命名、阅读和书写损害。早期痴呆患者多表现为找词困难、迟疑、语言空洞，由于病程中最先累及的解剖结构不同，症状可倾向于某一类失语，随着病情的进展最后都发展为完全失语，理解和表达完全不能。失语症评定量表有西方失语成套测验、波士顿命名测试、汉语失语检查表、词语流畅性测验、韦氏智力量表的词汇分测验等，社区临床可用简式 Token 测验检查表（表 7-3-7）。

表 7-3-7   简式 Token 测验检查表（代币测验，36 项）

指令	得分
一、放 20 个代币（7 分）	
1. 摸一下圆形的	
2. 摸一下方形的	
3. 摸一下黄的	
4. 摸一下红的	
5. 摸一下黑的	
6. 摸一下绿的	
7. 摸一下白的	
合计	
二、把小代币拿走（4 分）	
8. 摸黄色的方形	
9. 摸黑色的圆形	
10. 摸绿色的圆形	
11. 摸白色的方形	
合计	
三、把小代币放回（4 分）	
12. 摸小的白色圆形	
13. 摸大的黄色方形	
14. 摸大的绿色方形	
15. 摸小的黑色圆形	
合计	
四、把小代币拿走（4 分）	
16. 摸红色圆形和绿色方形	
17. 摸黄色方形和绿色方形	
18. 摸白色方形和绿色圆形	
19. 摸白色圆形和红色圆形	
合计	

续表

指令	得分
五、把小代币放回（4 分）	
20. 摸大的白色圆形和小的绿色方形	
21. 摸小的黑色圆形和大的黄色方形	
22. 摸大的绿色方形和大的红色方形	
23. 摸大的白色方形和小的绿色圆形	
合计	
六、把小代币拿走（13 分）	
24. 把红色圆形放在绿色方形上	
25. 用红色方形碰黑色圆形	
26. 摸黑色圆形与红色方形	
27. 摸黑色圆形或者红色方形	
28. 把绿色方形从黄色方形旁边拿开	
29. 如果有蓝色圆形，摸红色方形	
30. 把绿色方形放在红色圆形旁边	
31. 慢慢地摸那些方形，很快地摸那些圆形	
32. 把红色圆形放在黄色方形和绿色方形之间	
33. 摸除了绿色之外的所有圆形	
34. 摸红色圆形，不，白色方形	
35. 摸黄色圆形，不是白色方形	
36. 除了摸黄色圆形还要摸黑色圆形	
合计	

结果分析：受教育年数：3～6 年，加 1 分；10～12 年，减 1 分；13～16 年，减 2 分；≥17 年，减 3 分
听理解障碍严重分级：29～36 分，正常；25～28 分，轻度；17～24 分，中度；9～16 分，重度；8 分以下极重度。
摆放顺序如下。
大圆：红、黑、黄、白、绿。
大方：黑、红、白、绿、黄。
小圆：白、黑、黄、红、绿。
小方：黄、绿、红、黑、白

　　8. 日常生活功能评定（ADL）：是对患者功能进行评定的量表，其评分标准：1 分＝自己完全可以做；2 分＝有些困难，自己尚能完成；3 分＝需要帮助；4 分＝自己根本不能做（当患者从来不做但是能够胜任时评定为 1，从来不做但有困难但不需要别人帮助评定为 2，从来不做但做起来需要别人帮助评定为 3，从来不做也无法完成评定为 4）（表7-3-8）。

表 7-3-8 日常生活功能量表

项目	得分			
1. 吃饭	1	2	3	4
2. 穿脱衣服	1	2	3	4
3. 洗漱	1	2	3	4
4. 上下床，坐下或站起	1	2	3	4
5. 室内活动	1	2	3	4
6. 上厕所	1	2	3	4
7. 大小便控制	1	2	3	4
8. 洗澡	1	2	3	4
9. 自己搭乘公共汽车（知道乘哪一路车，并能独自去）	1	2	3	4
10. 在住地附近活动	1	2	3	4
11. 自己做饭（包括洗菜、切菜、打火/生火、炒菜）	1	2	3	4
12. 吃药（能记住按时服药，并能服用正确的药）	1	2	3	4
13. 一般轻家务（扫地，擦桌）	1	2	3	4
14. 较重家务（擦地擦窗，搬东西）	1	2	3	4
15. 洗自己的衣服	1	2	3	4
16. 剪脚趾甲	1	2	3	4
17. 购物	1	2	3	4
18. 使用电话（必须会拨号）	1	2	3	4
19. 管理个人财产	1	2	3	4
20. 独自在家（能独自在家一天）	1	2	3	4
	总分			

结果分析：>23 分为认知损害

9. 临床痴呆评定及总体衰退量表：临床痴呆评定（clinical dementia rating，CDR）最初由美国 Hughes 等于 1982 年制定，目的是为临床提供一个简便工具，从与患者及亲属的交谈中获得信息，以完成对痴呆易受损功能的完好程度做出评价。该量表一般由医生完成，测试约需要 40 分钟，各部分的测试单独进行。扩展临床痴呆评定增加了极重要期（4 分）和终末期（5 分），使得临床分期更加细致。它可用于痴呆的诊断，也可用于痴呆严重程度的分级评定和随访（表 7-3-9）。

总体衰退（global deterioration scale，GDS）可用于全面评估老年人和痴呆患者的认知功能，也用于临床试验时对痴呆自然病程的分级评定。量表的内容有记忆功能、工具性日常生活能力、人格和情绪变化、日常生活能力和定向力。

表 7-3-9　临床痴呆评定量表

指导语：分别对知情者和受试者本人进行访谈，询问以下内容及必要的附加问题，并进行记录，根据两者提供的信息对受试者的认知功能做出评价。注意只有当能力的减退是由于认知障碍引起时才计分，其他因素（躯体或抑郁等）不影响评分。

内容	无（0分）	可疑（0.5分）	轻度（1分）	中度（2分）	重度（3分）	得分
记忆力	无记忆缺损或只有轻微的、偶尔的健忘	经常性的轻度健忘；对事情能部分的回忆；"良性"健忘	重度记忆缺损，对近事遗忘突出，记忆缺损妨碍日常生活	严重记忆缺损，能记住过去非常熟悉的事情，新发生的事件很快遗忘	严重记忆丧失；仅存片段的记忆	
定向力	能完全正确定向	对时间关联性有轻微困难，其余能完全定向	对时间关联性中度困难；检查时对地点仍有定向力；但在某些场合可能有地理定向障碍	对时间的关联性有严重困难；通常对时间不能定向，常有地点失定向	仅对患者自己有定向	
判断与解决问题的能力	能很好地解决日常问题、处理事务和财务，判断力良好	在解决问题和判断事务共同点方面有轻微受损	在解决问题，判断事务共同点方面有中度困难；通常还能维持社交事务判断力	在解决问题，判断事务共同点方面有严重损害；社会判断力通常受损	不能判断，或不能解决问题	
社会事务	和平常一样能独立处理工作、购物、义务劳动和社会群体劳动	在这些活动方面只有轻微损害	已不能独立进行这些活动；可以从事其中部分活动，不经意的观察似乎正常	不能独立进行室外活动；但可以被带到家庭以外的场所参加活动	不能独立进行室外活动；病重的不能被带到家庭以外场所参加活动	
家务与业余爱好	家庭生活、业余爱好和需要智力的兴趣均很好保持	家庭生活、业余爱好和需要智力的兴趣有轻微损害	家庭活动有肯定的轻度障碍，放弃难度大的家务，放弃复杂的爱好和兴趣	仅能做简单家务，兴趣明显受限，而且维持得差	丧失有意义的家庭活动	
个人自理能力	完全自理		需旁人督促或提醒	穿衣、个人卫生及个人事物料理需要帮助	个人自理方面依赖别人给予很大帮助；经常大小便时失禁	
总分	0	0.5	1	2	3	

结果分析：0分为正常，0.5分为轻度认知损害，1分为轻度痴呆，2分为中度痴呆，3分为重度痴呆

10. 社会认知：是指能促进同种个体间行为应答的信息加工过程，是一种有益于复杂多变的社会行为的高级认知过程。高度发达的社会认知能力是人类有别于其他哺乳动物的重要特征，社会认知能力障碍也是脑损伤、痴呆和精神疾病的主要功能障碍。从心理学的角度可以把社会认知划分为社会信息的感知及社会问题的判断与解决两个方面。社会信息的感知包括视觉社会信息（如面孔、手势、身体姿态、动作、情境等）和社会视觉信息（如言语、非言语声音、音调、音速等）的识别，其中最主要的社会信息是面孔。社会信息的感知中涉及对自我和他人的心理状态（如意图、愿望、信念、动机和情绪）归纳，包括错误信念识别、基本情绪和社会情绪的识别等。社会问题的判断与解决能力可以通过社会问题图片解决测验、社会活动排序测验、风险决策测验和爱德华博弈测验等进行测查。

二、诊断

如前述引起认知障碍的常见病因很多，需要临床医师全方位考虑，只有明确诊断才能有精准性治疗。神经心理量表测查结果只能协助诊断，最主要的是临床医师要根据病史寻找疾病发展规律，影像学检查（MRI、PET）、血液脑脊液相关检查，结合神经心理测查综合分析诊断。

1. 重视病史采集　AD 患者最早以颞叶、海马损伤的记忆力下降，语言理解能力障碍，顶叶受损的复杂动作、劳动技巧下降（运动中枢），阅读理解复杂的文字和符号、视空间的能力下降（角回），继而发展到前额叶出现注意力及精神情绪行为障碍。AD 是神经系统退行性病变，起病隐匿，发展缓慢渐进，就诊患者及家属常说不清具体的病程时间（应在半年以上），发病年龄较大，多在 70 岁以后，首发症状为明确的记忆力障碍。

VD 的起病呈急性或亚急性，小血管性也可以起病隐匿，有卒中病史，呈阶梯式进展，病程波动，发病年龄有时相对较轻。痴呆与血管损坏程度无直接相关性，与损害部位关系较为密切。认知损害差异较大，随病灶部位不同而异，以执行功能障碍，精神情绪以抑郁症状为主。痴呆症状，可伴有记忆力障碍，临床出现的认知障碍如与影像所见卒中部位相符，则 VCI/VD 可能性大，进展速度和预后较 AD 有更大的不可确定性。

2. 发挥影像学对痴呆的诊断价值　首选 MRI 排除硬膜下血肿、肿瘤及脑积水等可以治愈的疾病，接着寻找特异性痴呆的影像表现，例如，AD 为内侧颞叶萎缩（MTA）和顶叶萎缩；额颞叶变性为（不对称的）额叶萎缩和颞叶萎缩；VD 为全脑萎缩、弥漫性白质病变、腔隙性梗死和巨大梗死（涉及认知功能区域）；DLB，与其他类型痴呆比较没有特异性。

对不典型的患者可以进行 PET 的 Aβ 检查。

3. 实验室检查不可缺少　所有首次就诊的患者应进行血液学检测以协助 VCI 的病因诊断和鉴别诊断，包括血糖、血脂、血电解质、肝肾功能；有些患者常需要进行更多的检测，如维生素 B 小甲状腺素水平、梅毒血清学检测、HIV、伯氏疏螺旋体等。怀疑变性疾病或需要鉴别诊断时可行脑脊液检查，总 tau 蛋白、异常磷酸化 tau 蛋白和 $A\beta_{42}$ 检查对于 AD 诊断有较高价值，对于不典型的进行基因检测。

4. DSM-IV 痴呆诊断标准　认知功能障碍表现在以下两个方面。

(1) 记忆力障碍（包括短期和长期记忆力障碍）：①短期记忆障碍，表现为基础记忆障碍，通过数字广度测验至少 3 位数字表现为辅助记忆障碍，间隔 5 分钟后不能复述 3 个词或 3 件物品名称；②长期记忆障碍，表现为不能回忆本人的经历或一些常识。

（2）认知功能损害至少具备下列一项：①失语，除经典的各类失语症外，还包括找词困难，表现为缺乏名词和动词的空洞语言；类比性命名困难，表现为 1 分钟内能说出动物的名称数，痴呆患者常少于 10 个，且常有重复。②失用，包括意念运动性失用和意念性失用。③失认，包括视觉性失认和触觉性失认。④抽象思维或判断力损害，包括计划、组织、程序及思维能力损害。

上述两类认知功能障碍明显干扰了职业和社交活动，或与个人以往相比明显减退。上述损害不是发生在谵妄的病程之中，也不能用其他的精神及情感性疾病（如抑郁症、精神分裂症等）来解释。2011 年，美国国立老化研究所和阿尔茨海默病协会发布了 AD 诊断标准指南，即 NIA-AA 诊断标准，进一步强调了 AD 疾病过程的连续性。病理生理进程在 AD 出现临床症状前 15 ～ 20 年就已经开始，并将 AD 分为 3 个阶段，即 AD 临床前阶段、AD 源性轻度认知障碍和 AD 痴呆阶段，并且将 AD 的临床前无症状阶段也纳入了 AD，这就将 AD 的诊断时机大大地前移了。

卒中后认知障碍的筛查和评估见图 7-3-1。

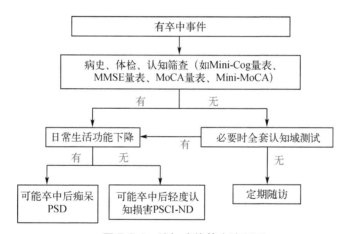

图 7-3-1　认知功能筛查流程图

Mini-Cog：简易认知评估量表；MMSE：简易精神状态检查量表；MoCA：蒙特利尔认知评估量表；Mini-MoCA：简易蒙特利尔认知评估量表

第四节　康复治疗

老年期痴呆的康复治疗主要关注患者现存的能力，而不是失去的能力，通过康复治疗帮助患者维持对于其目前状况而言最高的生活质量。老年期痴呆的康复治疗策略分为功能性重建和功能性代偿。功能性重建属于恢复性策略，旨在通过反复训练重建丧失的功能，侧重于改善某种特定的功能；功能性代偿侧重于对已有的功能障碍的适应，发展内在的替代物和（或）外在的辅助物。临床康复治疗师应该根据患者的具体情况将这两种方法结合起来并灵活应用。

一、药物治疗

1.胆碱酯酶抑制剂 (cholinesterase inhibitor，ChEI) 可增加突触间隙乙酰胆碱含量，是现今治疗轻中重度 AD 的一线药物，主要包括多奈哌齐、利斯的明、加兰他敏和石杉碱甲。胆碱酯酶抑制剂存在剂量效应关系，中重度 AD 患者可选用高剂量的胆碱酯酶抑制剂作为治疗药物，但应遵循低剂量开始逐渐滴定的给药原则，并注意药物可能出现的不良反应。

2.兴奋性氨基酸受体拮抗剂 盐酸美金刚是另一类 AD 治疗一线药物，尤其是对中重度 AD 患者妄想、激越等精神行为异常有一定治疗作用。明确诊断的中重度 AD 患者可以选用美金刚或美金刚与多奈哌齐、利斯的明联合治疗，对出现明显精神行为症状的重度 AD 患者，尤其推荐胆碱酯酶抑制剂与美金刚联合使用。治疗前必须与患者或知情人充分地讨论治疗益处及其可能出现的不良反应。

二、物理治疗

认知康复训练原则：①训练计划以评定为基础，使训练具有针对性；②训练方法要有专业性，切忌将小学教材或游戏与专业训练混为一谈；③训练内容设计具有连续性，训练程度由易到难，循序渐进；④一对一面对面训练与计算机辅助训练相结合；⑤基本技能强化训练与能力提高训练相结合；⑥强化训练与代偿训练相结合。

（一）运动训练

大量研究表明：规律、中等强度锻炼可以防止疾病发展、维持身体健康、改善精神状态。运动不但可以刺激大脑皮质，还可以减缓大脑动脉硬化性疾病的病程。物理治疗的目标是帮助患者重建或者维持运动能力和运动灵活性，减少摔倒次数，减缓智力下降。为痴呆患者制订运动计划时需要考虑灵活性、心肺耐力和力量的训练。如果阿尔茨海默病患者躯体健康，推荐的运动处方是开始 5 分钟的步行或者伸展动作，随之进行 20 分钟的有氧运动，20 ~ 30 分钟的力量训练，最后是 5 ~ 10 分钟的伸展训练。因为平衡能力同等重要，需要进行有规律的锻炼。平衡训练最好以简单平衡训练开始，训练一段时间后，根据改善后的平衡能力再修改训练内容。医务人员为痴呆患者进行物理训练时，应该注意以下几点。

1.熟悉 了解患者的工作或者爱好，用于指导运动训练，例如，如果想让患者进行承重训练，那么播放熟悉的音乐可提高患者运动兴趣。相应的，也要注意避免任何患者不喜欢的活动，如水疗对任何喜欢游泳患者都是理想选择，但是对于恐水或者曾经有溺水经历的患者来讲水疗就不是很适合了。

2.理解 与患者沟通时尽量使用通俗易懂的文字(如用"走路的机器"代替"平板车")。另外，治疗师需要了解疾病，在一种沟通技巧不起作用时采用另外一种沟通技巧，应该随时保证患者没有挫折感或者焦虑情绪。

3.专注 在进行物理治疗时应尽可能减少分散患者注意力的视觉和听觉刺激。

4.指示和交流 治疗师需要不断给予痴呆患者口头或非口头指示。治疗师每次和患者交流时要有眼神交流。在加强重复训练时，小组式训练比较有效，因为患者观察组长和其他组员进行锻炼也可帮助其训练。由于部分痴呆患者患有空间和感知问题，故训练使用的物品(如围巾、气球)应尽量选择鲜明的颜色。可使用视觉提示减少患者闲逛或者摔倒次数，如在入口处放置停止标示，防止患者进入某个区域。

5. **触摸** 相对口头提示，痴呆患者通常对身体提示的反应较好。在教动作时，治疗师握住患者的手，轻轻地带着患者做动作，比单纯描述和展示动作更能获得积极反应。痴呆患者比较喜欢手掌轻柔的触摸，而不是指尖轻拍或者轻触。

6. **整体能力** 治疗师应该着重关注如何建立和维持整体运动能力。例如，严重痴呆患者在髋部骨折的术后阶段不适合学习如何使用助行器，而此时轮椅是较理想的选择。另外，教会痴呆患者运用新技巧通常是不现实的目标。

7. **循序渐进** 痴呆患者不能理解多步骤指导，但当步骤被省略时也不能完成任务。正确的做法是将步骤分解，例如，当指导患者从椅子上起立时，治疗师应将指令分解为 5 个单独步骤：“站直—把您的脚平放在地上—将您的手放在座椅扶手上—身体向前倾—身体向上用力”。

8. **不要匆忙** 痴呆患者反应较慢，运动时间较长。因此，为痴呆患者做评定或治疗时应该预留出额外时间，如果匆忙治疗，可能会危及患者安全。痴呆患者通常比较容易出现疲劳，这将降低其完成任务的能力，物理治疗应该是短时间的多次进行。

9. **自主运动** 最好的训练是利用最原始的和自主的反应，因此，在训练下肢和上肢伸肌肌肉时，踢或投掷球比举重更适合。然而，在功能性活动如步行或跳舞时，在腕部或者踝部捆绑袖袋也是一种很好的增强肌力的方法。

10. **单一选择** 在评估痴呆患者时，尽量减少使用量表或者表格让患者对疼痛评分或描述活动水平。当为患者提供选择时，治疗师提供的选择答案应该是单一的，如您是想骑自行车还是散步？

此外，还应注意到，痴呆患者参与运动锻炼时有以下几点限制：不能很好地学习新动作；生活不能独立，不能独自到医疗机构；记住锻炼日期和运动预约比较困难；在从医疗机构回家的路程中容易走失。

(二)认知康复

认知康复的原则是把物理治疗、作业治疗、言语治疗与认知训练相结合，在认知训练中尽可能在有刺激的环境中进行，让患者接触环境，甚至连病床也要放在显著的位置上，不应将患者孤立在病房中。如患者视觉或听觉有障碍，应配备眼镜、助听器等。

作业治疗的目标是提高患者进行日常生活活动的能力，提高独立能力和促进其参与社会活动。同时通过提高患者竞争力和处理其所面临的行为问题，减轻照顾者的负担。可根据痴呆患者认知水平制订相应的治疗措施，详细如下。

1. **认知水平 6 级** 日常生活活动能力正常，无须作业治疗。

2. **认知水平 5 级** 不能使用符号或缩写词；不能回忆和使用近期信息；书写和阅读理解及数学能力受损。作业治疗：以手工为主的活动；鼓励患者进行活动；较少监督；支持小组活动和互助交流。

3. **认知水平 4 级** 存在明显受损；不能发现或解决错误；不能立即制订计划；不能记

住近期学习内容;不能适应变化;不能学习新知识;通常出现抑郁、焦虑和躁动。作业治疗:为了保证安全,逐渐使用辅助器械。进行2~3个步骤简单、熟悉的活动。可以进行室内活动、家务劳动、运动、跳舞等(如棋盘游戏、游戏拼图、电视游戏、步行或者简单手工艺活);使用记忆辅助器具如大日历、笔记本等。

4. 认知水平3级　思维混乱;能意识到行为会产生影响,但是无法预判会有什么样的结果;隐藏贵重物品,将汤倒进咖啡壶里;不能学习。作业治疗:进行1个步骤的、重复的、可以预知结果的活动。建议进行体育活动(如篮球、高尔夫、骑车、游泳、举重);民族舞和交际舞;家务劳动(如做园艺、洗车、砍木头、除草);厨房活动(如洗碗、洗菜、切菜、清洁灶台);艺术活动(如画画、雕刻、缝纫);眼手协调(如切割、临摹、手工艺);游戏(如扑克牌、玩骰子);有氧活动(如骑脚踏车、蹦床);注意日常生活活动中要保持常规和可预计的活动环境。

5. 认知水平2级　出现无目的的活动,例如,无目的地闲逛、不断地脱衣服或者是奇怪的行为(像开车一样地坐在马桶上);不能意识到行为会产生影响;忽视物体和人。作业治疗:进行1个步骤的、熟悉的、重复的粗大运动。将较复杂的自理活动简化为一步一步;利用改造物品来简化任务,例如,选择套头衫而不是需要扣纽扣的衣服,可以不要求正确性;利用视觉暗示来提示物体存在;让门开着,使用常见的物品;鼓励步行;每次交流使用简单句子和一个问题;用图片标记抽屉;提供涉及味觉、嗅觉、触觉、视觉、听觉和运动觉的多感觉刺激。

6. 认知水平1级　无自发运动;除非常熟悉的感觉刺激外,其他外界刺激对于患者而言已无意义;新的和不熟悉的刺激会造成患者烦躁和疑惑;患者必须由他人进行穿衣、洗澡、修饰、可能需要喂食;被告知咀嚼。作业治疗:保持感觉刺激;重点是非常熟悉的感觉刺激;使用一个字的命令;让患者处于熟悉的环境;每次探访最好只允许一位家属或者亲近的朋友。

(三) 电脑辅助和虚拟认知康复

1. 电脑辅助的认知康复　根据需要可用特定任务方法和分等级的方法:特定任务方法是针对某一特殊的认知障碍编写程序并给予训练,例如,对有注意力问题的患者使用训练注意力的程序软件,通过训练达到改善注意力的目的;分等级的方法是按循序渐进的方式从基本训练开始逐步过渡到更复杂的认知功能,如用电脑软件让患者先接受注意力训练,然后升级到视空间和视知觉训练,同时伴有记忆再训练,最后进行复杂的解决问题项目训练。

2. 虚拟现实技术　利用计算机模拟现实环境,引导或指导患者完成模拟任务或作业。虚拟现实技术具有沉浸、交互、想象的特征,即用户在虚拟场景中有身临其境之感。用户与虚拟场景中的对象相互作用,可使用户沉浸于此环境中以获取新的知识,提高感性和理性认识,从而产生新的想象。研究发现,计算机训练明显好于人工训练,并且节约人力。

3. 远程认知康复　香港理工大学康复科学系研发了一种利用互联网进行康复资源信息交换的在线信息处理系统,通过 NetMeeting 软件,治疗师能通过下列方式实现远程认知康复指导:①通过电脑屏幕向患者提供训练软件的康复动作示范,并让患者进行操作性训练;②治疗师指导患者参与电脑辅助治疗;③治疗师还能通过交互式视频会议的形式向患者提供语言及视觉上的指导以加强治疗效果。

（四）康复训练方法

1. **注意障碍训练**　注意是最基本的认知功能，记忆、执行功能都需要注意力。

（1）注意的广度训练：在同一时间内给患者快速呈现一定数量的数字、字母、图片或木块等，让患者说出呈现物品的数目，进而说出具体是什么。

（2）注意的维持与警觉训练，如视觉训练、听觉训练。视觉训练举例：见图7-4-1；听觉训练举例：如治疗师说出一串包括"3"的数字，要求患者在听到数字"3"时敲打桌面，然后在每听到"3"或"6"时敲打桌面，随后再告诉患者"3"和"6"出现的规律，反复训练提高患者的注意力。

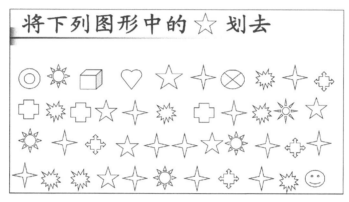

图 7-4-1　视觉训练

（3）反应时训练：是指刺激作用于机体后到明显的反应开始所需要的时间，治疗师预先向患者说明刺激是什么及他要做的反应是什么。计时器记录从刺激开始到受试者出现反应的时间。该训练可以提高患者的注意维持和警觉能力。

（4）注意的选择性训练

1）视觉注意选择：在划消作业中加入干扰，如将下列字母中的 E 和 H 划去

FJIWKEOSHDJKRMCHELWKXBKDNCOEJTESXHUJVFETOJHKNESAWEHGUKV
EDFMFZECFBNJHUKESFHVVGEONJHXEWZEGGFVJHGKJGFDSWFHHGBJHHJKGES
CHJMNJKMJGDERFJGEXXGBJHNJJYREXCGFHBNJURWCXBHJNKKHESZXFGBIHU-
JNYEHCHJNMKUHJEJIKEJIWNHGJDRVOLSODJGNWF。

2）听觉注意选择：从有背景声音的录音带上听指定数字或字母。对于有选择性注意障碍的患者，也可以在一边进行一项作业活动，一边让患者听有新闻、谈话或音乐的录音带。录音带内容的选择根据患者的兴趣而定。

（5）注意的转移性训练：为患者准备两种不同的作业活动，当治疗人员发出指令"换"的时候，患者要停止当前作业而改做另一项作业。

（6）注意的分配训练：某种任务达到一定的熟练程度后，加入另一项活动同时进行。

2. **记忆障碍训练**

（1）基本原则：将外界环境中信息的量和呈现条件控制好，每次提供的信息量由少到多，信息内容由简单到复杂，信息重复的次数由多到少，多个信息呈现的间隔时间由长到

短；随着患者的进步，逐渐减少提示帮助患者，发展和有效地利用内、外环境中的记忆辅助物和记忆策略。

（2）训练方法

1）内辅助法：通过调动自身因素，以损害较轻或正常的功能代替损伤的功能，改善或补偿记忆障碍，有助于学习和回忆已学过的知识。

A. 图片刺激法：先将3~5张绘有日常用品的图片放在患者面前，告诉患者每张图片可以看5秒，然后将图片收去，让患者用笔写下所看到的物品的名称，反复数次，成功后增加图片的数目。

B. 编故事法：把要记忆的内容按自己的习惯和爱好编成一个小故事，有助于记忆。

C. 无错性学习：是在整个学习过程中不给犯错误的机会，训练时为避免犯错，直接给学习者正确答案或让患者执行很容易的、不可能出现错误的任务，通过逐渐增加作业难度让其不经历失败。标准化的无错误学习法类似于死记硬背，在多种学习任务中治疗师给患者同样的新信息，要患者口头重复或写下这个信息；改良的无错误学习法，治疗师用丰富的语义词汇描述靶词语，诱导患者说出正确答案详细阐述语义，学习中要求主动参与，语义分析越多，从刺激中提取的意义越多，加工深度就越深，记忆也就越持久。

D. 复述法：要求患者无声或大声重复要记住的信息。根据遗忘曲线的特点，及时、经常地进行复述，有利于识记的内容在急速遗忘前获得必要的巩固。

E. 视意象也称图像法：患者把需要记住的信息在脑中形成一幅图画来巩固记忆，即将要学习的字词或概念幻想成图像，这是如何记住姓名的好方法。对遗忘症者而言，将一个人的形象、独特的面容特征和他的名字结合起来有助于记住他的名字，这种方法优于其他方法，主要用于学习和记住人名。

F. 语义细加工：也称故事法，通过编一个简单的故事或句子来帮助巩固需要记住的信息。将所要记忆的重点转化为故事，通过语义加工，让患者为了记忆而产生一个简单故事，在这个故事中包括所有要记住的内容。中国的成语一般都有典故，在开发儿童的学习与记忆力时就是采用故事法，在此方面有大量素材可以利用。

G. 首词记忆术：患者把需要记住的每一个词或短语的第一个字组成熟悉或易记的成语或句子，主要用于训练患者记忆购物清单一类的物品。

H. 现场法：是通过创建一幅房子的视觉图像来帮助记忆。例如，一个人想记住买汽水、薯片和肥皂，他可以想象屋子里的每个房间，看见在厨房里汽水滋出来洒到地板上，在睡房里薯片撒落在床边，在浴室的浴缸里布满了肥皂泡泡。在百货商店里，他可以想象在屋子里漫步，并且看到了每个房间里物品的情景。

I. 倒叙法：倒回事件的各个步骤，找到遗漏的物品或回忆一件事。假如，不慎将购物清单留在家里，通过想象购物清单写在什么纸上，在纸上的具体位置，写清单当时的情景等，均有助于回忆起购物清单的具体内容，免除了再回家取购物清单之苦。

J. 数字分段：这是一种有效记忆数字的基本方法，如门牌号码和电话号码的记忆等。如87 335 100也可以分为8733，5100或87，33，51，00等几组数字记忆。一个"解放路1132号"门牌号码，可以直接将它记为"1132"，也可以将数字组合成"11和32"。

2）外部辅助法：指利用身体外部的辅助物或提示来帮助记忆的方法，提示的内容对被提示的信息要有特异性，要在最需要的时刻提供。提醒类工具包括定时器、报时手表、手机、闹钟、日历、标志性张贴及电子辅助记忆器等。常用的辅助工具有以下几种。

A.记事本：是一种最通用有效的方法。在日常生活中，建议参考及运用记事本减轻因记忆力下降而带来的问题。患者通过问卷方式去学习有关记事本的目的、内容、名称、每一项目的使用方法等。

B.活动日程表：将有规律的每日活动制成大而醒目的时间表贴在患者常在的场所，如床头边、卧房门上。开始时要求家人经常提醒患者看日程表，让他知道什么时间应做什么，若活动规律变化少，则较易掌握。

C.学习并使用绘图：适用于伴有空间、时间定向障碍的患者，用大地图、大罗马字和鲜明的路线表明常去的地点和顺序，以便利用。

D.记忆提示工具：包括清单、标签、记号、录音机提示等。治疗师或家人为患者列出要记住的事情清单，患者按清单完成任务；在橱柜、衣柜及抽屉、房门上用易粘贴纸条作标签，写上内置何种物品及其位置，补偿记忆丧失。对于那些忘记物品放在家中何处，不知道哪间房属于自己的记忆障碍者而言，是一个有效的方法；在日历牌上做记号，以刺激患者记住重要约会和事情。言语或视觉提示：口头提示有关的问题，同时让他看有关的图画等。

3）调整环境：尽量简化环境，用醒目的标志提醒患者，放置常用物品的位置要固定。对于严重记忆功能障碍的患者，通过环境的重建，满足他们日常生活的需求，也是对严重智力障碍者来说唯一的解决方法。

3. 失算症训练　原发性失算患者应该重新再学习数字系统中的基本概念，从认识数字开始，到运算过程中合理的处理数字。纯失读型失算患者常表现为空间整合困难和视运动不协调，其康复计划应包括空间分析的练习、视运动的训练。失语型失算患者在接受语言治疗的同时语言功能得以改善，计算能力也明显提高；失语型失算患者在康复训练开始阶段中应多接受视觉的刺激。空间型失算患者常伴有单侧空间忽略，可以运用划消任务、图形复制、均分线段任务和画钟任务帮助改善单侧空间忽略的症状。

失算症康复训练内容可采用专业的计算机辅助训练手段，训练内容依据失算症标准化测验而设计，包括数字概念、计算负荷、算术事实、算术法则、心算、估算、日常理财能力训练等，专业性强，患者十分乐于接受。

4. 知觉障碍训练

（1）单侧忽略的训练

1）认知或行为纠正：①视觉扫描训练，通过划消作业、计算机视扫描作业及跟踪控制面板上的系列发光体训练，提高患者追踪目标的能力。进步后把作业逐渐过渡到能在不同环境中进行，最后运用到 ADL 中去，即技能活动→辅助性活动→目的性活动→作业活动；其训练原则是由易到难，扫描目标由少到多，由熟悉到不熟悉，扫描速度由慢到快，扫描间距由大到小，由均匀到不均匀。②忽略侧肢体的作业活动训练，如木钉摆放作业。注意：训练要求患者目光注视作业手。③忽略侧肢体的感觉输入训练，训练也要在患者的目光注视下进行，同时可以防止引起或加重痉挛。

2）代偿：①让患者练习向左侧转动头和向左侧移动眼睛；②就餐时，提醒患者注意被忽略侧食物；③对着镜子穿衣服等。

3）环境适应：环境的改变能够改善顽固性忽略患者的生活自理能力，贴上醒目的标记，把食物放于健侧，把电话、呼叫灯放健侧，护理的人站在健侧对患者说话等。

4）虚拟现实技术（VR）：也被很好地应用到视觉空间障碍的康复治疗中。利用基于个人计算机的非沉浸性 VR 系统治疗单侧空间忽视患者，训练他们在安全、有提示的条件下通过街道，结果显示坚持治疗可以使受试者和同龄健康人一样自由走动且顺利过街。

（2）左右分辨障碍训练

1）感觉整合疗法：通过摩擦左侧或右侧肢体的皮肤或进行负重训练增加皮肤触觉或本体感觉输入，帮助患者区别左右。如右腕持续戴有重量的护腕，不要换手；注意训练要在患者的目光注视下进行；训练应固定在左侧或右侧肢体以产生累积效应。

2）左右侧概念活动训练：做一些重复强调左右差别的活动，如伸出左手，系左侧鞋带等。当患者做 ADL 时，言语上强调左和右。

3）代偿：让患者把手表或饰品戴在左手或右手，可作为区别左右的提示；在衣服、鞋子的左侧或右侧分别用不同颜色图案作标志。

4）调整环境：指令中不用右和左的词，可用其位置的点或参照部分，如靠床边的脚、患侧等。

（3）失认症康复训练

1）颜色失认：让患者给物体轮廓图填颜色，不正确的给予指示纠正，反复练习。

2）形状失认：用图形拼板玩具拼图，让患者模仿、复制，不正确的给予指示，直到选用图形和拼接接近正常为止。

3）面孔失认：让患者辨认知名人物或熟悉人物的照片，或将照片和写好的名字让患者配对，反复练习达到正确或接近正确为止。

4）对于体像障碍：治疗师在刺激患者身体某一部位时，让他说出这一部位的名字；说出患者身体某一部位的名字时，让患者指出他身体的这一部位；让患者先指出治疗师身体的某一部位，然后指出他自身相应的部位；让患者指出人像中治疗师说出的部位等。

5）手指失认：通过皮肤触觉刺激、手掌压力刺激增加感觉输入。两种刺激可交替进行，但每一种刺激的总时间不应少于 2 分钟，刺激应当有舒适感，防止引起或加重痉挛。手指辨认训练：让患者反复执行辨认手指的任务，如辨认患者自己的手指、治疗师的手指、手指图等。

6）触觉失认：用视觉输入来弥补，先将物体通过各个平面转动，并让患者注视，然后改让患者双手转动，睁眼、闭眼分别进行。在连续多次成功之后，再加入新的物体。

（4）失用症康复训练

1）意念性失用的康复：患者不能正确选择工具或使用工具，或不能将分解动作按顺序连贯起来，可采用排序建立、分解活动、提示训练、视觉提示、听觉提示、触觉提示、调整环境等策略；给予触觉、本体觉、运动觉的输入等训练方法，如将茶叶放入茶壶→打开暖瓶盖→将开水倒入茶壶→盖好暖瓶→将茶倒入茶杯；可按顺序做出标记，或指导患者做动作前闭上眼睛想象动作，然后睁眼尝试完成。

2）结构性失用的康复：患者能认识每一个部件，但不能自发或按指令用图画、积木或其他物品制作或组装二维或三维结构；通过培养患者细致观察和理解各个部分之间的关系，训练其视觉分析和辨别能力，最终使患者能够正确地将各个部分组合成一个整体，例如，给相当于儿童大小的人体模型穿衣服，穿右袖→穿左袖→穿右裤腿→穿左裤腿→戴帽子。鼓励患者自己穿衣，可给予适当暗示，穿衣前让患者用手去感受衣服的不同重量、质地，变换不同的穿衣技巧；或用不同颜色作标记区分衣服的上下、左右等。治疗师还可以通过握患者的手去完成动作，在纠正错误动作时也是通过动作帮助指导。训练内容由简单到复杂，提示由多到少。

3）运动性失用：在进行特定的活动前，给予本体觉、触觉、运动觉的刺激，如在制动轮椅手闸前，肢体先做必要的关节活动。

4）观念运动性失用：是运动的计划和编排出现问题，患者可做随意运动，而将动作分解后便感到困难。可将活动分解成几个部分，分别完成训练任务。基本技能训练的方法：①由简单到复杂地绘制图形，如从画 X 或 T 等简单字母开始，再连接点状或虚线图，进一步画平面图、立体图，可以让患者在石板或粗糙的地面上画图以增加本体感觉和肌肉运动觉的输入；②实物复制和拼图训练，从实物到图片，颜色由彩色到同色，数目由少到多，形状和大小由相同到不同；③功能活动训练＋环境调整，调整环境的方法有药瓶贴醒目的标志、药品摆放有序、位置固定、物品之间空隙大、阅读时两行之间放置醒目的标志、写作时采用有凸起横线的稿纸等。利用视觉刺激使患者比较容易地观察到目标，最大限度地降低视知觉障碍对 ADL 的影响。

（5）执行功能

1）言语流畅性检查（启动能力）：用于检查前额叶皮质的启动功能。要求患者在一分钟内尽可能多地列举出以"M"开头的单词、人名、地点和衍生词。高中毕业文化水平以上的正常人一分钟内至少可以说出 8 ～ 9 个单词，对于失语症患者，可以设计卡片供其挑选。语义分类流畅性检查（按种类命名，如在一分钟内尽可能多地列举出属于动物类的单词或水果类的单词）不是纯粹的生物性作业或任务，语义分类作业的完成有赖于与语言有关大脑皮质的完整性和统一性。因此，该类检查不适用于额叶执行功能障碍者。

2）反应 - 抑制和定势转换检查

A. 做 - 不做测验（go-no go task）：当检查者举起两个手指时，要求患者举起一个手指，当检查者举起一个手指，要求患者举起两个手指。另外一种检查方法，检查者敲击一下桌子底面（以避免视觉提示），患者举起一个手指；敲击两下，患者不动，亦可以共做 10 遍。检查时确认患者理解检查要求。完全模仿检查者的动作或反复持续一个动作均提示患者缺乏适当的反应抑制，不能按不同的刺激来变换应答是额叶损伤的特征性表现。

B. 交替变换测验：要求患者复制由方波和三角波交替并连续组成的图形。额叶损伤患者不能根据刺激改变而改换应答，表现出持续状态即一直重复一个形状而不是交替变化（图7-4-2）。

C. 序列运动（动作）检查：① Luria 三步连续动作，Luria 的三步动作要求患者连续

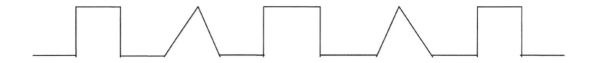

图 7-4-2　交替变换测验

做三个动作，即依次握拳、手的尺侧缘放在桌面上和手掌朝下平放在桌面上（握拳一切一拍）。②手的交替运动。检查者示范动作要求，首先同时完成一手（如左手）握拳，另一只手（如右手）五指伸展的动作，然后将动作颠倒即左手伸展，右手握拳。要求患者交替连续完成这组动作。③正式测试。威斯康星卡片分类测试；轨迹连线测试 B 部分；STROOP 测试；执行功能障碍综合征的行为学测试。

D. ADL 检查要求患者实际演示刷牙、梳头、吃饭等动作。观察患者是否存在反复进行片段动作的现象。

持续状态和不能完成序列运动均为异常反应。肢体运动障碍患者在进行该类检查时也可以表现异常。因此，确定反应异常之前应首先排除运动障碍对测验的干扰。

（6）语言和交流障碍的康复

1）Schuell 刺激疗法：在保持良好的听理解的基础上，遵循 Schuell 提出的失语症刺激法治疗的六大原则：利用强的听觉刺激，适当的语言刺激，多途径的语言刺激，反复利用感觉刺激，刺激应引出反应，强化正确反应及矫正刺激。通过对功能系统残存成分的重新组织，进行循序渐进的表达训练。例如，可以采用动词、名词、情景画等图卡和字卡，以及漫画故事、报刊和书籍等，进行命名描述、阅读、描写和抄写等语言表达。

2）阻断去除法：通过刺激残存功能去除被阻断的言语功能，即将未受阻断的较好的语言材料作为"前刺激"，引出另一语言形式中有语义关联的语言材料的正反应，使"阻断"去除。它主要对命名性失语效果较好，而对非流利性失语效果较差。另外，治疗命名性失语还采用常规语言治疗和针对性认知训练法。

3）认知心理学疗法：主要用于认知的语言、定向力和记忆等方面的功能训练，强调运用连贯语言（句子或段落而不是独立的词语）的口语阅读来治疗失语。对于不能认字，阅读与理解有困难，但无口语和书写障碍的纯失读症患者，常可通过视觉以外的感觉方式参与阅读，如读不出的字，用手在空中比画书写（运动觉促进）或用手指在大腿上书写（皮肤触觉）就可正确读出。纯词聋的患者不能辨别和理解日常口语的意思，不能与人交谈，不能模仿复述别人的话，无法听写，但自发言语、书写和阅读功能正常，可以利用书写板与患者进行日常交流。

4）计算机辅助疗法：治疗命名性失语效果较好。

（7）智力障碍的康复：智力包括分析推理、综合、比较、抽象、概括等，训练解决问题的能力也就训练了抽象逻辑思维能力，包括获取信息、排列数字、处理问题顺序、演绎推理、分类和预算等方面的康复训练。

（8）ADL 训练：对于生活能自理的早期患者，家人要提醒和督促患者主动完成日常家务劳动，不要简单包办代替；鼓励患者积极参与体育活动和社交活动。

对于丧失部分生活能力的中期患者，要给予患者充裕时间去完成力所能及的自理活动及家务活；多鼓励，少催促；对失去 ADL 能力者，采用多次提醒、反复指导、反复练习的方式，直到学会为止；要有耐心，不能训斥或嘲笑。

对于 ADL 严重受损的晚期患者，如能配合者，从基本的生活功能着手训练，分步骤进行：喂食—辅助进食—独立进食；分解动作：握勺—到碗中盛饭—把饭勺送到嘴边—把饭送到嘴里。

（9）照护：老年痴呆为进展性疾病，晚期生活需要全方位照护，对痴呆老人的护理应注意以下几点。重点关注喝水、进食、排便、运动。鼓励老人自主排泄，尽量不要使用成人尿不湿，通过跟踪式、体系化的日常照护，促进老人"自然、有规律"的如厕排便。坚持步行训练，步行是锻炼全身肌肉和协调活动的有效方式，失智失能老人不是因为下肢肌肉力量衰竭才不能行走，而是忘记了怎么走路，与其训练腿部力量，不如反复让老人练习想起如何迈步行走。实行短期的机构集中看护护理和家庭上门看护服务相结合的方式，让老年人生活在熟悉的家庭环境中的同时，提高机构床位使用率，延长机构床位使用期限，增加收入的同时，更会降低机构垃圾处理等运营费用。

（项　洁　朱　毅　温华聪　李　凝）

第8章 帕金森病

第一节 概　　述

一、定义与流行病学

帕金森病（Parkinson's disease，PD），又名震颤麻痹，由英国内科医生詹姆斯·帕金森（James Parkinson）在 1817 年首先做出系统描述，是一种常见于中老年的神经变性疾病，临床以静止性震颤、肌肉强直、运动迟缓和姿势步态障碍为主要特征。

帕金森病是老年人中第四位最常见的神经变性疾病，起病年龄平均为 55 岁，男性患者略多于女性。本病为全球性疾病。据统计，60 岁以上的人群中患病率为：西方（106～307）/10 万，亚洲（44～82）/10 万，非洲（31～582）/10 万。据估计，目前在中国有 200 万患者，占老年人口的 1% 左右，即每 100 个老年人中就有 1 个是帕金森患者。本病也可在儿童期或青春期发病。

欧洲从 1997 年开始，每年 4 月 11 日被确定为"世界帕金森病日"，以纪念詹姆斯·帕金森博士。世界卫生组织全力支持并赞助世界帕金森病日及欧洲联合会纲领。每年的 4 月 11 日世界各地都会举办有关帕金森病的活动，推动社会群体对帕金森病患者的支持和了解，目的在于促使帕金森病患者及其家人和专业医疗人员共同努力，不仅让帕金森病家喻户晓，更要提高公众的关注程度。

二、病因

迄今为止，特发性帕金森病的病因仍不完全清楚，一般认为主要与机体的老化、环境中的工业污染、病毒感染、遗传等因素有关。有理论提出帕金森病的病因是不明环境因素导致遗传易感个体黑质致密部多巴胺能神经元的加速缺失。继发性帕金森综合征是指具有和原发性帕金森病相同症状和体征，但存在明确的中枢神经系统病因的疾病。

三、病理和病理生理

帕金森病是由于中脑黑质的多巴胺能神经元退化、变性，导致通过黑质纹状体束、作用于纹状体的神经递质多巴胺减少。

帕金森病运动功能障碍发生机制相同，均是大脑皮质与皮质下结构调节机制的障碍。相关运动控制的解剖结构为锥体系统和锥体外系统，或运动皮质和基底神经节（亦称基底节）。在对这些结构及其生理功能的基本了解的基础上形成了在运动障碍患者管理中应以症状治疗为主导的基本理论。

基底神经节中数个互相联系的核团组成锥体外系统的大部分。基底神经节主要由四个核团组成：①尾状核和壳核（合称为"纹状体"）；②丘脑底核；③苍白球，包括内侧苍白球和外侧苍白球；④黑质，包括黑质致密部及黑质网状部。

纹状体及丘脑底核为基底神经节的初级传入核团，来自大脑皮质、丘脑中线核、海马、杏仁核及初级嗅皮质的兴奋性纤维传入纹状体。同时纹状体还接受来自黑质致密部的多巴胺能神经元传入纤维和来自中脑中缝核的 5-羟色胺能神经元传入纤维。基底神经节的初级输出核团是腹侧苍白球及黑质网状部。这些输出核团发出抑制性谷氨酸能纤维调节控制脑干及丘脑的靶核团（脑桥核）。基底神经节由对丘脑的抑制性控制间接影响大脑皮质的活动。正常的生理情况下，黑质及苍白球主要抑制对运动皮质具有兴奋性作用的丘脑运动核团。病理的情况下，丘脑运动核团去抑制，导致向运动皮质的输出活动增强（图 8-1-1）。电生理学的研究已证实基底节并不直接参与启动或者规划运动，而是调节最初的由皮质神经元产生的运动模式。

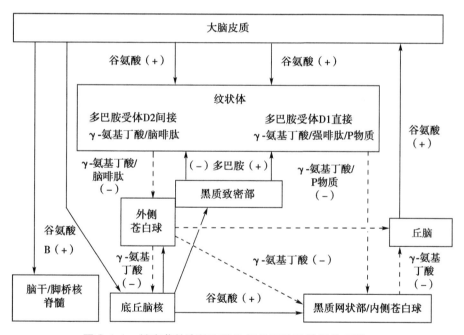

图 8-1-1 **基底节的直接环路和间接环路及神经药理学**

—— 兴奋；------ 抑制

直接通路：γ-氨基丁酸介导的抑制性传入纤维直接投射到黑质网状部和内侧苍白球两个输出核团。间接通路：抑制性 γ-氨基丁酸投射至外侧苍白球，之后由其发出 γ-氨基丁酸介导的抑制性传入纤维至丘脑底核。丘脑底核发出兴奋性谷氨酸能投射纤维到达黑质网状部和内侧苍白球。兴奋性通路由实箭头表示而抑制性通路由虚箭头表示

（范亚蓓　陈伟观　倪　隽）

第二节 临床表现与功能障碍

一、临床表现

帕金森病起病隐匿，进展缓慢，症状常起始于一侧上肢，逐渐波及同侧下肢，再波及对侧上肢及下肢。极少数患者可能头颈、躯干部位起病。临床上以静止性震颤、运动迟缓、肌肉强直和姿势步态异常为主要特征。典型的帕金森病患者表现为一侧肢体的症状，即非对称性表现。一般情况下，帕金森病患者可以分为两类：一类是以强直和运动不能为主要表现的，少数可能没有静止性震颤；另一类则主要表现为静止性震颤。然而，其他的症状和体征也可能同时存在（表 8-2-1）。

表 8-2-1　帕金森病的临床症状和体征

症状	临床特征
阳性现象	
震颤	最常见的症状。睡眠及活动时减轻，劳累或紧张时加重。肌电图：主动肌和拮抗肌节律性交替放电
强直	肢体被动活动时肌张力增高，全关节活动范围内的肌张力相等。对侧肢体随意活动时肌张力则增强
屈曲姿势	屈肌呈受重力优势（低头、含胸、驼背、肩前伸、臂内旋、手在前、屈肘、屈膝、屈髋）
阴性现象	
运动迟缓	动作缓慢，面具脸，瞬目减少，不能活动，易疲劳。肌电图：运动单位募集延迟，一旦募集即中止，不能增加放电频率
姿势反射消失	患者有跌向一侧（侧向推）或向后跌（向后推）的倾向；整个坐下（患者试图坐下时，身体塌在椅子上）
姿势不稳	患者平衡能力丧失，表现为易跌倒
冻结现象	瞬间无法移动

二、功能障碍

帕金森病引起的主要功能障碍包括运动、肌张力、步行、平衡、吞咽、高级脑功能及自主神经功能障碍（表 8-2-2）。

表 8-2-2　帕金森病引起的功能障碍

运动	行为及情感
步态	抑郁
动作的启动及执行	焦虑
动作迟缓	精神症状，如幻觉
震颤	胃肠功能

强直	吞咽困难
感觉 / 疼痛	便秘
自主功能紊乱	膀胱功能障碍
直立性低血压	性功能障碍
便秘	
认知	
任务转换困难	

1. 运动功能障碍　表现为躯干或肢体的肌肉过度运动而不能被随意控制，是应用左旋多巴治疗帕金森病 7 ～ 8 年后常见的典型并发症。其产生原因复杂，与多巴胺补充不足及帕金森病进行性的多巴胺神经元丧失的基本特点等有关系。

通常情况下，运动障碍出现在左旋多巴血药浓度高峰期，也就是常说的"峰 - 谷"运动障碍。在早期，可以通过减少左旋多巴剂量或减少服药次数来改善。但这通常会导致更严重的帕金森病症状，如静止性震颤、运动迟缓及强直。如果运动障碍相对较轻，对患者来说没有烦恼也不存在危险，那么多数人愿意多运动而不愿意少运动。如果运动障碍程度加剧，在一定程度上存在使患者受伤的风险，那么就必须进行处理。治疗的方法包括降低左旋多巴剂量，减少左旋多巴服用次数，并加用金刚烷胺。

2. 肌张力障碍　在帕金森病患者中较为常见，主要由于患者主动肌及拮抗肌的肌张力同时增高，被动运动其关节时，伸直或弯曲动作的阻力都增加，造成患者四肢及躯体僵直，动作幅度减小。在对其肢体做肌张力检查时，会出现齿轮状的肌张力增高。帕金森病患者肌张力障碍最常见的部位是足部。通常情况下，在左旋多巴剂量末期，即血药浓度最低时，足部开始同时出现脚趾屈曲和整个足部内翻。随着另一次左旋多巴的摄入，肌张力障碍得到缓解。当左旋多巴血药浓度处于最高水平时，肌张力障碍作为"峰 - 谷"效应也会发生。如果肌张力障碍是局部问题，如只涉及颈部肌肉或面部肌肉，可以采用肉毒毒素局部注射靶肌肉治疗。

3. 步态异常　是帕金森病患者的主要症状。帕金森病患者自述行走困难是生活质量下降的主要原因之一。步距变小是其步态异常的主要原因，小步、拖曳步态是帕金森病的特征性异常步态。髋、膝及踝关节的活动角度减小，手臂摆动减少，躯干转动受限的同时身体向前倾，形成帕金森病患者典型的步态改变。由于多重损害，帕金森病患者的步态逐渐变得低效而不稳。帕金森病患者的步态模式可分为两种：一种是"冻结步态"，表现为起步犹豫，突然不能抬起双脚，像双脚被黏在地上一样，称为"冻结"，常见于转弯、通过狭窄的过道时或要到达目的地时；另外一种称为"慌张步态"，躯干前倾，起步困难，迈开步后就以极小的步伐向前冲去，越走越快，不能及时转弯或停步。

在帕金森病早期，运动功能减退、强直、姿势反射及运动执行力减弱、本体反射缺失等原发功能障碍对步态的影响尚不大。随着疾病的进展，原发功能障碍加重并导致新的继发功能障碍（表 8-2-3）。

表 8-2-3　帕金森病的步态障碍

步态障碍	帕金森病的直接损害
拖曳步态：步调、步幅减小同时频率及速度减慢	运动迟缓及运动能力减退；动作启动及执行障碍
慌张步态	自主运动能力受损，运动执行功能障碍，姿势反射受损
屈曲姿势	强直
冻结，"启动犹豫"	自主运动能力受损，运动功能减退，动作启动及执行障碍
"谨慎"步态（跌倒恐惧）	姿势反射受损；强直
头晕眼花引起的不稳及平衡障碍	姿势反射受损；直立性低血压，自主神经系统功能障碍
肌张力障碍，运动障碍	药物作用；帕金森病——与运动失调相关的直接障碍

4. 运动迟缓　帕金森病患者常主诉虚弱、无力、启动缓慢，但真正进行肌力检查时，却基本肌力正常。这可能是因为运动皮质活动的延迟，阻碍了个体启动及执行正常运动的能力，这些功能缺损使患者的功能性活动变得缓慢，如吃饭、穿衣等；而在从事较复杂的工作时表现则更加明显，如书写、系鞋带等。功能受限的帕金森病患者完成这些协调的动作是困难的，事实上，运动启动缓慢似乎是这些患者易化运动任务所采取的有效策略。

5. 平衡功能障碍　由于帕金森病患者维持站立姿势所需的翻正反应与平衡反应等功能减弱，因此跌倒的风险大大增加。有些患者快速站起或转身时，很容易向后摔倒。虽然帕金森病患者可以直线行走，但他们的整体步态因运动功能减退、肌肉强直、姿势失衡及跌倒恐惧而受阻，尤其是到了疾病晚期，代偿机制也受损，此问题进一步加重，这也许是帕金森病患者强烈依赖视觉提示的原因。这些障碍导致姿势调整及步态稳定变得越来越困难，尤其是在凹凸不平的路面上。后期继发的功能障碍又将进一步加重步态异常，这些异常也会影响到平衡、步态转换，并增加了患者跌倒的风险。

6. 吞咽障碍　通常是由于舌的控制力丧失和食物推动无力导致咽肌收缩延迟的结果。帕金森病患者常存在吞咽障碍，食管功能障碍也可同时发生。多巴胺能控制的横纹肌和受自主神经影响的平滑肌功能异常是导致该功能损害的主要原因。视频透视吞咽评估可以帮助确定吞咽受损的时期。改良的吞钡透视显示，最常见的吞咽异常是蠕动问题、咽下部食物淤滞、误吸及环咽肌失迟缓。

7. 高级脑功能障碍

（1）认知障碍：帕金森病患者认知障碍症状的发病通常十分缓慢。最常受影响的认知领域包括注意力、学习能力、记忆力、执行功能及视觉空间功能。虽然信息处理的速度可能变慢，但言语功能及推理能力似乎无甚影响。

（2）心理问题：许多帕金森病患者存在抑郁表现，约50%帕金森病患者存在恶劣心境。在帕金森病患者中抑郁症的患病率为40%～50%。帕金森病后患者抑郁具有独特的临床特征，更容易出现内疚感或自责的悲伤情绪，尽管存在较高的自杀念头，但真正的自杀率却较低，且这类帕金森病患者焦虑症的发病率也较高。高达40%的帕金森病患者有焦虑及惊恐发作。

这可能是和中枢神经递质功能紊乱或是与患者对帕金森病及其并发症的心理反应有关。

8. 自主神经功能障碍

（1）直肠功能障碍：便秘是帕金森患者常见的自主神经功能障碍。其原因是多方面的，包括胃肠道的交感神经改变、全身活动受限、各种合并用药及饮水障碍。

（2）膀胱功能障碍：帕金森病患者最早最常见的膀胱功能异常之一即夜尿症，常伴尿急、尿频，被认为是由逼尿肌反射亢进引起的。有些患者逼尿肌反射亢进及尿道括约肌问题同时存在。在适当的治疗方案提出之前，需要尿动力学检查帮助诊断问题的性质。

（3）直立性低血压：部分帕金森病患者会出现直立性低血压，可能是中枢或周围系统病变所致，通常是由于交感神经功能失调导致周围血管收缩功能障碍，液体摄入量少或其他机制引起的血容量不足加重了该问题。由于帕金森病通常发生于老年人，年龄相关的其他医疗问题如心血管疾病和药物引起的低血压也应该考虑到。

9. 疼痛　约 2/3 的帕金森患者在疾病的进程中都会出现疼痛症状，疼痛症状可以是原发的（中枢性的），也可以继发于其他情况。原发性疼痛通常表现为受累肢体的酸痛，似乎容易发生于以肌张力障碍、运动不能为主的年轻患者，并且容易累及强直较重的一侧。

肢体僵硬是帕金森病患者疼痛的最主要原因，部分被误诊为颈部或腰部神经根疼痛。很多帕金森病患者患有"伪风湿性疾病"，导致肢体及关节畸形和机械性疼痛。当帕金森病患者摔倒时，首先应该除外骨折。患者也可能患有下肢不宁综合征，一种以腿部不适伴无法控制的伸展或步行动作为特征的症状。帕金森病患者原发性疼痛的其他表现有头痛，以枕部或颈部的深层跳痛为特点。口腔和生殖器官疼痛也有报道。继发性疼痛可表现为由便秘引起的腹部不适及因复杂区域性疼痛综合征导致的肩部及四肢疼痛、自主神经功能紊乱。痛性肢体肌张力障碍也是导致继发痛的重要原因，可以通过注射肉毒毒素改善。

（倪　隽　陈伟观　范亚蓓）

第三节　康复评定

在对帕金森病患者进行康复治疗前，首先应该了解患者用药前后的症状变化及其病症的临床特点和分级；须对患者的状况做一综合的全面评估，这对指导患者进行康复治疗十分重要。帕金森病的康复评定应围绕损伤、活动、参与三个水平进行，主要评定个体的活动能力和社会参与能力。康复评定目的首先是确定患者目前的各种功能障碍，其次是制订客观的康复治疗目标及康复方案。

一、临床评估

帕金森病综合评分量表（表 8-3-1）广泛应用于临床评估中，内容包括帕金森病症状、体征和药物相关波动状况，共包括四部分，即精神、行为和情绪，日常生活活动，运动检查和治疗的并发症。每部分分为 4 级指数，为 0 ～ 4 级。0 级是正常，4 级是严重。统一分级指数，常用于评估患者的病情进展情况。

表 8-3-1　帕金森病综合评分量表

I. 精神、行为和情绪

1. 智力损害

　0= 无

　1= 轻度智力损害，持续健忘，能部分回忆过去的事件，但无其他困难

　2= 中等记忆损害，有定向障碍，解决复杂问题有中等程度的困难，在家中生活功能有轻度但肯定的
　　损害，偶尔需要提示

　3= 严重记忆损害伴时间及（经常有）地点定向障碍，解决问题有严重困难

　4= 严重记忆损害，仅保留人物定向，不能做出判断或解决问题，生活需要更多的他人帮助

2. 思维障碍（由于痴呆或药物中毒）

　0= 无

　1= 有生动的梦境

　2= "良性"幻觉，自知力良好

　3= 偶有或常有的幻觉或妄想，无自知力，可能影响日常活动

　4= 持续的幻觉、妄想或富于色彩的精神病，不能自我照料

3. 抑郁

　0= 无

　1= 悲观和内疚时间比正常多，持续时间不超过数日或数周

　2= 持续抑郁，一周或更长

　3= 持续抑郁伴自主神经症状（失眠、食欲缺乏、体重下降、兴趣降低）

　4= 持续抑郁伴自主神经症状和自杀念头或意愿

4. 主动性

　0= 正常

　1= 缺乏自信，比较被动

　2= 对选择性（非常规）活动无兴趣或动力

　3= 对每天的（常规）活动无兴趣或动力

　4= 退缩，完全无主动性

II. 日常生活活动（确定"开或关"）

5. 言语（接受）

　0= 正常

　1= 轻度受影响，无听懂困难

　2= 中度受影响，有时重复后才能听懂

　3= 严重受影响，经常重复后才能听懂

　4= 经常听不懂

6. 唾液分泌

　0= 正常

　1= 口腔内唾液分泌略多，可有夜间流涎

　2= 中等程度的唾液分泌增多，可能有轻微流涎

　3= 明显唾液增多伴流涎

　4= 明显流涎，需持续用纸巾或手帕擦拭

7. 吞咽

 0= 正常

 1= 极少呛咳

 2= 偶然呛咳

 3= 需进软食

 4= 需胃管或胃造瘘进食

8. 书写

 0= 正常

 1= 轻度缓慢或字体变小

 2= 中度缓慢或字体变小，所有字迹均清楚

 3= 严重受影响，不是所有字迹均清楚

 4= 大多数字迹不清楚

9. 切割食物和使用餐具

 0= 正常

 1= 稍慢笨拙，但不需要帮助

 2= 尽管慢和笨拙，但能切割多数食物，需某种程度的帮助

 3= 需他人帮助切割食物，但能自己缓慢进食

 4= 需要喂食

10. 着装

 0= 正常

 1= 略慢，不需要帮助

 2= 偶然需要帮助扣纽扣及将手臂伸进衣袖里

 3= 需要相当多的帮助，但还能独立做某些事情

 4= 完全需要帮助

11. 个人卫生

 0= 正常

 1= 稍慢，但不需要帮助

 2= 淋浴或盆浴需要帮助，或做个人卫生很慢

 3= 洗脸、刷牙、梳头及洗澡均需要帮助

 4= 留置导尿或其他机械帮助

12. 翻身和整理床单

 0= 正常

 1= 稍慢笨拙，但不需要帮助

 2= 能独立翻身或整理床单，但很困难

 3= 能开始起始动作，但不能独自完成翻身或整理床单

 4= 完全需要帮助

续表

13. 跌跤（与冻结无关者）

　0= 无

　1= 偶有

　2= 有时有，少于每日一次

　3= 平均每日一次

　4= 多于每日一次

14. 行走中冻结

　0= 无

　1= 少见，可有启动困难

　2= 有时有冻结

　3= 经常有，偶因冻结跌跤

　4= 经常因冻结跌跤

15. 行走

　0= 正常

　1= 轻度困难，可能上臂不摆或倾向于拖步

　2= 中度困难，但稍微或不需要帮助

　3= 严重行走困难，需要帮助

　4= 即使给予帮助也不能行走

16. 震颤

　0= 无

　1= 轻微，不常有

　2= 中度，感觉烦恼

　3= 严重，许多活动受影响

　4= 更严重，大多数活动受影响

17. 与帕金森病有关的感觉主诉

　0= 无

　1= 偶尔有麻木、针刺感或轻微疼痛

　2= 经常有麻木、针刺感或轻微疼痛，并不难受

　3= 经常有痛苦感

　4= 极度的疼痛感

Ⅲ. 运动检查

18. 言语（表达）

　0= 正常

　1= 轻度表达措辞困难和（或）语音减低

　2= 单音调，含糊但能听懂

　3= 明显损害，难以听懂

　4= 无法听懂

19. 面部表情

0= 正常

1= 略呆板，可能是正常的"面无表情"

2= 轻度，但肯定是面部表情差

3= 中度表情呆板，有时张口

4= 面具脸，几乎完全没有表情，口张开在 0.6cm 或以上

20. 静止性震颤（面部、嘴唇、颌、右上肢、左上肢、右下肢及左下肢分别评定）

　0= 无

　1= 轻度，有时出现

　2= 小幅度而持续，或中等幅度间断出现

　3= 中等幅度，多数时间存在

　4= 大幅度，多数时间存在

21. 手部动作性或姿势性震颤（右上肢、左上肢分别评定）

　0= 无

　1= 轻度，活动时出现

　2= 中等幅度，活动时出现

　3= 中等幅度，持物或活动时出现

　4= 大幅度，影响进食

22. 强直（患者取坐位，放松，以大关节的被动活动来判断，可以忽略"齿轮样感觉"：颈、右上肢、左上肢、右下肢及左下肢分别评定）

　0= 无

　1= 轻度，或仅在镜像运动及加强试验时可查出

　2= 轻到中度

　3= 明显，但活动范围不受限

　4= 严重，活动范围受限

23. 手指拍打试验（拇指、示指尽可能大幅度、快速地做连续对指动作；右手、左手分别评定）

　0= 正常（≥ 15 次 /5 秒）

　1= 轻度减慢和（或）幅度减小（11 ～ 14 次 /5 秒）

　2= 中等障碍，有肯定的早期疲劳现象，运动中可以有偶尔的停顿（7 ～ 10 次 /5 秒）

　3= 严重障碍，动作起始困难或运动中有停顿（3 ～ 6 次 /5 秒）

　4= 几乎不能执行动作（0 ～ 2 次 /5 秒）

24. 手运动（尽可能大幅度地做快速、连续的伸掌握拳动作，两手分别做，分别评定）

　0= 正常

　1= 轻度减慢或幅度减小

　2= 中度障碍，有肯定的早期疲劳现象，运动中可以有偶尔的停顿

　3= 严重障碍，动作起始时经常犹豫或运动中有停顿

　4= 几乎不能执行动作

25. 轮替动作（两手垂直或水平做最大幅度的旋前和旋后动作，双手同时动作，分别评定）

　0= 正常

　1= 轻度减慢或幅度减小

　2= 中度障碍，有肯定的早期疲劳现象，运动中可以有偶尔的停顿

　3= 严重障碍，动作起始时经常犹豫或运动中有停顿

　4= 几乎不能执行动作

26. 腿部灵活性（连续、快速地脚后跟踏地，腿完全抬高，幅度约为 7.5cm，分别评定）

　　0= 正常

　　1= 轻度减慢或幅度减小

　　2= 中度障碍，有肯定的早期疲劳现象，运动中可以有偶尔的停顿

　　3= 严重障碍，动作起始时经常犹豫或运动中有停顿

　　4= 几乎不能执行动作

27. 起立（患者双手臂抱胸从直背木椅或金属椅子站起）

　　0= 正常

　　1= 缓慢，或可能需要试一次以上

　　2= 需支撑扶手站起

　　3= 有向后倒的倾向，必须试几次才能站起，但不需帮助

　　4= 没有帮助不能站起

28. 姿势

　　0= 正常站立

　　1= 不很直，轻度前倾，可能是正常老年人的姿势

　　2= 中度前倾，肯定是不正常，可能有轻度的向一侧倾斜

　　3= 严重前倾伴脊柱后凸，可能有中度的向一侧倾斜

　　4= 显著屈曲，姿势极度异常

29. 步态

　　0= 正常

　　1= 行走缓慢，可有拽步，步距小，但无慌张步态或前冲步态

　　2= 行走困难，但还不需要帮助，可有某种程度的慌张步态、小步或前冲

　　3= 严重异常步态，行走需要帮助

　　4= 即使给予帮助也不能行走

30. 姿势的稳定性（突然向后拉双肩时所引起姿势反应，患者应睁眼直立，双脚略分开并做好准备）

　　0= 正常

　　1= 后倾，无须帮助可自行恢复

　　2= 无姿势反应，如果不扶可能摔倒

　　3= 非常不稳，有自发的失去平衡现象

　　4= 不借助外界帮助不能站立

31. 躯体少动（梳头缓慢，手臂摆动减少，幅度减小，整体活动减少）

　　0= 无

　　1= 略慢，似乎是故意的，在某些人可能是正常的，幅度可能减小

　　2= 运动呈轻度缓慢和减少，肯定不正常，或幅度减小

　　3= 中度缓慢，运动缺乏或幅度减小

　　4= 明显缓慢，运动缺乏或幅度减小

Ⅳ. 治疗的并发症

A. 异动症

32. 持续时间（异动症存在时间所占一天觉醒状态时间的比例 - 病史信息）

续表

0= 无

1=1% ~ 25%

2=26% ~ 50%

3=51% ~ 75%

4=76% ~ 100%

33. 残疾（异动症所致残疾的程度 - 病史信息，可经诊室检查修正）

0= 无残疾

1= 轻度残疾

2= 中度残疾

3= 严重残疾

4= 完全残疾

34. 痛性异动症所致疼痛的程度

0= 无

1= 轻微

2= 中度

3= 严重

4= 极度

35. 清晨肌肉痉挛

0= 无

1= 有

B. 临床波动

36. "关"是否能根据服药时间预测

0= 不能

1= 能

37. "关"是否不能根据服药时间预测

0= 不是

1= 是

38. "关"是否会突然出现（如持续数秒钟）

0= 不会

1= 会

39. "关"平均所占每天觉醒状态时间的比例

0= 无

1=1% ~ 25%

2=26% ~ 50%

3=51% ~ 75%

4=76% ~ 100%

C. 其他并发症

40. 患者有无食欲缺乏、恶心或呕吐

0= 无

1= 有

续表

41. 患者是否有睡眠障碍（如失眠或睡眠过多）

   0= 无

   1= 有

42. 患者是否有症状性位置性障碍（静态平衡位，记录患者的血压、脉搏和体重）

   0= 无

   1= 有

二、运动功能评定

（一）肌力评定

肌力评定通常采用徒手肌力检查法来判断肌肉的力量。

（二）肌张力评定

肌张力评定大多采用阿什沃思痉挛量表（Ashworth scale for spasticity，ASS）或改良阿什沃思量表。

（三）关节活动范围测量

关节活动范围又称为关节活动度，是指关节的远端向着或离开近端运动，远端骨所达到的新位置与开始位置之间的夹角，即远端骨所移动的度数。测量所使用的工具通常为通用量角器、方盘量角器、指关节量角器等。

（四）平衡、协调能力评定

平衡能力评定常用三级平衡测定（静态平衡、自动态平衡和他动态平衡）和 Berg 平衡评估量表（Berg balance scale，BBS）。具体见脑卒中章节评估部分。

协调能力的评定上肢、下肢需分别进行。上肢常用指鼻试验、指指试验、抓握试验及相关具体测试等；下肢常用跟 - 膝 - 胫试验、拍地试验、平衡协调试验等。具体内容如下。

1. 指鼻试验　受检者用自己的示指，先接触自己的鼻尖，再去接触检查者的示指。检查者通过改变自己示指的位置，来评定受检者在不同平面内完成该试验的能力，观察受检者完成该试验的精准度和动作的速度等。

2. 指指试验　受检者双肩外展 90°，肘伸直，然后双手靠近，用一手示指去触及另一手示指头，观察受检者完成该试验的精准度和动作的速度等。

3. 相关具体测试　① 30 秒内能按动计数器的次数；② 1 分钟内能从盆中取出的玻璃球数；③ 1 分钟内能插入穿孔板内的小棒数；④ 1 分钟内在两线间隔 1mm 的同心圆图的空隙内，能画出圆圈的个数和画出线外的次数；⑤ 1 分钟内在两线间隔 1mm 的直线图空间内能画出直线的条数和画出线外的次数。

4. 跟 - 膝 - 胫试验　受检者取仰卧位，用一侧下肢足跟首先触及对侧膝关节，然后足跟沿胫骨前方上下滑动，观察受检者完成该动作的准确度和动作的流畅性。

5. 拍地试验　受检者取坐位，足触地，用前脚掌轻拍地面，要求膝关节不能抬起，足跟不能离地，观察受检者完成该动作的速度和质量。

6. 平衡协调试验　下肢的协调评定也可用下述方法来进行。①在闭眼状态下，双足跟与足尖并拢能站立的时间；②睁眼状态下，单足能站立的时间；③睁／闭眼状态下，前进、后退、横行分别行走 10m 距离所需的时间；④睁眼状态下，在 20cm 宽的两直线内行走，计算 10 秒内的步行距离和足出线的次数。

（五）步行能力评定

临床对步行能力评定包括步态分析（gait analysis，GA）、Hoffer 步行能力分级、Holden 步行功能分类等。步态分析常采用目测分析法、足印分析法和专业的步态分析系统。

1. **目测分析法** 是指不用任何仪器，而是通过目测观察患者步态的方法，即让患者按习惯的方式来回行走，还可让患者作变速行走、慢速、快速、随意放松步行、转身行走、上下楼梯或斜坡、绕过障碍物、坐下和站起、原地踏步或原地站立、闭眼站立等，观察者从不同方向（正、背、侧面）观察，注意全身姿势和下肢各关节的活动，通过观察了解患者步态有无异常。

2. **足印分析法** 是一种简单定量的方法，即用滑石粉或墨水使患者行走时能在规定走道上或地面铺的白纸上留下足印。测试距离至少 6m，每侧足印不少于 3 个连续足印，以便分析左右两侧各步态参数。

3. **步态分析系统** 是检测人肢体宏观运动最常用的设备，主要通过摄像机得到的人体运动图像，并对之进行处理，来进行步态分析的技术及装置。内容涉及人体运动轨迹、地面支撑反作用力和表面肌电信号的检测与分析技术，以及康复进程评定方法等。

4. Hoffer 步行能力分级（表 8-3-2）和 Holden 步行功能分类（表 8-3-3） 是目前常用的相对精细的半定量评定方法。

表 8-3-2 Hoffer 步行能力分级

分级	评定标准
Ⅰ 不能步行（non-ambulator）	完全不能步行
Ⅱ 非功能性步行（nonfunctional ambulator）	借助于膝踝足矫形器、杖等能在室内行走，又称治疗性步行
Ⅲ 家庭性步行（household ambulator）	借助于踝足矫形器、手杖等可在室内行走自如，但在室外不能长时间行走
Ⅳ 社区性步行（community ambulator）	借助于踝足矫形器、手杖或独立可在室外和社区内行走、散步、去公园、去诊所、购物等，但时间不能持久，如需要离开社区长时间步行时仍需坐轮椅

表 8-3-3 Holden 步行功能分类

级别		表现
0 级：	无功能	患者不能行走，需要轮椅或 2 人协助才能行走
Ⅰ 级：	需大量持续性的帮助	需使用双拐或需要 1 个人连续不断地搀扶才能行走及保持平衡
Ⅱ 级：	需少量帮助	能行走但平衡不佳，不安全，需 1 人在旁给予持续或间断的接触身体的帮助或需使用膝踝足矫形器、踝足矫形器、单拐、手杖等以保身体平衡并保证安全

续表

级别		表现
Ⅲ级：	需监护或言语指导	能行走，但不正常或不够安全，需1人监护或用言语指导，但不接触身体
Ⅳ级：	平地上独立	在平地上能独立行走，但在上下斜坡、在不平的地面上行走或上下楼梯时仍有困难，需他人帮助或监护
Ⅴ级：	完全独立	在任何地方都能独立行走

三、吞咽功能评定

吞咽功能评定常采用反复唾液吞咽测试（repetitive saliva swallowing test，RSST）和洼田饮水试验。

方法：患者坐位，像平常一样喝下30ml的温水，并观察和记录饮水时间、有无呛咳、饮水状况等（表8-3-4）。判断标准：1级为正常；2级为可疑；3级以上为异常。

表8-3-4 洼田饮水试验

1级：5秒内饮完，无呛咳、停顿

2级：一次饮完，但超过5秒，或分两次饮完，无呛咳、停顿

3级：能一次饮完，有呛咳

4级：分两次以上饮完，有呛咳

5级：呛咳多次发生，全部饮完有困难

四、综合评定

（一）韦氏综合评定量表

韦氏综合评定量表（表8-3-5）：是将不同的临床表现及生活能力按4级3分制进行评定，其中0级为正常，1级为轻度，2级为中度，3级为重度。总分为每项得分累加，1～9分为早期残损，10～18分为中度残损，19～27分为严重进展阶段。

表8-3-5 韦氏综合评定量表

临床表现	生活能力	记分
1. 手动作	不受影响	0
	精细动作减慢	1
	动作中度减慢、单侧或双侧各动作中度障碍，书写明显受影响，有小字症	2
	动作严重减慢，不能书写，扣纽扣、取物显著困难	3
2. 强直	未出现	0
	颈、肩部有强直，激发征阳性，单或双侧腿有静止性强直	1

续表

临床表现	生活能力	记分
	颈、肩部中度强直，不服药时有静止性强直	2
	颈、肩部严重强直，服药仍有静止性强直	3
3. 姿势	正常、头部前屈 < 10cm	0
	脊柱开始出现强直，头屈达 12cm	1
	臀部开始屈曲，头前屈达 15cm，双侧手上抬，但低于腰部	2
	头前屈 > 15cm，单、双侧手上抬高于腰部，手显著屈曲、指关节伸直、膝开始屈曲	3
4. 上肢协调	双侧摆动自如	0
	一侧摆动幅度减小	1
	一侧不能摆动	2
	双侧不能摆动	3
5. 步态	跨步正常	0
	步幅 44 ~ 75cm，转弯慢，分几步才能完成，一侧足跟开始重踏	1
	步幅 15 ~ 30cm，两侧足跟开始重踏	2
	步幅 < 7.5cm，出现顿挫步，靠足尖走路转弯很慢	3
6. 震颤	未见	0
	震颤幅度 < 2.5cm，见于静止时的头部、肢体、行走或指鼻时有震颤	1
	震颤幅度 < 10cm，明显不固定，手仍然保持一定控制能力	2
	震颤幅度 > 10cm，经常存在，醒时即有，不能自己进食和书写	3
7. 面容	表情丰富，无瞪眼	0
	表情有些刻板，口常闭，开始有焦虑、抑郁	1
	表情中度刻板，情绪动作时现，激动阈值显著增高，流涎，口唇有时分开，张开 > 0.6cm	2
	面具脸，口唇张开 > 0.6cm，有严重流涎	3
8. 言语	清晰、易懂、响亮	0
	轻度嘶哑、音调平、音量可、能听懂	1
	中度嘶哑、音调、音量小、乏力呐吃、口吃不易听懂	2
	重度嘶哑、音量小、呐吃、口齿严重、很难听懂	3
9. 生活自理能力	能完全自理	0
	能独立自理，但穿衣速度明显减慢	1
	能部分自理，需部分帮助	2
	完全依赖照顾，不能自己穿衣进食、洗刷，起立行走，只能卧床或坐轮椅	3

（二）Yahr 分期评定法

Yahr 分期评定法（表 8-3-6）：是目前国际上较通用的帕金森病病情程度分级评定法，主要根据功能障碍水平和能力障碍水平来综合评定。

表 8-3-6 Yahr 分期评定法

分期	日常生活能力	分级	临床表现
一期	正常生活无须帮助	Ⅰ级	仅一侧障碍，障碍不明显，相当于韦氏表总评 0 分
		Ⅱ级	两侧肢体或躯干障碍，但无平衡障碍，相当于韦氏量表总评 1～9 分
二期	日常生活需部分帮助	Ⅲ级	出现姿势反射障碍的早期症状，身体功能稍受限，仍能从事某种程度工作，日常生活有轻重度障碍，相当于量表总评 10～19 分
		Ⅳ级	病情全面发展，功能障碍严重，虽能勉强行走、站立，但日常生活有严重障碍，相当于量表总评 20～28 分
三期	需全面帮助	Ⅴ级	障碍严重，不能穿衣、进食、站立、行走，无人帮助则卧床或在轮椅上生活，相当于量表总评 29～30 分

（三）日常生活活动能力评定

常用的评定量表为 Barthel 指数和功能独立性评定。

（四）认知功能评定

常用认知障碍评估表为神经行为认知状态测试和 Rivermead 行为记忆能力测验。

（五）心理功能评定

1. 常用的智力测验量表　简易精神状态检查量表和韦氏智力量表。
2. 常用的抑郁评定量表　汉密尔顿抑郁量表和自评抑郁量表。
3. 常用的焦虑评定量表　汉密尔顿焦虑量表和焦虑自评量表。

（六）生存质量评定

生存质量评估已成为衡量治疗效果的一个方面，常采用 WHO 的生存质量量表、健康状况 SF36 量表等来进行患者生存质量的评定。

（范亚蓓　陈伟观　倪　隽）

第四节　康复治疗

帕金森病是一种慢性进行性疾病，治疗应采取综合性的治疗方法。康复治疗虽不能改变疾病本身的进程结局或疾病的直接损伤，但可延缓病情发展，减轻功能障碍的程度，提高患者生活质量。神经内科医生主要着眼于帕金森病患者的药物治疗及日常管理。为了能给患者提供整体而全面的医疗及功能护理方案，一个理想的康复小组应该由多学科成员组成，包括神经病学、康复医学、物理治疗、作业治疗、言语及语言病理学治疗、心理学或精神病学和营养学等，采用多手段干预神经疾病及神经肌肉疾病治疗。它是所有专业科目共同合作形成的以患者为中心的康复模式，进而评估和改善各种功能障碍。

一、康复目标和康复治疗计划

帕金森病患者康复目标：在一般药物治疗基础上，合理地选用康复治疗方法，积极地进行运动功能训练，尽量控制或减轻症状，可改善帕金森患者的运动及平衡、协调功能，提高其日常生活活动能力，改善生活质量。

治疗小组制订一个康复计划以便达到合理的治疗目的（表 8-4-1）。其本身的功能失调综合征必然影响处于急性期的运动障碍疾病的住院患者，并影响其短期和长期的康复目标。医护人员应该意识到按时给予抗帕金森药物的重要性，从而最大程度降低抗帕金森药物血药浓度的波动。理想的药物治疗可提高帕金森病患者白天的治疗及训练效果。帕金森病患者常常存在营养障碍、低能量及便秘的风险，因此要求营养学家为患者准备合适的能量和必需的营养供给。康复医师及综合康复小组通过治疗各种障碍来帮助帕金森病患者。

表 8-4-1　帕金森病患者的治疗计划

医疗与护理

稍硬的床，以减轻挛缩，改善床上运动

对直立性低血压者采用逐渐改变体位，穿弹力袜、腹带，应用钠片、伪麻黄碱、甲氧安福林及氟氢可的松

定时进行适当（低蛋白）饮食；营养咨询

测量肺活量，加强刺激式肺活量测定，以预防肺不张与肺炎

胃肠道活动低下时采用通便方案(大便软化剂、容积成形剂、莫沙必利或必需时用栓剂,还可结合中药、电磁刺激治疗、盆底生物反馈治疗等）

膀胱功能评定与尿流动力学检查；膀胱反射亢进时可用抗胆碱能药物（如奥昔布宁）

利用人工泪液治疗瞬目减少

性功能障碍评定

饭前服用抗胆碱能药物，促进口腔及咽部运动

睡眠障碍，需要时药物调整

物理疗法

放松术以减轻强直

缓慢的节律性旋转运动

柔和的关节活动度与牵张练习，以预防挛缩；股四头肌与髋伸肌的等长收缩练习

颈部和躯干的旋转练习

腰背部伸展运动与骨盆倾斜运动

适当的坐位与姿势控制（静态和动态）；强调全身运动

呼吸运动（吸气期和呼气期均要加强）

续表

功能性活动训练，包括床上活动、转移训练，学习通过身体活动从椅子上站起，有时可能需要升降椅

固定自行车有助于训练交互运动

按照音乐的节律打拍子的听觉刺激进行训练，有助于交替运动；在平行杠内保持站立或平衡（静态和动态），同时进行重心转移，抛球练习

循序渐进的步行训练（利用障碍物进行大步行走，以使患者抬高腿。教会患者适当的足跟到足趾行走模式，两足分立，足间距 30 ~ 38cm，双臂摆动，应用能够反转的助步手杖，有色方块或条带作为视觉的辅助）

应用辅助装置（可能需用一个加重的助行器）

有氧调节训练（游泳、散步、骑自行车）

经常的休息

对家属的宣教与家庭训练方案

作业治疗

牵张上肢进行关节活动度训练

精细动作协调性训练，应用彩色木块或小球进行手的精巧度训练

双手循环画圈有助于训练交互运动

摇动椅子有助于活动

转移训练

日常生活能力训练

安全技巧

适应性设备评定，包括尼龙搭带、升高的便桶、抓杆、有手柄的餐具与钥匙把手

环境改良

对家属的宣教及家庭训练方案

言语治疗

深呼吸及腹式呼吸练习

构音障碍的分节语音训练

面部、口腔及舌肌训练

吞咽评估，包括必要时进行改良吞钡检查

教授进食代偿方法以便更安全地吞咽

心理治疗

患者、家人及照顾者的心理支持

认知评定

二、运动治疗

（一）运动治疗作用

康复治疗小组必须明白，运动治疗直接针对的是人而不是帕金森病。患者一般健康状况肯定会影响其"机体功能"，应考虑运动障碍患者是否有合并症，如是否合并充血性心力衰竭或是合并糖尿病。运动在减少高血压和降低冠心病、脑卒中、2 型糖尿病的发病率中起到十分重要的作用。有氧运动可降低血液黏稠度，从而增加重要器官尤其是大脑的氧气供应。运动锻炼已反复显示出对抑郁、焦虑、睡眠和身体一般情况的正性作用。已明确负重和抗阻训练可以减少骨质疏松的发生，对中老年人和绝经期妇女特别有益。

在帕金森病的早期，患者往往能够继续胜任其当前的有氧运动，如步行（室外或跑步机）、游泳、舞蹈课程、骑固定自行车等可促进整体健康，尤其可以增强耐力。对于任何成年人，特别是那些年过 40 岁者，有氧运动处方应包括心血管方面的检查。心血管反射异常在帕金森病患者中非常常见。心律失常、直立性低血压、运动相关性低血压也可与帕金森病共存。常规监测患者情况下，应积极行康复治疗，通过肌力、柔韧性练习及适当的设备或必需的辅助器械进行早期干预，可最大限度提高功能，并尽力减缓功能丧失的速度。同样，对帕金森病症状的常规监测也能及早发现其是否需要言语及吞咽的锻炼和治疗。

随着肌肉强直和姿势不稳加剧，有氧运动须经过改良以防跌倒。颈部和躯干的肌肉强直限制了步行时正常的上半身和下半身转动，导致低效的步态模式并使步速降低。颈部活动范围减小，躯干屈肌张力增高，而出现低头、驼背、屈髋屈膝，可能是造成慌张步态的原因。强调保持安全、独立的活动是至关重要的。

已经进行的一些研究应用多种移动的和固定的视觉标记对患者进行训练，其结果显示步长和速度都得到了改善。利用视觉提示的研究为康复专家应用更多方法来提高治疗效果的开展提供了有价值的信息。

听觉和其他躯体刺激可能是因为绕过病变的基底节而起作用。节律性听觉刺激（rhythmic auditory stimulus，RAS）领域的持续研究为听音乐或节拍器可以改善步态及冻结发作提供了新的证据。节律性听觉刺激及视觉、触觉节奏刺激的应用已经被研究用于便携式家用步态训练。

虽然传统的关于帕金森病运动疗效的试验结果混杂，但最近的研究证明，身体锻炼在生理功能、生活质量、力量、平衡及步态等方面均是有效的。抗阻训练对于帕金森病患者而言具有增加肌肉质量、功能和力量并促进骨骼健康的作用。

（二）训练内容及方法

1. 放松练习　肌强直、肢体僵硬是帕金森病的一个典型特征。通过缓慢的前庭刺激，如柔顺的有节奏的来回摇动技术，可使全身肌肉松弛。

（1）患者面部向上，屈曲双肘关节、双手抱在一起，同时屈曲双髋及双膝。缓慢地将头向左转动，伴随双下肢转向右侧。然后再做相反动作，如此反复练习（图 8-4-1）。

（2）患者面部向上，外展两侧肩至 45°，肘关节屈曲 90°，屈曲双髋、双膝。左上肢做外旋运动同时向外转动左肩、右肩向内转动和右上肢做内旋运动。然后再做相反动作，如此反复练习（图 8-4-2）。

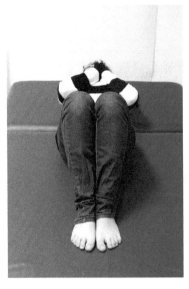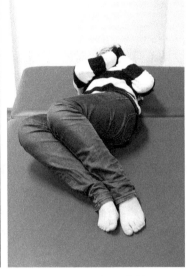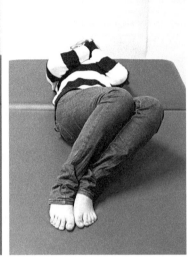

图 8-4-1　躯干牵伸

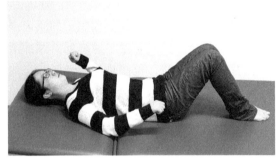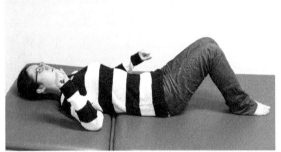

图 8-4-2　屈膝旋肩

（3）患者面部向上，外展两侧肩至 90°，屈曲肘关节至 45°（或 90°），屈曲双髋、双膝。左肩向外转动和左上肢做外旋运动。缓慢地将头转向左侧；右上肢做内旋和向内转动右肩，向右侧转动双膝，右髋缓慢转向臀部。然后再相反练习（图 8-4-3）。

（4）患者取右侧卧位，伸直肘关节，且将髋、膝关节伸直。缓慢将胸部向前转动，相对于骨盆运动；右侧上肢和下肢在胸部向前转动的同时做前伸运动。然后再做相反动作，如此反复练习。开始阶段，治疗师的手可放在患者的髂嵴上，控制骨盆运动，使患者感觉到运动与骨盆是分离的。一旦患者能反复自我训练，便将放在患者骨盆上的手移开（图 8-4-4）。

（5）患者取右侧卧位，伸直肘关节，且将髋、膝关节伸直。缓慢向前转动骨盆，相对于胸部运动；右侧上肢和下肢在胸部向前转动的同时做前伸运动。然后再做相反动作，如此反复练习。开始阶段，治疗师的手可放在患者的肩部，控制肩部运动，使患者感觉到骨盆运动与胸部是分离的。一旦患者能反复自己训练，便将放在患者肩部的手移开（图 8-4-5）。

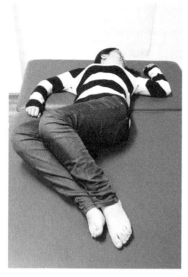
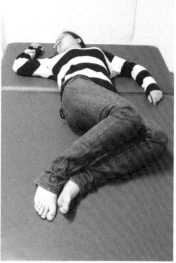

图 8-4-3 旋肩转髋

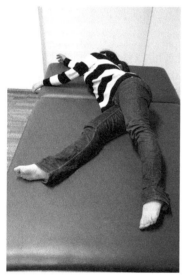
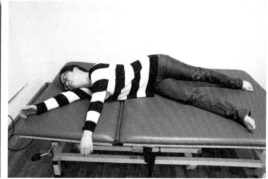

图 8-4-4 侧卧扭胸伸臂

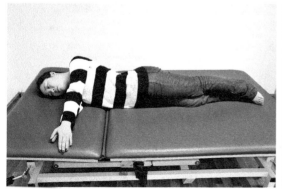
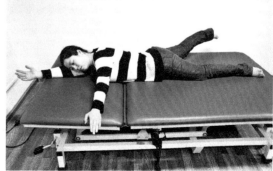

图 8-4-5 侧卧扭髋伸臂

（6）注意事项：开始时动作要缓慢，转动时要有节奏；从被动转动到主动转动；从小范围转动到全范围转动；转动时使患者没有被牵拉的感觉，而只有松弛的感觉。

2. 关节活动度训练　是每天不可缺少的项目，采用主动与被动运动活动各关节的训练方法。训练的重点是牵拉绷紧的、缩短的屈肌，防止挛缩，维持关节活动度。主要部位是颈、肩、肘、腕、指、膝。动作包括颈前屈后伸、左右侧屈、左右回旋；肩内旋、外旋、内收、外展，耸肩，垂肩；站立位双手前上举、伸指、伸肘，下蹲位手握拳、屈肘、上臂内收。须坚持主被动相结合，长期反复训练，同时注意增加颈部后伸、肩外展及外旋等关节的活动范围，纠正前倾姿势。训练中避免过度牵拉及出现疼痛；注意骨质疏松造成的骨折；关节活动度训练应与躯干及肩、骨盆训练结合起来。强调整体运动功能模式。

3. 姿势控制训练　帕金森病患者常呈屈曲姿势：头、颈和躯干前倾，肩内收（肩胛骨外旋位），肘和膝半屈位，脊柱后凸，躯干不能伸直，检查常发现躯干节段性对线不佳。对有屈曲挛缩倾向的异常屈曲姿势，训练的重点应放在活动伸肌上。以下肢为例，如仰卧位一侧下肢伸直，另一侧下肢屈曲并用足跟接触对侧下肢的膝部，然后向下滑至小腿前，再到踝部，左右交替进行练习；也可做下蹲练习，面对肋木，两上肢平肩抓住肋木，先稍蹲—站立，然后坐蹲—站立，再深蹲—站立，如此反复练习，增强股四头肌等下肢伸肌的控制。上肢及颈部练习同样如此。

4. 肌力训练　为使站立姿势更笔直，帕金森病患者的特殊训练应该包括增强颈部（图8-4-6A）和背部伸肌（图8-4-6B）、臀部及腹部肌肉力量的训练，同时强调躯干屈肌、腘绳肌和跟腱的牵伸，从而使帕金森病患者能够形成更好的姿态并维持肌肉长度的平衡。这些肌肉群对改善吞咽、言语、姿势及活动安全性非常重要。

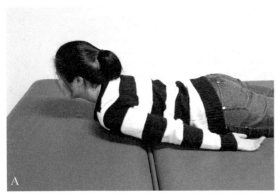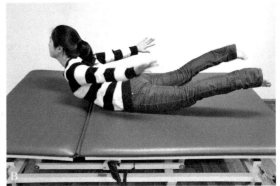

图 8-4-6　肌力训练

5. 平衡、协调训练　帕金森病患者由于重心转移困难而难于坐直、跪直和站直，平衡、协调能力相对较差。平衡、协调训练可改善患者躯干肌肉的运动姿势控制、平衡、运动协调能力，促进运动的启动过程，纠正起步难、步幅短、转弯慢及上下肢动作不协调的异常步态。训练时应逐渐增加运动的速度、幅度。

在做平衡训练时，治疗师应有意识地做坐、跪、站三种体位下的左右、前后重心转移训练；或在以上四个方向施加轻拉或推的力，使之失去平衡后让患者自己努力恢复平衡；以后再逐渐增加活动的复杂性，增加重心转移的范围或附加上肢的作业，还可以增加垫上臀部的前后针对训练和坐 - 站的转移训练。平衡训练的活动还可与患者手拉手、单腿站立或走"一"字步；坐位或站位下，让患者用单手或双手进行躯干双侧物品的转移；坐位下跟着一定的节奏向左右同向晃动双下肢，或转动头颈和躯干向四周眺望等。活动中可采用打拍子或音乐的方式提供患者练习平衡性运动与姿势的节奏或韵律。在小组性训练活动中则要注意提供患者实践动、静态平衡能力的机会。

帕金森病患者的两上肢、两下肢及四肢之间的交互协调运动困难，常难以完成两个或以上的组合性动作。因此帕金森病患者应进行协调能力的训练。训练的基本原则是从卧位开始，由易到难，结合日常生活活动中的动作，循序渐进地开展。可参考 Frenkel 体操进行训练，该操分为初、中、高三级，患者均在仰卧位完成，动作从一侧下肢单关节活动开始，难度逐步增加到双侧、多关节一起参与活动。同时协调评定内容也可用于患者的协调训练中。

在做所有平衡、协调训练时，一定给予绝对的安全保护，增强患者锻炼的信心，有效避免各种意外的发生。训练时还应注意增强患者对自身姿势与平衡方面所存在问题的意识，给出预防跌倒的建议和方法，如爬楼梯时使用扶栏，撤除地毯，穿平底鞋等。为改善头部的位置控制，促进胸廓的伸展，还应教会患者深呼吸的方法，体会躯干挺直的感觉，并在要求视觉跟踪和上身控制的动态性活动中（如抛接球、放风筝等），反复练习和巩固这一运动模式。

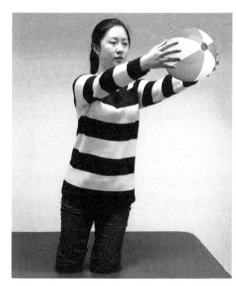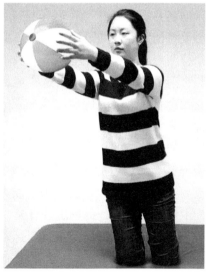

图 8-4-7　平衡训练

6. 步态训练　帕金森病患者步行时表现为启动迟缓（又称"冻结足"）、前冲及小碎步，姿势反射和姿势调整差等。训练目标是针对以上问题，加快启动速度、加大步幅及步伐基底宽度；确保上肢摆动和躯干运动之间的相互交替协调；确保重心的顺利转移及步态中足跟 - 足趾的顺序触地运动；确保按指令行走的程序步行及练习高跨步等。步行训练时要求

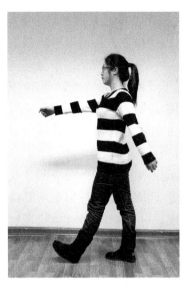

图 8-4-8　步态训练

患者身体直立，两眼直视前方，起步时足尖要尽量抬高，并保证足跟先着地然后足尖着地。同时注意跨步要尽量大，两上肢在行走时尽量做协调的前后摆动。同时借助视觉(目标)提示和语言指导患者有意识地迈大步，可以帮助克服冻结现象和慌张步态。在神经音乐治疗师的帮助下，物理治疗师可以采取有节奏的方式锻炼，也就是加上音乐、鼓点或节拍器的节奏，开展运动练习。强调步态重塑和运动控制再学习的物理治疗可以帮助克服姿势不稳的问题（图 8-4-8）。可以训练患者注重脚的位置，为保持姿势和步态提供一个更稳定的基础。其他有用的技术包括教会患者转身时采取较大弧度的圈而非原地旋转，避免失去平衡及姿势稳定性，从而减少跌倒的风险等。

帕金森病患者的步态失调可能与疾病本身或药物治疗的副作用有关。例如，左旋多巴治疗会影响帕金森病患者的步态及运动，虽然在"开"期它可改善步态，但在"关"期则可能出现被视为运动波动的步态恶化。它的作用主要是控制肢体运动的力量和幅度，而不是提高自主性或节律性。左旋多巴也可能引起肌张力障碍，从而对下地活动产生负面影响。如果帕金森病患者以减少活动量来应对这些损伤和功能受限的话，那么其直接和间接损害可能导致更进一步的功能下降、肌肉无力、关节挛缩及耐力减退。注意与康复治疗小组进行讨论并及时转诊开始治疗，有助于早期治疗方法的应用，从而"打破恶性循环"，防止继发的步态及其他活动功能障碍。在应用穿戴式传感器的帕金森病患者中，新技术正在探索可以帮助检测患者在家庭环境中步态及功能活动情况的方法。将来这种设备应该有助于医生调整药物剂量的观察，并根据这些客观数据为患者选择最适当的治疗方法。

注意在帕金森病患者的运动训练中应随时抑制不正常的运动模式，学习正常的运动模式。治疗师对患者的运动模式首先要观察与分析，及时向患者指出不正常之处，并嘱患者努力抑制。一般从简单的正常动作开始，进行适量的重复训练，让患者重新学会正常的运动模式。要充分利用患者的视、听等反馈来帮助训练，治疗师还可根据患者的实际情况，结合患者需要提高的肌力、缺失的平衡能力、本体感觉下降问题等设计出适合患者训练的体操，并配上恰当的音乐，促进患者日常生活中更积极主动地进行自我训练。

训练中避免疲劳和疼痛，避免抗阻运动。因为抗阻运动易引起肌紧张，而后者一旦在帕金森病患者中出现，不但消失得很慢，而且会重现帕金森病的所有症状，引起不愉快的感觉。

三、物理因子治疗

1. 水疗　温水浸浴和漩涡浴治疗，对缓解强直有一定疗效。
2. 热疗　红外线、短波透热、蜡疗等对强直有一定的缓解作用。
3. 神经肌肉电刺激　利用两组电流交替刺激痉挛肌及拮抗肌，可达到松弛痉挛肌的目的，并促进肢体血液循环、肌力和功能的恢复。

4.肌肉生物反馈 将表面电极放在张力过高的肌皮表面上，检测其肌电位，经放大，以声响数字或仪表表示其高低，反馈给患者听、视感觉，训练患者控制声响数字，仪表指示的高度，设法使之下降。经多次训练，达到使该肌松弛的目的。

四、作业治疗

由于患者肢体震颤、肌张力异常、平衡障碍等，日常生活活动能力将不同程度受限，并将随病情的进展而逐渐加重。因此，帕金森病患者的作业治疗可大概分为以下两个阶段。

（一）早期训练

疾病的早期，应通过治疗尽可能调整、维持其粗大和精细协调活动能力，通过作业活动来改善肌力、平衡协调、身体姿势和心理状态等，以帮助实现日常生活活动自理，并保留自己的习惯、兴趣和爱好，促进其与家人、社会正常交往。训练重点放在提高上肢功能和日常生活活动技能。上肢功能对于帕金森病患者维持日常生活能力十分重要，常用的训练内容：①肩带稳定性训练，可向上推磨砂板，推墙壁拉力器；②上肢运动控制训练，桌面推球，不同空间挂物件，各种方式的插放木钉等；③手功能的方法有捏橡皮泥、编织活动、做实物模型等；④日常生活能力训练，包括穿脱衣服、坐站转移、系鞋带、洗漱、进食、如厕、写字、携物行走、上下车等能够提高患者独立生活的训练。对于一些年轻的患者，此阶段常还具有一定的工作能力，需要时可开展职业康复训练，包括环境改造、工作简化技术、工具改良等，以减少患者潜在的危险，增加安全。

（二）后期训练

随着病情的发展，患者的活动能力逐渐受限，应最大程度地维持其原有的功能和活动能力，加强安全性防护和日常活动的监督，提供简单、容易操作、省力的方法完成各种活动，并在需要时给予适当的辅助器具以提升患者的自理能力。作业治疗师还应了解患者的性格、爱好、需求和居住情况等，以便做出合理的作业活动安排、自我保护指导和家居环境改造指导等。

五、语言和吞咽训练

通过唇、舌和上下颌运动锻炼以改善言语功能障碍。吞咽训练目的在于恢复或提高患者吞咽能力，改善身体的营养状况；增加进食的安全性，减少食物误吸误咽的机会，减少吸入性肺炎等并发症发生的机会；增加进食乐趣，改善因不能经口进食所产生的心理恐惧与抑郁。具体康复治疗可参考"脑卒中康复"的相关内容。

六、其他治疗

1.认知训练 认知障碍的康复治疗是一个长期的过程。这些治疗可参考"脑卒中康复、老年痴呆康复"的相关内容。

2.心理疏导 对于存在情绪抑郁的患者要及时给予心理治疗。常用的心理治疗方法有合理情绪疗法、集体疗法、行为疗法、患者为中心疗法等。而且注意在护理和治疗过程中应多与患者交谈，并引导其与周围患者建立良好的关系，鼓励亲属多探视，热情关怀，细心观察，防止意外发生。

3. 中医康复治疗　中医在帕金森康复治疗中也发挥着一定的作用，主要有中药、针灸、推拿等。

（1）中药

1）专家验方：八珍汤加减，大补阴丸加减，补阳还五汤加减，定振丸加减，导痰汤加减，化痰透脑丸。

2）中成药：六味地黄丸、天麻丸、复方白芷注射液等。

（2）针灸

1）主穴：风池、曲尺、外关、阳陵泉、太冲。

2）配穴：肝肾阴虚加三阴交，风痰阻络加丰隆，气血不足加足三里、合谷，瘀血阻滞者加血海、地机。

（3）推拿按摩：肢体及躯干的推拿和按摩可放松肌肉，减轻强直状态；面部的按摩有助于改善表情肌功能。

4. 辅助器具的应用　为预防畸形，应让患者穿戴必要的矫形支具；穿衣困难者可借助穿衣辅助器；为防止患者跌倒，可配备合适的助行稳定用具，注意调整助行器的高度，不要让患者驼背；防止患者被绊倒，尽量去掉房间内的地毯和垫子，卫生间尽量无障碍，墙壁上安装把手等；鼓励患者坐位时尽量保持腰部挺直，不要长时间团坐在软沙发内；睡硬板床；写字、打字桌面高度要正好适合患者在直腰和保持头颈部稍屈曲（10°）位下工作。

应评估步态辅助设备。根据步态异常情况，应用合适的拐杖或助行器增加步行的稳定性，同时鼓励患者采取自然流畅的步态运动。U 形助行器在晚期帕金森病患者中越来越普及。助行器中间有一束激光投射在患者面前作为引导和提示来帮助避免出现冻结现象。借助语言和视觉（目标）提示指导患者有意识地迈大步，有助于克服冻结现象和慌张步态。

5. 家庭环境的作用　近来越来越强调患者与家庭成员的关系在其康复中的作用。由于帕金森病患者功能丧失逐渐加重，影响生活自理能力，患者常需要依靠配偶或依靠已成立家庭的中年子女。因此患者除了遭受机体病痛外，还要体验依附于别人的感觉。家庭在为残疾患者建立一个合适的康复环境方面起着重要作用，作为医疗人员一定要注意这一点。而且，在康复治疗前评估康复效果常常要考虑患者及家庭成员的态度、对治疗的反应及生活环境三个方面。如果家庭成员在日常生活中很注意尊重患者，鼓励他参与各种活动，将有利于刺激患者的主动性和生活的积极性，患者可在主动参与家庭活动中得到更好的康复治疗。

（范亚蓓　陈伟观　倪　隽）